U0398234

一针灵

梁立武　孙申田　徐继信　卢俊卿◎编著

（第5版）

北京科学技术出版社

图书在版编目（CIP）数据

一针灵／梁立武等编著. — 5 版. — 北京：北京
科学技术出版社，2024.7
ISBN 978 - 7 - 5714 - 3937 - 8

Ⅰ.①一… Ⅱ.①梁… Ⅲ.①针灸疗法 Ⅳ.
①R245

中国国家版本馆 CIP 数据核字（2024）第 100384 号

责任编辑：张　洁
责任印制：李　茗
封面设计：异一设计
出 版 人：曾庆宇
出版发行：北京科学技术出版社
社　　址：北京西直门南大街 16 号
邮政编码：100035
电　　话：0086 - 10 - 66135495（总编室）　　0086 - 10 - 66113227（发行部）
网　　址：www.bkydw.cn
印　　刷：三河市国新印装有限公司
开　　本：880 mm × 1230 mm　1/32
字　　数：332 千字
印　　张：14.25
版　　次：2024 年 7 月第 5 版
印　　次：2024 年 7 月第 1 次印刷
ISBN 978 - 7 - 5714 - 3937 - 8

定　　价：68.00 元

京科版图书，版权所有，侵权必究。
京科版图书，印装差错，负责退换。

目 录

第一章 内科病症

第二章　外科病症

第三章　皮肤科病症

第四章　妇儿科病症

第五章 五官科病症

第六章 其他病症

附 录

第一章

内科病症

感　冒

感冒是风邪侵袭人体所引起的以头痛、鼻塞、流涕、喷嚏、恶寒、发热等为主要临床表现的常见外感疾病。其轻者，一般通称"伤风"；其重者，称为"重伤风"。若病情较重，且在一个时期内广泛流行，不分男女老少，证候相似的，称为"时行感冒"。现代医学中上呼吸道感染属于"感冒"的范围，流行性感冒属于"时行感冒"的范围。

一针单穴　大椎

【定位】在第七颈椎棘突下凹陷处。见图1。

【操作方法一】施以透天凉手法，并使针感向下传导。捻针5～10分钟。高热出汗，经针刺4小时不见体温下降者，可在一天内进行第二次针刺。

【操作方法二】令病人侧卧，两腿屈曲，用双手抱头之枕部，使颈部和胸部最大限度向前屈曲，医者持针柄向大椎徐徐刺入，针尖刺透皮肤后继续与脊椎呈15°角，向尾部探进，进1.5～2.0厘米，然后捻转施透天凉手法。另一手从大椎穴下方沿脊柱至尾部施以循按法。以病人腰骶部产生凉感，作为针刺正确的标准。

【操作方法三】针刺大椎后，留针15～20分钟；出针后，在穴位处加火罐，留置30分钟。

【操作方法四】用三棱针点刺大椎穴局部2～3下，立即在针刺部位拔火罐，以溢血为度，留5～10分钟起罐。如病情不

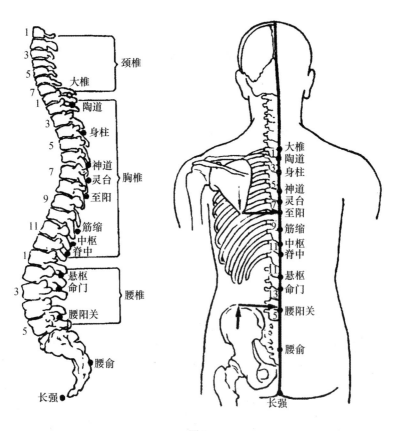

图1

减，在原部位连续进行 1~2 次，待症状消除停止。

【来源】新中医，（4）：36，1986。

【操作方法五】病人俯卧或端坐低头，医者在其大椎穴用艾条温和灸，每次 20 分钟，或用隔姜灸，每次 3~5 壮，每日 2~3 次。应防止皮肤灼伤。

【来源】江苏中医杂志，（5）：33，1986。

一针单穴 风池

【**定位**】在胸锁乳突肌与斜方肌之间凹陷中，平风府穴处。见图2。

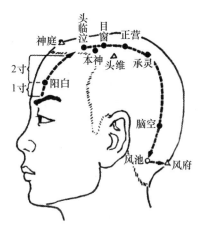

图2

【**操作方法**】病人取俯伏坐位，医生持针刺入风池穴，针尖微朝下，向鼻尖方向斜刺入0.5寸。得气后，在针柄上插入一段约3厘米的艾条，点燃施灸。每次操作，换艾条2~3次。每日治疗2~3次，操作中防止灼伤。

【**来源**】系笔者经验，用之多效。

———— ᥨᥨᥨ◦**单穴古方辑录**◦ᥨᥨᥨ ————

（1）曲池 《针灸甲乙经》云："伤寒余热不尽，曲池主之。"

（2）大椎 《针灸甲乙经》云："伤寒热盛烦呕，大椎主之。"《伤寒杂病论》："太阳与少阳并病，颈项强痛，或眩冒，时如结胸，心下痞硬者，当刺大椎第一间。"

咳　嗽

━━━ ⟨⟨⟨⟨⟨ ○ ⟩⟩⟩⟩⟩ ━━━

咳嗽是肺部疾患的常见症状，其发病有外感和内伤两种原因。外感风寒之邪，从口鼻皮毛而入，肺失肃降；脾虚生湿，湿聚成痰，痰湿阻滞，肺气不降；肝郁化火，火盛灼肺，肺失肃降；肾气亏虚，肾不纳气，等等，均可导致咳嗽。现代医学中急、慢性支气管炎，上呼吸道感染等均属本病范畴。

一针单穴 肺俞

【定位】在背部，当第三胸椎棘突下，旁开1.5寸。见图3。

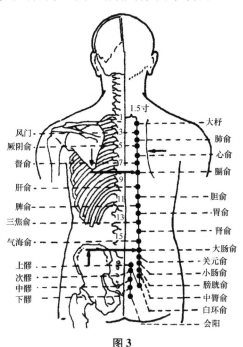

图3

【操作方法】双侧肺俞穴注入鱼腥草注射液 1～2 毫升，每日 1 次，连续 2～4 日为 1 个疗程，儿童减半，一般 1～2 个疗程即见效。

【来源】广西中医，（3）：43，1980。

一针单穴 膻中

【定位】在胸部，当前正中线上，平第四肋间，两乳头连线的中点。见图 4。

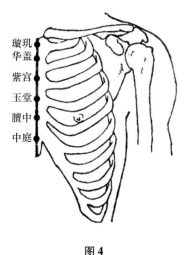

璇玑
华盖
紫宫
玉堂
膻中
中庭

图 4

【操作方法】用 30 号毫针，向下斜刺，由胸骨柄直透鸠尾，并提插捻转。留针 10 分钟。

【来源】湖南中医杂志，（3）：44，1983。

一针单穴 大椎

【定位】在后正中线上，第七颈椎棘突下凹陷中。见图 1。

【操作方法】于大椎穴旁开 5 分注入山莨菪碱 10 毫克，每日早晚各 1 次，两侧交替，10～20 日为 1 个疗程。1～6 个疗程后治愈。

【来源】山东医药，（10）：2，1984。

【定位】在手掌拇指本节后凹陷处，约当第一掌骨中点桡侧，赤白肉际处。见图5。

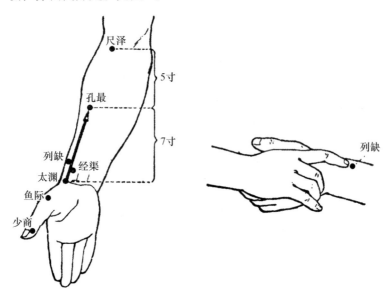

图 5

【操作方法一】针双侧鱼际穴，行提插捻转泻法，留针 20 分钟，5 分钟行针 1 次。

【来源】陕西中医，（12）：554，1985。

【操作方法二】取双侧鱼际穴，直刺约 0.8 寸，得气后施以提插手法，强刺激。留针 30 分钟，中间行针 3 次。

【来源】系笔者经验，尤其对于"咳嗽阵作"者效果明显。

【定位】位于颈部，胸骨上窝中央，前正中线上。见图6。

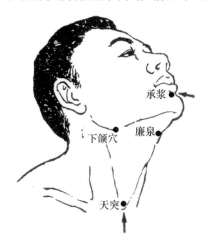

承浆

下颌穴　廉泉

天突

图6

【操作方法一】用6～7号针头，5毫升的注射器吸鱼腥草注射液2毫升于天突穴注射，先直刺2分，再向下沿胸骨后壁呈30°角迅速斜刺1～2寸，令病人做吞咽动作，如觉喉部有梗塞感，即可缓缓推药1～2毫升。每日1～2次，7天为1个疗程。

【来源】吉林医学，（3）：35，1980。

【操作方法二】病人仰卧，颈下稍垫高或端正坐位，头向后仰，充分显示胸锁间隙，用5毫升注射器，抽取0.5%盐酸普鲁卡因注射液3～5毫升，于天突穴稍上向后下呈40°角斜行刺入，深3～4厘米，待病人有胸闷或胀感时，即将药液直接注入。每日或间日1次，3～5次为1个疗程。

【来源】中国针灸，（6）：4，1986。

（1）天突　《得效方》云："咳嗽咽冷，声破，灸天突五十壮。"

（2）足三里　《灸法秘传》云："因痰而咳，灸足三里。"

（3）解溪　《针灸甲乙经》云："疗上气咳嗽，喘息急。"

（4）太渊　《神应经》云：太渊主"咳嗽饮水"。

（5）列缺　《玉龙歌》云："咳嗽寒痰列缺强。"

（6）劳宫　《针灸甲乙经》云："烦心咳，寒热善哕，劳宫主之。"

（7）期门　《针灸甲乙经》云："咳，胁下积聚，喘逆，卧不安席，时寒热，期门主之。"

（8）胸堂　《备急千金要方》云："上气咳逆，胸痹背痛，灸胸堂（注：奇穴）百壮。不针。"

（9）肺俞　《针灸甲乙经》云："肺气热，呼吸不得卧，咳上气呕沫，喘，气相追逐，胸满胁膺急，息难，……肺俞主之。"

（10）膏肓俞　《备急千金要方》云："膏肓俞治咳逆。"

支气管哮喘

支气管哮喘是一种常见的支气管变态反应性疾病。常由呼吸道感染、寒冷空气、刺激性气体等物理、化学和精神神经因素等诱发。临床上，起病突然，表现为发作性气急、喘憋、哮鸣、张口抬肩、胸闷不适、呼吸困难。发作时，病人多被迫采取坐位或跪位。每次发作历时数分钟，甚至数日不缓解。本病属于中医的"哮证""喘证"等范畴。

一针单穴 孔最

【定位】在前臂掌面桡侧，当尺泽与太渊连线上，腕横纹上7寸。见图5。

【操作方法】将针快速刺入孔最穴3~5分，得气后施泻法，要求针感向上传至同侧胸部，向下传至同侧拇指，加电针，留针30~60分钟。

【来源】河南中医，（6）：39，1982。

一针单穴 定喘

【定位】在背部，当第七颈椎棘突下旁开0.5寸。见图7。

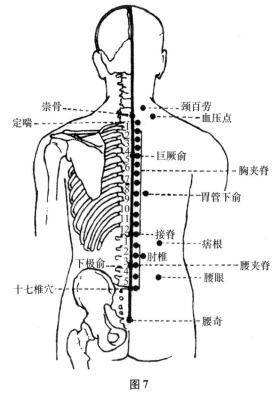

图7

【**操作方法**】平补平泻法，留针 30 分钟。

【**来源**】针灸学报，（1）：36，1988。

一针单穴　鱼际

【**定位**】在手掌拇指本节（第一掌指关节）后凹陷处，约当第一掌骨中点桡侧，赤白肉际处。见图 5。

【**操作方法**】每次只针一侧，每日 1 次或每发作时针 1 次，左右交替使用。刺时针尖向掌心斜刺，深 5 分左右。出现针感后留针 20 ~ 30 分钟，留针期间每隔 5 分钟捻转行针 1 次。针刺 10 次为 1 个疗程或每发作时针刺。

【**来源**】中国针灸，（1）：4，1985。

一针单穴　四缝

【**定位**】在第二至五指掌侧，近端指关节的中央。见图 8。

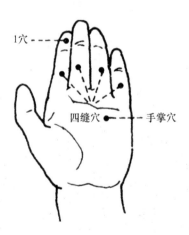

1穴

四缝穴 —— 手掌穴

图 8

【**操作方法**】局部消毒后，用三棱针或 8 ~ 12 号注射针头直刺指缝正中间深约 0.8 厘米，出针后挤出白色或淡黄色黏稠液体。隔 3 天或 7 天后再刺。

【来源】浙江中医杂志，(8)：354，1984。

一针单穴 天突

【定位】在颈部，当前正中线上，胸骨上窝中央。见图 6。

【操作方法一】令病人微仰头取穴，先直刺 2 分，然后将针尖转向下方紧靠胸骨后壁缓慢刺入 0.5 ~ 1.5 寸，待针下有沉、涩、紧等针感时，再左右捻转 10 ~ 20 秒，留针 5 ~ 15 分钟。

【来源】河北中医，(3)：42，1985。

【操作方法二】病人取坐位，医生用 2 毫升无菌注射器抽取鱼腥草注射液或链霉素药液。每次用鱼腥草注射液约 2 毫升，儿童减半，或用链霉素 0.5 克，儿童按每日 20 毫克/千克计算。在常规消毒天突穴局部皮肤后，迅速垂直进针刺入皮下，然后针尖转向下方试探进针，待病人有酸胀感，且传至咽喉部位或气管部位时，将药物推入。每日 1 次，5 次为 1 个疗程。

【来源】湖南中医学院学报，(3)：9，1986。

一针单穴 内关

【定位】在前臂掌侧，当曲泽与大陵的连线上，腕横纹上 2 寸，掌长肌腱与桡侧腕屈肌腱之间。见图 9。

【操作方法】进针得气后，行泻法（捻转补泻），病人自觉有麻木感上行至腋，症状开始改善，约 6 分钟后，哮喘已基本缓解，留针及间歇行针 30 分钟后起针。

【来源】新中医，(4)：11，1984。

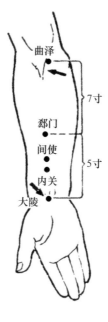

图 9

一针单穴 三间

【定位】微握拳，在示指桡侧，第二掌指关节后，第二掌骨小头上方取穴。见图 10。

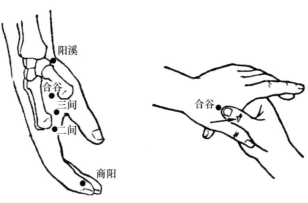

图 10

【**操作方法**】选用 26 号 1 寸毫针，常规消毒后，刺入双手三间穴内 0.5~0.8 寸，寻找最强针感，手法以泻法为主。留针 30~40 分钟，每 5 分钟行针 1 次，以保持针感。

【**来源**】中国针灸，（增刊）：232，1994。

一针单穴 扶突

【**定位**】位于颈外侧，结喉旁，当胸锁乳突肌前后缘之间。见图 11。

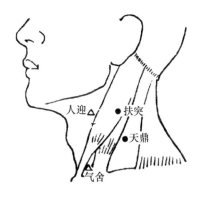

人迎△　●扶突

●天鼎

气舍

图 11

【**操作方法**】取双侧扶突穴，窜胀样针感由颈部向下传至胸内，胸内有热感。

【**来源**】中医杂志，（2）：51，1985。

单穴埋线 1 穴

【**定位**】位于示指第一节指腹正中，男左女右。见图 8。

【**操作方法**】常规局部皮肤消毒，铺巾，纵切口 1 厘米，深达皮下，剪除部分皮下组织，闭合止血钳伸入切口达骨膜面，来回捣动数次加强刺激，然后埋入 1 号医用羊肠线 2 段，每段

1～2厘米，包扎切口。

【来源】中西医结合杂志，（10）：627，1985。

————— ∿∘单穴古方辑录∘∿ —————

（1）丰隆　《肘后歌》云："哮喘发来寝不得，丰隆刺入三分深。"

（2）太溪　《针灸甲乙经》云："胸胁支满不得俯仰，溃痈，咳逆上气，咽喉喘喝有声，太溪主之。"

（3）足三里　《席弘赋》云："虚喘须寻足三里。"

（4）天突　《铜人腧穴针灸图经》云：天突"治咳嗽上气，胸中气噎，喉中状如水鸡声"。

（5）肺俞　《针灸甲乙经》云："呼吸不得卧，咳上气呕沫，喘，气相追逐，胸满胁膺急，息难，……肺俞主之。"《针灸资生经》云："哮喘，按其肺俞穴，痛如锥刺。"

（6）三间　《针灸甲乙经》云："喘息……三间主之。"

胃脘痛

〰〰〰 ○ 〰〰〰

胃脘痛又称胃痛，以胃脘部经常发生疼痛为主症。古代文献中所称"心痛"，多指胃痛。多见于急、慢性胃炎，胃、十二指肠溃疡，胃痉挛，胃癌，胃神经症等。

一针单穴　**胃俞**

【定位】在第十二胸椎棘突下，旁开1.5寸。见图3。

【操作方法】病人取俯卧位，在双侧胃俞穴，直刺0.5寸，或用三棱针点刺放血，继拔火罐，每次治疗 15 分钟。

【来源】为笔者经验，尤其对胃痉挛等急性发作的胃脘痛效果明显。

一针单穴 足三里

【定位】在小腿前外侧面的上部，犊鼻穴下 3 寸，胫骨前嵴外一横指处。见图 12。

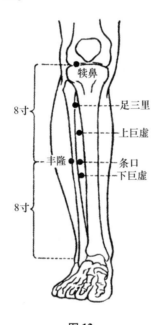

图 12

【操作方法一】取双侧足三里穴上下压痛点，直刺 2 寸，得气后施捻转法，强刺激，留针 30 分钟，中间行针 2 ~ 3 次。日针 1 次，7 次为 1 个疗程。

【操作方法二】应用水针疗法，在双侧穴位注射安痛定注射液，每穴注入 2 毫升；或注射 0.5% 盐酸普鲁卡因注射液 2 毫升。

【来源】哈尔滨中医，（10）：78，1960。

一针单穴 灵台

【定位】于后正中线上，第六胸椎棘突下凹陷处取穴。见图1。

【操作方法】病人取俯卧位，用圆利针直刺灵台穴0.3~0.5寸，不提插捻转，不留针，起针后，在针孔处拔火罐，留罐10~15分钟。

【来源】针灸学报，（6）：41，1992。

一针单穴 内关

【定位】于腕横纹上2寸，当掌长肌腱与桡侧腕屈肌腱之间取穴。见图9。

【操作方法】取病人左侧内关穴，针尖向肩臂斜刺，运用捻转手法得气后，用力向上斜刺1寸许，使针感向上放散。采用针尖迎随补泻，并结合努法行气，即将针下至地部，复出人部，得气后，按之在前，使气在后，按之在后，使气在前。

【来源】针灸学报，（6）：41，1992。

————————〉〉〉〉°单穴古方辑录°〈〈〈〈————————

（1）足三里 《灵枢·邪气脏腑病形》篇云："胃脘当心而痛，上支两胁，膈咽不通，食饮不下，取之三里也。"

（2）中脘 《针灸甲乙经》云："胃脘痛，鼻闻焦臭，妨于食，大便难，中脘主之。"

（3）内关 《神农经》云：内关治"心痛腹胀，腹内诸疾"。

（4）胃俞 《针灸甲乙经》云："胃中寒胀……胃俞主之。"

腹　痛

$$\text{\tiny\textcyrillic{}}$$

腹痛是指胃脘以下、耻骨毛际以上的部位发生的疼痛，为临床最常见症状之一。可由腹腔内脏的器质性或功能性病变所致，也可由腹外器官的病变或全身感染、内分泌与代谢紊乱、过敏等全身疾病而引发。内、外、妇科疾病均能致腹痛，本篇所论仅限内科常见腹痛的治疗。

一针单穴　足三里

【定位】在小腿前外侧的上部，犊鼻穴下3寸，胫骨前嵴外一横指处。见图12。

【操作方法】病人取仰卧位，选双侧足三里穴。在穴位局部常规消毒后，用5毫升注射器吸入阿托品0.5毫克或小剂量维生素 K_3，再刺入穴位，得气后回抽无血，方可将药液注入。

【来源】中西医结合杂志，（9）：562，1988。

一针单穴　神阙

【定位】仰卧，于脐窝中点取穴。见图13。

【操作方法一】取神阙穴，先严格消毒穴位和毫针，再直刺1寸，用泻法。

【来源】针灸学报，（5）：38，1992。

【操作方法二】将粗盐炒热，置于布袋中，放在神阙穴处，如感觉过热，可反复翻动。注意防止烫伤皮肤。

【来源】系笔者临床常用之法，虚寒性腹痛用之多效。

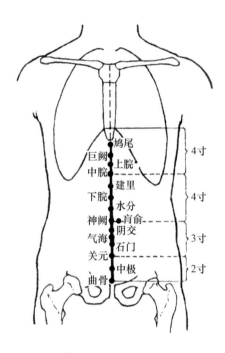

图 13

【操作方法三】采用隔盐灸。将食盐研细，填满脐部。切取厚约 5 毫米的生姜 1 片，中心处用针穿刺数孔，置于脐上，上面再放大艾炷施灸，灸 5～10 壮。

【来源】浙江中医杂志，17（8）：364，1982。

一针单穴 内关

【定位】仰掌，于腕横纹上 2 寸，当掌长肌腱与桡侧腕屈肌腱之间取穴。见图 9。

【操作方法一】用水针疗法。取双侧内关穴，每穴注入盐酸异丙嗪注射液 0.5 毫升。

【来源】中国针灸，（3）：167，1997。

【**操作方法二**】针刺一侧内关穴透外关，每 5 分钟 1 次，反复行雀啄提插手法，并轻揉腹部，同时嘱病人行深呼吸，直至腹痛消失后，再留针 15 分钟。

【**来源**】中医杂志，（2）：48，1981。

一针单穴 地机

【**定位**】在阴陵泉穴下 3 寸，当阴陵泉与三阴交的连线上取穴。见图 14。

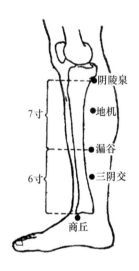

图 14

【**操作方法**】取地机穴，进针得气后，行平补平泻法 10 分钟，留针 30 分钟。

【**来源**】中国针灸，（增刊）：251，1994。

一针单穴 丘墟

【**定位**】在外踝前下缘，当趾长伸肌腱的外侧凹陷中取穴。

见图 15。

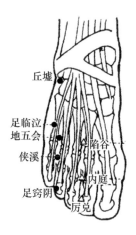

图 15

【操作方法】用 2～3 寸毫针快速刺入丘墟穴内，然后捻转，缓慢进针，针尖刺向内踝下照海穴。用小幅度捻转震颤手法。留针 30～60 分钟。

【来源】针灸学报，（6）：9，1992。

一针单穴 上脘

【定位】在上腹部，前正中线上，脐上 5 寸。见图 13。

【操作方法】病人取仰卧位，双腿略向上弯曲。医者左手固定绷紧上脘穴周围皮肤，右手持 3 寸毫针，经消毒后，从上脘进针，沿皮下平刺，直透中脘、建里、下脘三穴，反复捻转，得气后留针 10～30 分钟，间歇行针至疼痛缓解或消失；然后大幅度捻转 3～5 次后，缓慢出针。

【来源】陕西中医，（10）：34，1984。

一针单穴 阿是穴

【定位】病变局部。

【操作方法一】在背部脊柱两侧寻找压痛最明显处，实施划割法，加之拔火罐。或用毫针于压痛点行提插手法，进针须向内斜刺 1～1.5 寸，强刺激，留针 30 分钟。

【来源】中国针灸，（4）：46，1989。

【操作方法二】在腹部疼痛区域寻找压痛最明显处行穴位注射。注射用药物有生理盐水、阿托品、维生素 B_1、维生素 B_{12} 等，用 2 毫升注射器，5 号针头，在腹部阿是穴处迅速刺入皮下，缓缓向下寻找针感后，推入药液，在穴位表面注射一皮丘。

【来源】河北中医，（1）：46，1986。

―――――― ⑊⑊⑊。单穴古方辑录。⑊⑊⑊ ――――――

（1）内关 《玉龙歌》云："腹中气块痛难当，穴法宜向内关防"。《标幽赋》云："胸腹满痛刺内关。"

（2）冲门 《针灸甲乙经》云："冲门治寒气腹满，……腹中积聚疼痛。"

（3）公孙 《八脉八穴治症歌》云：公孙治"脐痛腹疼胁胀"。

（4）上巨虚 《灵枢·邪气脏腑病形》篇云："大肠病者，肠中痛而鸣濯濯。冬日重感于寒即泄，当脐而痛，不能久立，与胃同候，取巨虚上廉。"

（5）足三里 《灵枢·五邪》篇云：足三里治"肠鸣腹痛"。

腹　泻

―――――― ◯ ――――――

腹泻是临床上一种常见症状，是指排便次数增多，粪便清稀，甚至如水样。可伴有腹胀、腹痛、恶心、呕吐、食欲不振等症状。现代医学中的胃、肠、肝、胆、胰腺等器官的功能性和器质性病变，如急、慢性肠炎，肠结核，胃肠神经功能紊乱等引起的腹泻，均可参考本篇施治。

一针单穴 足三里

【定位】在小腿前外侧，当犊鼻下 3 寸，距胫骨前缘一横指。见图 12。

【操作方法一】先用毫针刺足三里，徐徐进针，针用补法，然后出针，再用鲜姜片，上面用针扎成小孔放在足三里穴上，然后把艾绒搓成 6~7 个如蚕豆大小的小团，放在姜片上，点燃 15~20 分钟即可。

【来源】内蒙古中医药，(4)：32，1986。

【操作方法二】用水针疗法。取单侧或双侧足三里穴，注入维生素 B_1 100 毫克，每日 1 次。

【来源】湖北中医杂志，(1)：31，1985。

【操作方法三】病人取坐位，双膝呈 90°角自然放松。将"揿针"刺入足三里，得气后用胶布固定。夜间留针，留针 12 小时，次晨起针。每两天针 1 次，3 次为 1 个疗程。

【来源】中国针灸，(增刊)：299，1994。

单穴艾灸 神阙

【定位】在腹中部，脐中央。见图 13。

【操作方法一】用隔附子灸法。先取适量的附子研碎，用黄酒调做成直径约 4 厘米、厚 2~3 厘米的圆形饼，晒干备用。治疗时将一块附子饼放置于神阙穴上，用艾条熏灸脐部，以局部潮红、腹内有温热感为宜，每天 2 次，每次 15~20 分钟，7 天为 1 个疗程。

【来源】中国针灸，（增刊）：299，1994。

【操作方法二】肉桂 3 克、硫黄 6 克、白胡椒 1.5 克、鸡内金 3 克、枯矾 6 克、五味子 6 克、新鲜葱头 3～5 节，上药为 1 次用量，除葱头外，余药共研细末，贮瓶备用。取葱头捣烂，与上述药末拌匀，加适量醋调成糊状，平摊于脐部，用纱布覆盖，并用胶布贴牢。敷药处可出现发痒、灼痛等现象，停药后即消失，不用处理。

【来源】湖北中医杂志，（2）：43，1986。

一针单穴 鸠尾

【定位】在上腹部，前正中线上，当胸剑结合部下 1 寸。见图 13。

【操作方法】向下斜刺 0.5～1.0 寸，急性者用强刺激，每日 1 次或 2 次。

【来源】四川中医，（10）：49，1985。

一针单穴 四边

【定位】在脐上下左右各 1 寸处。见图 16。

【操作方法】中强刺激泻法或透天凉法，慢性腹泻多用补法或烧山火法，每日或隔日治疗 1 次，重症病人每日可针 2 次。每次留针 15～30 分钟，亦可不留针。急性者 3 次为 1 个疗程，慢性者 10 次为 1 个疗程。

一针单穴 腹泻穴

【定位】神阙穴下 0.5 寸。见图 17。

【操作方法】操作方法同四边穴。

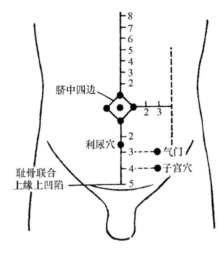

图 16

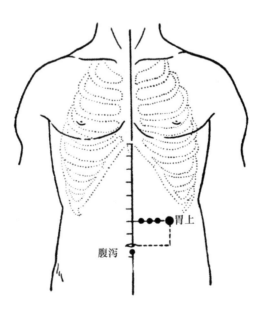

图 17

一针单穴 肓俞

【定位】神阙穴旁开0.5寸处。见图13。

【操作方法】常规消毒后，用1.5寸30号或31号毫针刺入穴位，针尖稍偏向脐中方向，进针1.2寸左右，每穴提插捻转约半分钟出针。1岁以内小儿只捻转不提插，以免刺激过重，较大者可于捻转过程中提插2~3次，出针后配合针刺足三里更佳。

单穴艾灸 腹泻特定穴

【定位】足外踝最高点直下，赤白肉际交界处。见图18。

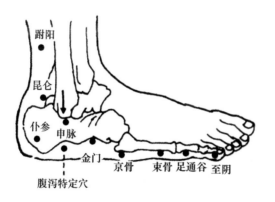

图18

【操作方法】按艾卷温和灸法操作，以病人感觉施灸部位温热舒适为度，左右穴每次分别灸10~15分钟，每日灸2~3次。可视病情而灵活运用。

———— //// 单穴古方辑录 。//// ————

（1）中脘 《玉龙歌》云："若还脾败中脘补。"

（2）天枢 《玉龙歌》云："脾泻之证别无他，天枢二穴刺休差。"《胜玉歌》云："肠鸣大便时泄泻，脐旁2寸灸天枢。"《备急千金要方》云："天枢，主冬月重感于寒则泄，当脐痛。"

（3）章门 《备急千金要方》云："主寒中洞泄不化。"

（4）阴陵泉 《针灸甲乙经》云："溏不化食，寒热不节，阴陵泉主之。"

（5）肾俞 《备急千金要方》云："主寒中洞泄不化。"

（6）三阴交 《针灸甲乙经》云："主腹胀肠鸣溏泄，食物不化，脾胃肌肉痛。"

（7）足三里 《马丹阳十二穴歌》云："能通心腹胀，善治胃中寒，肠鸣并泄泻。"

（8）神阙 《针灸资生经》云："泄泻宜先灸脐中。"

便　秘

便秘是指大便秘结不通，排便时间延长，或虽有便意，而排便困难。可见于多种急、慢性疾病中，其特异病因包括结肠或直肠病变、体内代谢功能减退和神经症等。常见的是习惯性便秘、老年性便秘以及饮食习惯和生活习惯改变所引起的便秘，某些药物亦可致便秘。病人可伴有腹胀或下腹部痉挛性疼痛等症状。

一针单穴 承山

【定位】在小腿后面正中，当伸直小腿时腓肠肌肌腹下凹陷处。见图19。

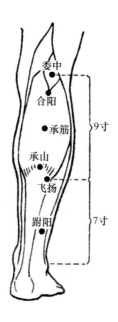

委中

合阳

承筋

承山

飞扬

跗阳

9寸

7寸

图19

【操作方法】直刺，进针 1.5 寸，中等刺激先捻转后提插，各 10 次，不留针，每日 1 次，10 次为 1 个疗程。

【来源】中医杂志，（10）：16，1980。

一针单穴　犊鼻

【定位】屈膝，髌骨与髌韧带外侧凹陷中。见图 12。

【操作方法】针刺单侧取穴，左右不限。提插捻转泻法，留针 15～20 分钟。

【来源】中级医刊，（11）：38，1982。

一针单穴　支沟

【定位】位于手背腕横纹上 3 寸，尺骨、桡骨之间取之。见

图20。

【操作方法】取支沟穴（男左女右），用毫针直刺或略向上斜刺，深度 1～1.5 寸，适当提插捻转，针感向下可到指端，向上可达肘以上，腹中可出现热或凉或欲大便感。留针 15～20 分钟，中间运针 2～4 次。

【来源】河北中医，（6）：31，1985。

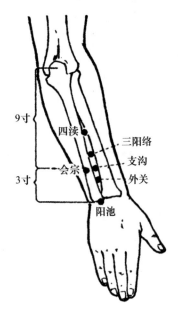

图 20

一针单穴 肓门

【定位】在腰部，当第一腰椎棘突下，旁开 3 寸。见图 21。

【操作方法】用梅花针轻刺激或用毫针弱刺激手法，隔日 1 次，12 次为 1 个疗程。

一针灵

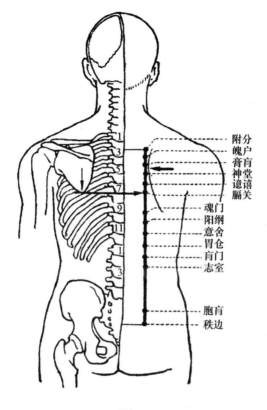

图 21

附分
魄户
膏肓
神堂
譩譆
膈关

魂门
阳纲
意舍
胃仓
肓门
志室

胞肓
秩边

单穴艾灸 气海

【定位】在下腹部，前正中线上，当脐中下 1.5 寸。见图 13。

【操作方法】用艾条灸法，后再配支沟穴，用导气手法。每日 1 次，6 次为 1 个疗程。

一针单穴 大肠俞

【定位】在腰部，第四腰椎棘突下，旁开 1.5 寸。见图 3。

【操作方法】用艾条灸，每次灸 5 ~ 10 分钟，每周 3 次，6 ~ 12 次为 1 个疗程。

一针单穴 三阴交

【定位】在小腿内侧，内踝上 3 寸，胫骨内后缘取穴。见图 14。

【操作方法】取三阴交穴，毫针刺入 1 ~ 1. 5 寸，得气后留针 30 分钟，每间隔 5 分钟行针 1 次，行平补平泻法，手法略强，出针后穴区埋揿针 24 小时，埋针期间嘱病人自行按压穴位 3 ~ 4 次，至局部酸胀，每隔 3 天治疗 1 次，10 次为 1 个疗程。

【来源】中国针灸，（8）：59，1996。

单穴艾灸 丰隆

【定位】在条口穴后方一横指处，约当犊鼻与解溪的中点处。见图 12。

【操作方法】用隔姜灸法。取老姜数片，在其中扎针孔数个，置于双侧丰隆穴，在姜片上放置大艾炷施灸，灸 3 ~ 5 壮。隔日 1 次，10 次为 1 个疗程。

【来源】中国针灸，（6）：338，1997。

一针单穴 天枢穴

【定位】在脐中旁开 2 寸处取穴。见图 22。

【操作方法】施用温针灸法。取双侧天枢穴，先针刺使之得气，再用 2. 5 厘米长艾条，连续灸 4 段，留针 30 分钟。每日 1 次，10 次为 1 个疗程。

【来源】浙江中医杂志，（8）：372，1989。

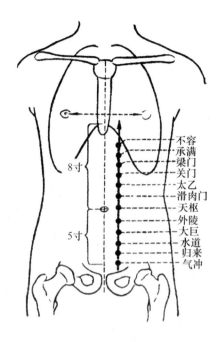

不容
承满
梁门
关门
太乙
滑肉门
天枢
外陵
大巨
水道
归来
气冲

8寸

5寸

图 22

一针单穴 腹结

【定位】脐旁4寸，府舍上3寸处。见图23。

【操作方法】采用皮内针埋针法。取左腹结穴，埋1号皮内针。留置期间，嘱病人每隔4小时用手按压埋针处。

【来源】针灸学报，（2）：41，1992。

一针单穴 长强

【定位】于尾骨尖端与肛门连线之中点取穴。见图1。

【操作方法】取胸膝位。穴区消毒后，用28～30号4寸毫针沿尾骨和直肠之间快速刺入3.5寸深。属实者，强刺激，大幅度捻转；属虚者，平补平泻。留针30分钟，每10分钟捻转1

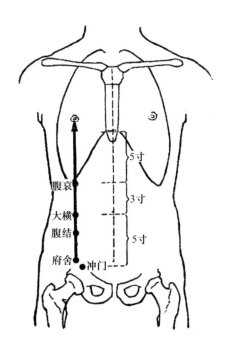

图 23

次。觉腹中有肠鸣及蠕动感时，即可摇大针孔，快速出针，多数病人即有便意。每日 1 次，5 次为 1 个疗程。

【来源】 中国针灸，（增刊）：231，1994。

——————————))))°单穴古方辑录°//// ——————————

（1）支沟　《杂病穴法歌》云："大便虚闭补支沟。"《玉龙歌》云："若是胁痛并闭结，支沟奇妙效非常。"

（2）大肠俞　《灵光赋》云："大小肠俞大小便。"《行针指要赋》云："或针结，针着大肠二间穴。"

（3）上巨虚　《针灸甲乙经》云："大肠右热，肠鸣腹满，挟脐痛，食不化，喘不能久立，巨虚上廉主之。"

（4）神阙　《针灸资生经》云："腹中有积，大便秘，巴豆肉为饼，置脐中，灸三壮即通，神效。"

（5）石门　《备急千金要方》云：石门治"大便秘塞"。

（6）水道　《针灸甲乙经》云："大小便不通，水道主之。"

（7）丰隆　《备急千金要方》云："丰隆主大小便涩难。"

呕　　吐

呕吐是指胃内容物逆流出口腔的现象，有声无物谓之呕，有物无声谓之吐。症见食已即吐或食后移时而吐，常伴有恶心、腹胀、胃痛、食欲不振、吞酸嗳气等。该症可发生于神经性呕吐、胃炎、幽门痉挛或梗阻、胆囊炎等疾病中。

一针单穴　中魁

【定位】中指背侧第二横纹正中。见图24。

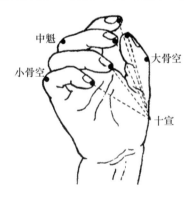

图24

【操作方法】病人正坐伸肘伏掌，穴位常规消毒，用5厘米长的毫针直刺 3 厘米，捻转行针使酸麻胀感向掌根部传导，或采用灸法。

【来源】新疆中医药，（1）：41，1986。

一针单穴 内关

【定位】在前臂内侧，腕横纹上 2 寸，掌长肌腱与桡侧腕屈肌腱之间。见图 9。

【操作方法一】令病人于饭后，未出现呕吐之前，立即仰卧位，按常规消毒取内关穴，快速进针，约 8 分到 1 寸深，得气后，两侧穴同时用提插手法行针 10 ~ 15 次（强刺激抑制手法）。在提插过程中，嘱病人深呼吸 2 ~ 3 次。在 5 分钟、15 分钟、30 分钟时各重复上述手法 1 次。最后留针 30 分钟。每日 2 ~ 3 次。

【来源】中级医刊，（10）：30，1982。

【操作方法二】内关透三阳络。用 3 寸毫针在内关穴快速刺入，然后呈 45°角刺向三阳络穴，留针 5 ~ 10 分钟（本法适宜于手术中呕吐）。

一针单穴 鸠尾

【定位】在上腹部，前正中线上，当胸剑结合部下 1 寸。见图 13。

【操作方法】埋针法。病人于饭后未呕吐之前，取鸠尾穴，用 1 ~ 1.5 寸毫针从鸠尾穴向脐中方向平刺，后用胶布固定。留针 1 ~ 2 小时，2 ~ 3 周为 1 个疗程。

一针单穴 公孙

【定位】在足内侧缘，当第一跖骨基底的前下方。见图 25。

【操作方法】行大幅度捻转、提插之强刺激手法。

【来源】安徽中医学院学报，（5）：45，1986。

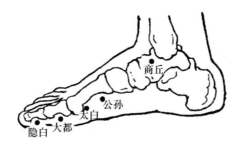

图 25

一针单穴 素髎

【定位】在鼻尖处取穴，见图 26。

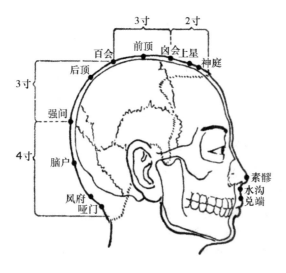

图 26

【操作方法】用左手拇、示指微捏鼻骨，右手持针向上直刺入穴内 0.3~0.5 寸，针感以酸麻胀为主。或点刺出血数滴。日针 1 次。

【来源】中国针灸，（增刊）：297，1994。

一针单穴 肩井

【定位】在肩部，当大椎穴与肩峰端连线的中点。见图 27。

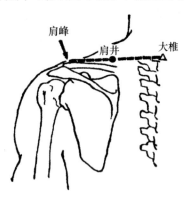

图 27

【操作方法】病人取坐位，选双侧肩井穴，直刺 0.5 ~ 0.8 寸，得气后施以捻转手法。留针 30 分钟，中间行针 2 ~ 3 次。注意进针深度，不可过深，防止刺入胸腔。

【来源】江西中医药，（1）：39，1981。

一针单穴 涌泉

【定位】蜷足时，在足心前 1/3 的凹陷中取穴。见图 28。

【操作方法】病人取仰卧位，于双侧涌泉穴直刺 0.5 寸，用提插泻法。留针 30 分钟，中间行针 2 次。

【来源】系笔者之经验，治疗顽固性呕吐效果尤其明显，取其降逆气之功。

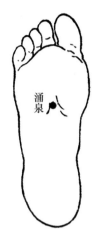

图28

一针单穴 腮中穴

【定位】位于口腔黏膜内腮腺孔前0.5分处。

【操作方法】选准穴位后，用酒精棉球消毒穴位局部黏膜，然后医者以一手拇、示指捏住一侧口角使之向外翻，暴露穴位，另一手持消毒的2寸长28号不锈钢毫针（或用消毒的三棱针亦可）刺之，针刺深度以刺出血为宜，不出血者可再刺之，不留针，出针后仍用酒精棉球消毒针孔，同时嘱病人闭嘴用力吸吮，促进针孔出血。一般呕吐轻者，针刺一侧穴位，若重者，可针双侧穴位。每天针刺1次，3次为1个疗程。

【来源】中国针灸，（4）：6，1991。

———— ◦单穴古方辑录◦ ————

（1）中脘 《扁鹊心书》云："呕吐不食，灸中脘五十壮。"

（2）公孙 《八法歌》云："九种心痛闷，结胸翻胃难停……公孙应之。"

（3）足三里　《针灸甲乙经》云："善呕，三里主之。"

（4）乳根　《千金翼方》云："卒吐逆，灸乳下七壮。"

（5）内关　《杂病穴法歌》云："汗吐下法非有他（指内关穴）。"

（6）大陵　《针经摘英集》云："呕哕度大陵。"

（7）乳下　《备急千金要方》云："干呕，灸乳下一寸各三十壮。"《医宗金鉴》云："灸翻胃奇穴，上穴在两乳下一寸。"

（8）太白　《备急千金要方》云："太白主腹胀食不化，喜呕。"

（9）人迎　《铜人腧穴针灸图经》云：人迎治"吐逆"。

（10）食窦　《扁鹊心书》云："翻胃食已即吐，乃饮食失节，脾气损也，灸命关（食窦穴）三百壮。"

（11）中魁　《玉龙歌》云："中魁理翻胃而即愈。"

呃　逆

呃逆，俗称打嗝，多因胃失和降、气逆上冲所致。主要表现为喉间呃呃连声，声频而短，不能自制。现代医学中的胃肠神经症、胃炎、胃溃疡、中枢神经系统病变等出现的膈肌痉挛，均属于本病范畴。

单穴按压 翳风

【定位】在耳垂后方，当乳突与下颌角之间的凹陷处。见图29。

【操作方法】用拇指重压双侧翳风穴3～5分钟。

【来源】新中医，（4）：39，1980。

一针灵

40

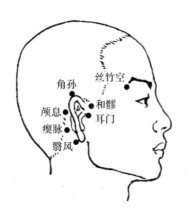

丝竹空

角孙

颅息

瘈脉

翳风

和髎

耳门

图 29

一针单穴 安定

【定位】在鼻尖素髎穴直上 0.5 寸，鼻旁开 3 寸处。

【操作方法】以毫针快速向上斜刺，轻轻捻转 1 分钟。呃逆不止，则继续捻针，留针 15~20 分钟，每日 1 次。

【来源】湖北中医杂志，(3)：13，1981。

一针单穴 膈穴

【定位】在耳轮脚，即从耳屏内延长线开始，至耳轮脚消失处。见图 30。

【操作方法】先用火柴棒头在一侧或两侧膈穴上加压数分钟，待呃逆停止后，用碘酒、75% 酒精消毒耳郭，再在膈穴上放置揿针，用橡皮膏固定，保留 1~3 天，以巩固疗效。

【来源】江苏中医杂志。

一针单穴 扶突

【定位】在颈外侧部，胸锁乳突肌的前后缘之间。见图 11。

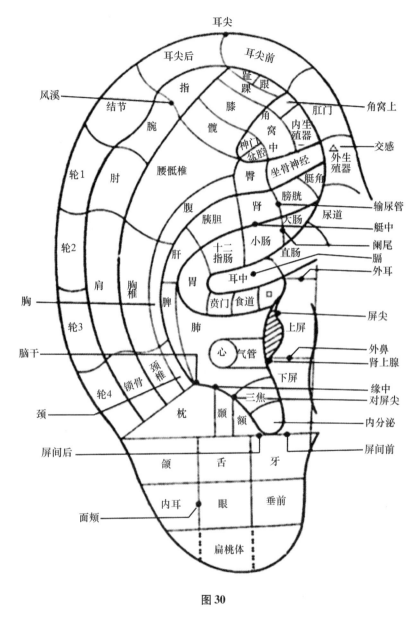

图30

【操作方法】针右侧扶突，有触电样感觉从颈经上肢达拇指，留针20分钟。

【来源】中医杂志，（2）：53，1985。

攒竹（双）

【定位】在面部，当眉头凹陷中，眶上切迹处。见图31。

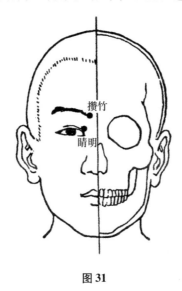

攒竹

睛明

图31

【操作方法】病人取正坐仰靠位，医生站在病人的对面或右侧，用双手拇指尖的桡侧缘，着力切按双侧攒竹穴，边按边揉，使前额部产生酸麻、沉、胀感，其呃自止。

【来源】此法笔者临床用之多验。

一针单穴 膻中

【定位】位于胸部，两乳头连线的中点。见图4。

【操作方法】用30号1寸毫针，斜刺进针膻中穴，直达骨膜，进针后呃逆即止。

【来源】北京中医，（5）：42，1985。

一针单穴　天鼎

【定位】在颈外侧，结喉旁开3寸，下1寸，胸锁乳突肌后缘。见图11。

【操作方法一】病人仰卧，消毒后用2寸28号毫针直刺天鼎穴5分左右，然后向天突穴方向斜刺，当毫针刺入一定深度，触及膈神经时，病人可出现反射性膈肌收缩现象，再用电麻仪接通电源，加强刺激数秒至1分钟左右，呃逆则可立即控制。

【来源】江苏中医杂志，（1）：46，1983。

【操作方法二】医者以拇指指腹或中指指腹对准天鼎穴，点按1~3分钟，每日1次。

【来源】吉林中医药，（4）：16，1986。

一针单穴　合谷

【定位】位于手背部，第一、二掌骨之间，第二掌骨中点。见图10。

【操作方法】取4寸毫针，针合谷透后溪，针入约半分钟，呃止。此时病人有头晕感，嘱闭目静卧，随即取针，3分钟后头晕好转。

【来源】上海针灸杂志，（2）：20，1983。

一针单穴　太渊

【定位】位于掌后腕横纹桡侧端，桡动脉的桡侧凹陷中。见图5。

【操作方法】进针后提插捻转3~5分钟，留针30分钟。进针捻转后，病人腕部有胀感，3~5分钟后呃逆逐渐停止。一般针刺 1～2 次后即可痊愈。

【来源】云南中医杂志，（3）：15，1984。

一针单穴 曲池

【定位】屈肘成直角，当肘横纹外端与肱骨外上髁连线的中点。见图32。

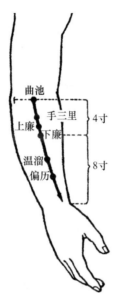

图32

【操作方法】取一侧曲池穴，用捻转补泻法，针后立止。

【来源】贵阳中医学院学报，（2）：18，1985。

一针单穴 内关

【定位】位于前臂内侧，腕横纹上2寸，掌长肌腱和桡侧腕屈肌腱之间。见图9。

【操作方法】针左侧内关穴，强刺激，得气后呃逆停止。

【来源】四川中医，(3)：47，1985。

`一针单穴` 照海

【定位】位于内踝下缘凹陷中。见图33。

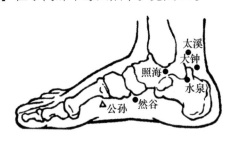

图 33

【操作方法】以呼吸补泻为主，配以捻转提插，针时随吸进针，随呼出针，配合指力捻转。

【来源】天津中医，(3)：14，1986。

`一针单穴` 列缺

【定位】在前臂桡侧缘，桡骨茎突上方，腕横纹上1.5寸，当肱桡肌与拇长展肌腱之间。见图5。

【操作方法】针尖向肘部斜刺2~5分，强刺激，直至取效。

【来源】江西中医药，(2)：36，1986。

`一针单穴` 涌泉

【定位】蜷足时，在足心前1/3的凹陷中取穴。见图28。

【操作方法】病人取仰卧位，于双侧涌泉穴，行提插法，留针1小时，其间反复行针。

一针灵

【来源】中国针灸，（1）：48，1996。

一针单穴 女膝

【定位】侧卧，在足后跟正中线赤白肉际处，足跟中央。见图34。

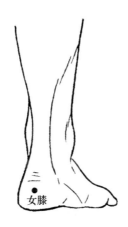

图34

【操作方法】病人侧卧位，取双侧女膝穴，直刺0.1~0.2寸，强刺激，留针30分钟。

【来源】中国针灸，（2）：46，1996。

一针单穴 外关

【定位】在手背横纹上2寸，当桡、尺两骨之间取穴。见图20。

【操作方法】用28号1.5寸毫针刺入外关穴，针尖沿三焦经循行方向，与皮肤呈45°角进针1寸，使针感沿三焦经传导，传至胸部效果最佳。留针30~60分钟，每日1次。

【来源】中国针灸，（4）：56，1996。

一针单穴 水沟

【定位】于人中沟的上 1/3 与中 1/3 交点处取穴。见图 26。

【操作方法】病人仰靠坐或仰卧位，取水沟穴，针尖向上斜刺 0.3 寸，强刺激。

【来源】中国针灸，(5)：31，1996。

一针单穴 陷谷

【定位】在第二、三跖趾关节后方，二、三跖骨结合部之前的凹陷中取穴。见图 35。

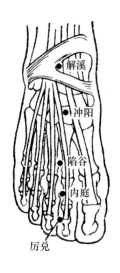

图 35

【操作方法】令病人仰卧或坐位，取双侧陷谷穴，用 2 寸毫针，针尖向足心方向进针 1.5 寸，行大幅度的提插捻转 5 分钟，同时嘱病人吸一口气屏住，屏气时间越长越好，然后慢慢呼出，留针 30 分钟，在留针过程中重复此屏气动作，每隔 5 分钟行针 1 次，亦可加上电针，日针 1 次，10 次为 1 个疗程。

一针灵

【来源】中国针灸，（8）：7，1996。

一针单穴 足三里

【定位】在犊鼻穴下 3 寸，距胫骨前嵴外侧一横指。见图 12。

【操作方法】病人屈膝或平卧，针一侧足三里穴，行提插捻转泻法。

【来源】中国针灸，（7）：38，1996。

一针单穴 丘墟

【定位】在外踝前下缘，当趾长伸肌腱的外侧凹陷中取穴。见图 15。

【操作方法】针右侧丘墟穴，采用先补后泻之法。留针 20 分钟。

【来源】中国针灸，（9）：31，1996。

一针单穴 膈俞

【定位】于第七胸椎棘突下，督脉旁开 1.5 寸取穴。见图 3。

【操作方法】病人取侧卧位，以 1 寸毫针在膈俞穴之上下左右约 1.5 厘米处斜向刺入，针尖均指向穴中，施小幅度捻转手法。留针 20 分钟。

【来源】中国针灸，（1）：24，1997。

一针单穴 鸠尾

【定位】在脐上 7 寸，腹中线上。见图 13。

【操作方法】病人取仰卧位，用毫针以 25°角迅速刺入皮下，然后卧针快速透至建里或下脘穴，留针30分钟。

【来源】中国针灸，（1）：26，1992。

一针单穴 崇骨

【定位】位于第六、七颈椎间凹陷之中。见图7。

【操作方法】病人取俯伏坐位，头微低，取1.5寸毫针直刺0.5~1寸，得气后大幅度捻转7~8次，当针下产生温热感后手法宜缓，并嘱病人"深吸气—屏气—深呼气"，如此8~10次，留针20分钟。

【来源】中国针灸，（1）：26，1992。

一针单穴 间使

【定位】仰掌，于腕横纹上3寸，当掌长肌腱与桡侧腕屈肌腱之间取穴。见图9。

【操作方法】男取左侧，女取右侧，病情严重者取双侧。采用杨氏泻针手法，即：速刺进针至皮下后，先缓慢下插入地部，重提轻按行针6次；再上提至人部，重提轻按行针6次；再上提至天部，重提轻按行针6次。然后将针缓慢下插直入地部重复此操作6遍。最后摇大针孔，缓慢出针，不闭针孔。

【来源】中国针灸，（1）：27，1992。

一针单穴 素髎

【定位】当鼻背下端之鼻尖处取穴。见图26。

【操作方法】采用1寸毫针，进针约5分深，得气后，行强刺激，待呃逆停止后再行平补平泻手法。据观察所有病人在呃逆停止前均出现喷嚏反射，留针期间每隔5分钟行针1次，留针20分钟，日针1次，重者日针2次。

【来源】中国针灸，（增刊）：213，1994。

一针单穴 人迎

【定位】在颈部，结喉旁，当胸锁乳突肌的前缘，颈总动脉搏动处。见图36。

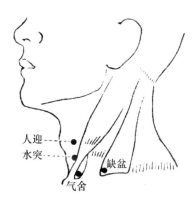

人迎
水突
缺盆
气舍

图 36

【操作方法】避开动脉刺入0.3寸，行导气法。日针1次。

【来源】中国针灸，（增刊）：228，1994。

单穴艾灸 中魁

【定位】握拳，掌心向胸，于中指背侧近端指骨关节横纹中点取穴。见图24。

【操作方法】取病人中魁穴，施艾灸，连续灸7壮。每日灸1次。

【来源】上海针灸杂志，（1），1984。

———————— ⑅⑅⑅。单穴古方辑录。⑅⑅⑅ ————————

（1）膻中 《行针指要赋》云："或针气，膻中一穴分明记。"

《备急千金要方》云："上气厥逆，灸胸堂百壮，穴在两乳间。"

（2）足三里 《灵光赋》云："治气上壅足三里。"

（3）期门 《证治准绳》云："产后呃逆，灸期门三壮，乳直下一指陷中。"

（4）中魁 《针灸大成》云：中魁"治五噎，反胃吐食，可灸七壮，宜泻之"。

胃痉挛

胃痉挛是突然发作的胃部剧烈疼痛，属中医的"胃脘痛"范畴。

一针单穴 梁丘

【定位】屈膝，当髂前上棘与髌底外侧端的连线上，髌底上2寸。见图37。

【操作方法】快速刺入，捻转提插，深度以得气为度，要求针感上达髋和腹部，留针15～30分钟。

一针单穴 足三里

【定位】在小腿前外侧，当犊鼻下3寸，距胫骨前嵴外一横指（中指）。见图12。

【操作方法】选3～3.5寸毫针，针刺深度为2.5～3寸，针感要求下行至足部。待胃痉挛剧烈发作缓解后，留针5～10分钟。

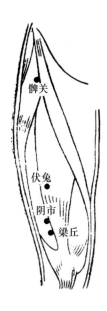

图 37

一针单穴 板门

【定位】位于鱼际穴内侧 1～1.5 寸，偏上 1～2 分处。见图 38。

【操作方法】大拇指手背向下，平放，高鼓处是穴，用 26 号针直刺 5 分～1.5 寸，针感达全手或上臂，留针 20～30 分钟。

【来源】辽宁中医杂志，(8)：7，1986。

一针单穴 膻中

【定位】当前正中线上，平第四肋间，两乳头连线的中点。见图 4。

【操作方法】用右手拇指尖先轻后重加压膻中穴 2～5 分钟，以酸痛为度。

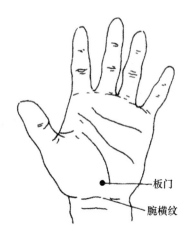

图 38

【来源】浙江中医杂志，（4）：164，1984。

一针单穴 华佗夹脊9穴（胸夹脊）

【定位】位于第九胸椎、第十胸椎之间，后正中线旁开0.5寸处。见图7。

【操作方法】选取华佗夹脊9穴，用速刺进针法，针向75°内斜，进针0.5~1寸。出现沉、酸等针感，以胸内有闷气感为佳。可以通过上提毫针，稍加提搓加强针感。进针不可过深。

【来源】针灸学报，（6）：43，1992。

一针单穴 内关

【定位】于腕横纹上2寸，当掌长肌腱与桡侧腕屈肌腱之间取穴。见图9。

【操作方法】取双侧内关穴，用毫针直刺，施强刺激针法。

【来源】针灸学报，（4）：50，1992。

（1）中脘 《针灸甲乙经》云："胃胀者腹满胃脘痛……中脘主之。"

（2）足三里 《备急千金要方》云："肚腹三里留。"

（3）内关 《标幽赋》云："胸腹满痛刺内关。"

（4）膈俞 《神庭经》云："胃寒有痰，取膈俞。"

（5）胃俞 《针灸甲乙经》云："胃中寒胀，……胃俞主之。"

胃下垂

胃下垂指胃下降至不正常的位置。本病是一种多由于胃膈韧带、肝胃韧带及腹肌松弛无力，不能使胃固定在原有的位置，而引起的内脏下垂的疾病。表现为胃脘胀满，下坠不适，或伴有疼痛、纳呆、嗳气或吞酸呕吐等症。X线透视可诊断。

一针单穴 巨阙

【定位】在上腹部，前正中线上，当脐中上6寸。如图13。

【操作方法一】由上向下针法（俗称提胃法）：病人平卧，用7寸28～30号毫针，自剑突下相当于巨阙穴处进针，沿皮下刺至脐左压痛点或结节处。如无压痛点或结节，可针至肓俞穴处，待得气（病人有抽胀感，甚至有强烈的全胃向上紧缩感），继续进针约1厘米。此时医者持针柄向一个方向捻针，目的是使针尖固定，并保持针感，40分钟后出针。

【操作方法二】由下向上针法：与方法一针刺方向相反，即从脐左压痛点、结节或肓俞下 1~2 厘米处进针，沿皮下继续向上针至巨阙穴。得气后采用上述同样针法和留针时间。针后避免重体力劳动，进易消化饮食，并少食多餐。最好针后适当休息。每周治疗 1 次，6 次为 1 个疗程。

【来源】中国针灸，（5）：9，1982。

一针单穴 鸠尾

【定位】在上腹部，前正中线上，当胸剑结合部下 1 寸。见图 13。

【操作方法】用 1 尺或 9 寸长的 30 号毫针，从鸠尾穴垂直进针（0.3~0.5 厘米深），透针至第二反应点（从鸠尾沿任脉往下摸到阳性反应点，呈圆形或条索状）基底部，做小幅度捻转，病人感到酸胀时开始提针。每次施针 30~70 分钟。

【来源】浙江中医杂志，（5）：240，1980。

一针单穴 梁门

【定位】在上腹部，当脐中上 4 寸，距前正中线 2 寸。见图 22。

【操作方法】用 5~7 寸长针由梁门穴透刺天枢。

【来源】陕西中医，（5）：11，1980。

一针单穴 建里

【定位】在上腹部，前正中线上，当脐中上 3 寸。见图 13。

【操作方法】建里穴同时刺入双针，10 日为 1 个疗程，治疗及巩固过程为 1 个月。

【来源】浙江中医杂志，（5）：212，1980。

一针单穴 承满

【定位】在上腹部，当脐中上 5 寸，距前正中线 2 寸。见图 22。

【操作方法】用 7 寸长针从右侧承满穴呈 45°角快速进针至皮下，透向左侧天枢穴，待有胀感，大幅度捻转 7~8 次后，向一个方向捻转，使针滞住，向退针方向提拉，病人有上腹部空虚、胃向上蠕动感，用手压下腹部，往上推胃下极，退针时，每隔 5 分钟将针松开退出 1/3 再滞住，分 3 次退出，共提拉 15 分钟，最后将针柄提起呈 90°角，抖动 7~8 次出针。用腹带从髂嵴连线前后固定。嘱病人仰卧 30 分钟，再右侧卧 30 分钟，仍复原位卧 2~3 小时，每周 1 次，共 3 次。最多不超过 10 次，巩固半年。

【来源】广西中医药，(2)：27，1981。

一针单穴 剑突下 1 寸

【定位】剑突穴直下 1 寸处。

【操作方法】用 28 号 8 寸毫针，由剑突下 1 寸刺入，与皮肤呈 30°角，沿皮下刺至脐左侧 0.5 寸处，待有针感，医者有重力感后改为 15°角，不捻转提针 40 分钟，出针前行抖动手法 10~15 次。针后平卧 2 小时，每周或隔日针 1 次，10 次为 1 个疗程。

【来源】中国针灸，(5)：9，1982。

一针单穴 中脘

【定位】中脘在前正中线上，脐上 4 寸。见图 13。

【操作方法一】病人取仰卧位，暴露上腹部，取中脘穴常规消毒，医者右手持注射器，左手绷紧中脘部皮肤，缓慢垂直进针，得气后，用补气法行针 1~2 分钟，缓慢注药，起针后用干棉签按压针孔片刻。每日 1 次，每次注入加兰他敏 2~4 毫克。5天为 1 个疗程。

【来源】针灸学报，(6)：22，1992。

【操作方法二】中脘透天枢。用 3 寸以上毫针从中脘穴平刺（与皮肤呈 12°~15°角）向天枢穴，用单向捻转手法，待针提插不出时，用弧度刮针法，拇指向后，每次连续刮 100 次，留针30 分钟，行针 3~4 次。自觉胃有上升感为佳。12 次为 1 个疗程。

一针单穴 提胃

【定位】在中脘旁开 4 寸。见图 39。

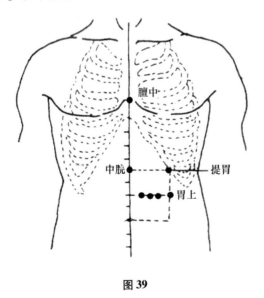

膻中

中脘 · · 提胃

· · · 胃上

图 39

【操作方法】3 寸以上毫针平刺，针尖向天枢穴方向，针2.5 寸深。用弧度刮针法，操作方法同"中脘透天枢"。

单穴艾灸 百会

【定位】于头部前后中线与两耳尖连线的交点处取穴。见图 26。

【操作方法】用艾条或艾炷灸，每天 2 次（早晚各 1 次），1次 30 分钟，12 次为 1 个疗程。

一针单穴 幽门

【定位】在脐上 6 寸，前正中线旁开 0.5 寸处。见图 40。

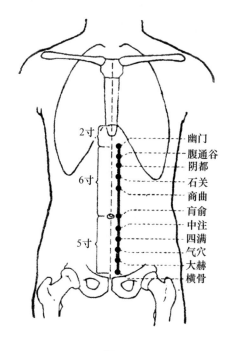

图 40

【操作方法】取右侧幽门穴，用芒针挂钩疗法。令病人仰卧，以手轻扪右幽门穴，有小包可触之，用 8 号芒针由幽门沿

第一章　内科病症

皮刺入，隔皮可见针的活动，斜向左侧达脐部，以左手示指在针尖上 3 厘米处按压，右手捻转针柄数下，急用力上提，腹皮随即皱起，在提针同时，另一人将其两腿屈曲，手持其足，随提针的动作往上推至腹部，提针 3 次，然后将针交给病人上提，留针 20 分钟，每周治疗 1 次。

【来源】针灸学报，（2）：40，1992。

一针单穴 升胃穴

【定位】由六穴组合而成。

升胃主穴：在剑突下 1.5 寸，右旁开 5 分。

升胃 1 穴：在脐左侧旁开 5 分。

升胃 2 穴：在脐左侧旁开 1 寸。

升胃 3 穴：在脐左侧旁开 1.5 寸。

升胃 4 穴：在脐左侧旁开 2 寸。

升胃 5 穴：胃下极下 1.5 厘米处。·

【操作方法】用粗长针在升胃主穴进针，与腹壁呈 35°角快速刺入皮下 3 寸，然后针体沿皮下进针，通过中脘穴透向升胃 1 穴或 2、3、4 穴，把针送到胃下极下 1.5 厘米处（升胃 5 穴）。用小弧度固定刮针手法。可根据病人体质强弱和对针的耐受程度施强、中、弱手法。

【来源】新中医，（8）：26，1983。

———————— ⁘⁘∘单穴古方辑录∘⁘⁘ ————————

（1）中脘 《循经考穴编》云："中脘：主一切脾胃之疾。"《针灸甲乙经》云："腹胀不通，寒中伤饱，食饮不化，中脘主之。"

（2）公孙 《备急千金要方》云："公孙治腹中胀食不化。"

消化性溃疡

本病是一种慢性消化系统常见病，因溃疡的形成和发展与胃液中胃酸和胃蛋白酶的消化作用有关，故由此得名。本病可发生于胃肠道与胃酸可接触的任何部位，但98%发生于十二指肠和胃，故又称胃、十二指肠溃疡。本病以上腹部疼痛为主要症状，同时伴有反胃、嗳气、吞酸、恶心、呕吐等其他胃肠道症状。属于中医"胃脘痛"范畴。

一针单穴 印堂

【定位】在前正中线上，两眉头连线中点。见图41。

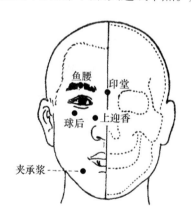

鱼腰
印堂
球后 上迎香
夹承浆

图41

【操作方法】斜刺印堂3～5分，提插捻转，虚补实泻，以鼻头胀沉重为度。留针30分钟，每10分钟行针1次，10次为1

个疗程，疗程间隔5~7天。

【来源】江西中医药，（6）：43，1984。

一针单穴 跟腱

【定位】足跟后上方，跟腱上。见图42。

【操作方法】病人俯卧或侧卧，脚趾用力向下垂伸，于跟腱陷处正中间取穴，向上斜刺0.5~1寸，得气后留针5~15分钟，每日1次。

【来源】四川中医，（6）：48，1985。

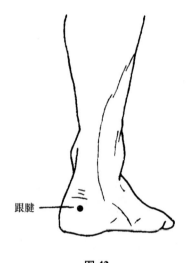

跟腱

图42

一针单穴 足三里

【定位】在犊鼻穴下3寸，距胫骨前嵴外侧一横指，当胫骨前肌上。见图12。

【操作方法】取双侧足三里穴，用注射器将维生素 B_1 100 毫克注入穴内，每3小时1次。症状缓解后，改为每日2次。

【来源】天津中医，(5)：19，1988。

单穴贴敷 神阙

【定位】于脐窝中点取穴。见图13。

【操作方法】取麝香0.3克，苏合香0.2克，高良姜15克，砂仁15克，炙附子12克，川芎20克，醋元胡15克，薄荷12克，山柰18克，白芷12克，佛手12克，木香15克，苍术15克，人参15克。上述14味药物配制成药粉，每次取少量填满病人肚脐，然后用胶布粘牢贴紧，不漏缝隙，隔天换药1次，5次为1个疗程。

【来源】中国针灸，(增刊)：20，1994。

──────── ᐟᐟᐟᐟᐟ◦单穴古方辑录◦ᐟᐟᐟᐟᐟ ────────

(1) 胃俞 《针灸甲乙经》云："胃中寒胀，……胃俞主之。"

(2) 中脘 《针灸甲乙经》云："腹胀不通，寒中伤饱，食饮不化，中脘主之。"《玉龙歌》云："若还脾败中脘补。"

(3) 章门 《备急千金要方》云："吐逆饮食即出，灸脾募百壮。"

(4) 公孙 《标幽赋》云："脾冷胃疼，泻公孙而立愈。"《备急千金要方》云："公孙治腹中胀食不化。"

(5) 三里穴 《席弘赋》云："手足上下针三里，食癖气块凭此消。"

慢性浅表性胃炎

本病是慢性胃炎常见的一种类型，依据胃镜检查诊断。临床有消化不良的症状，如饭后饱胀、嗳气、上腹不适，或有食欲减退、恶心，或见上腹疼痛等。本病可因对胃有刺激的食物、药物、烈酒、过度吸烟以及精神因素等诱发或加重。

一针单穴 神阙

【定位】于脐窝中点取穴。见图 13。

【操作方法一】病人取仰卧位，神阙穴处用 2.5% 碘酒消毒后用 75% 酒精脱碘，直到脐部所有的皱褶处污垢擦净。针刺后，再用 2.5% 碘酒消毒 1 次。选用 26 号 2 寸毫针直刺神阙穴，慢捻转进针后，根据虚实分别给予补法、泻法，均要求病人有针感，深度为 0.8～1 寸，得气留针 10～20 分钟，或艾炷灸 3～5 壮。不可大幅度提插，一定要慢捻转进针。针尖方向向下，酸麻重胀、触电样针感可传至下腹部会阴处；针尖向上，针刺感觉传至上腹胃脘部；针尖向左，结肠蠕动增加；针尖向右，肝胆区有针感，胀痛缓解，并有矢气。

【来源】中国针灸，（增刊）：29，1994。

【操作方法二】同"消化性溃疡"神阙穴操作方法。

【来源】中国针灸，（增刊）：20，1994。

急性胃肠炎

急性胃肠炎是由各种不同的因素引起的胃、肠道黏膜的急性炎症。是一种短期的自限性疾病，一般 2~3 天即可恢复，也有病程较长者。急性胃肠炎的症状以恶心、呕吐、腹痛、腹泻等为主，病情严重者可有脱水、电解质紊乱等表现。本病多发生于夏秋之季。中医学根据临床症状侧重不同，称之为"呕吐""泄泻"等，对于吐、泻均重者，称之为"霍乱"。

一针单穴 足三里

【定位】在犊鼻穴下 3 寸，距胫骨前嵴外侧一横指。见图 12。

【操作方法】采用穴位注射疗法。取双侧足三里穴，穴区常规消毒，将抽吸维生素 K_3 的注射器针头刺入足三里，边进针边捻转，得气后，将维生素 K_3 注入。每日 1 次，每穴注药 4 毫克。

【来源】中国针灸，(1)：23，1986。

一针单穴 尺泽

【定位】微屈肘，在肘横纹上，肱二头肌腱的桡侧缘取穴。见图 5。

【操作方法】取双侧尺泽穴，直刺 0.5 寸，强刺激。留针 30 分钟，中间行针 3 次，日针 1~2 次。或点刺放血。

【来源】上海针灸杂志，(2)：45，1987。

一针单穴 天枢

【定位】脐中旁开2寸取穴。见图22。

【操作方法】采用穴位注射疗法，应用注射用水进行穴位注射，每穴每次注入1～2毫升。注射时病人取仰卧位，皮肤局部消毒后，快速刺入穴位至肌层，并上下提插，待病人局部有酸、麻、胀感后，回抽未见回血即可注射。每日2次。

【来源】中国针灸，（3）：22，1987。

一针单穴 委中

【定位】当腘窝横纹中央，于股二头肌腱与半腱肌肌腱的中间取穴。见图43。

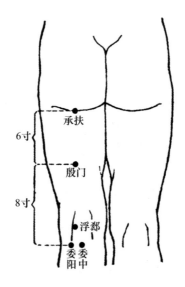

图43

【操作方法】病人取俯卧位，屈膝，定准穴位后，用三棱针快速点刺出血，并可挤压穴位周围，使出血量至5～8毫升。根据病情日针1~2次。

【来源】系笔者个人心得，有非凡之疗效。

单穴艾灸　神阙

【定位】于脐窝正中取穴，见图13。

【操作方法】取独头蒜，切成硬币厚数片备用。将蒜片针刺数孔，置于脐上，用艾炷施灸，每次灸3~4壮。根据病情每日施灸2~3次。

【来源】此法笔者临床用之多验。

━━━━━━━━━━━━　》》》◦ 单穴古方辑录 ◦《《《　━━━━━━━━━━━━

（1）尺泽　《针灸资生经》云："尺泽，主呕泄上下出。"

（2）照海　《针灸大成》云：照海主治"呕泻胃翻便紧"。

（3）中脘　《针灸大成》云：中脘主"霍乱吐泻"。《千金翼方》云：中脘"主霍乱肠鸣，腹痛胀满。"

（4）神阙　《肘后备急方》云："治卒霍乱诸急方，若烦闷凑满者，以盐内脐中上灸二七壮。"

（5）承满　《千金翼方》云："承满主肠中雷鸣相逐痢下。"

（6）足三里　《百症赋》云：足三里治"中邪霍乱"。

急性细菌性痢疾

━━━━━━━━━━━━━━━━　》》》◦《《《　━━━━━━━━━━━━━━━━

急性细菌性痢疾是由感染痢疾杆菌而引起的急性肠道传染病，以夏、秋季最为多见，主要表现为发热、腹痛、腹泻、脓血便、里急后重，属于中医学"肠澼"范畴。多因饮食不洁，湿热内蕴，肠胃气血阻滞所致。

一针单穴 天枢

【定位】在腹中部，距脐中2寸。见图22。

【操作方法】病人取仰卧位，用4.5～5号针头，先快速刺入皮下，并上下提插以待气至，得气后，回抽无血，即由深到浅注入注射用水，初次可注0.5毫升，1小时后再注1～2毫升。

【来源】中国针灸，(3)：22，1986。

一针单穴 大肠俞

【定位】在腰部，当第四腰椎棘突下，旁开1.5寸，见图3。

【操作方法】采用夹持进针法垂直进针，不捻转或小幅度捻转进针，可提插寻找麻胀感，针感至足或小腹均可，留针5～10分钟。

【来源】陕西中医，(8)：367，1985。

————— ►►►► **单穴古方辑录** ◄◄◄◄ —————

(1) 天枢 《备急千金要方》云："肠鸣泄痢，绕脐绞痛，灸天枢百壮。"

(2) 上巨虚 《针灸甲乙经》云："飧泄，大肠痛，巨虚上廉主之。"

(3) 气海 《备急千金要方》云："治妇人水泄痢方，灸气海百壮报之。"

(4) 大肠俞 《备急千金要方》云："大肠俞主风，腹中雷鸣，肠澼，泄利食不消化。"

(5) 脾俞 《备急千金要方》云："泄利食不消，不作肌肤，灸脾俞随年壮。"

（6）关元 《备急千金要方》云：“一切痢灸关元三百壮。”

（7）肾俞 《备急千金要方》云：“肾俞主寒中洞泄不化。”

食管贲门失弛缓症

食管贲门失弛缓症是食管神经功能障碍所致的疾病，其主要特征是食管缺乏蠕动，食管下端括约肌高压和在吞咽时该括约肌不能正常地松弛，以致食物不能顺利地进入胃。本病的典型临床表现为咽下困难，食物反流和下端胸骨后疼痛。本病属中医学“噎膈”“反胃”等范畴。

一针单穴 肩井

【定位】在肩上，当大椎穴与肩峰的连线中点取穴。见图27。

【操作方法】取肩井穴，直刺0.5～0.8寸，采用吸气时进针、呼气时出针的呼吸补泻法之泻法，使针感到胸腔及剑突部位，让病人出现一种憋闷感。注意针刺不可过深，防止伤及肺尖。

【来源】中国针灸，（增刊）：234，1994。

—————— 单穴古方辑录 ——————

（1）膻中 《针灸大成》云：“咽食不下，灸膻中。”《胜玉歌》云：“噎气吞酸食不投，膻中七壮除膈热。”《黄帝明堂灸经》云：“灸膻中，治‘气噎’。”

（2）膈俞 《针灸大成》云：“膈食，取膈俞。”

（3）足三里　《医学发明》云：“膈咽不通，饮食不下，取足三里。”

（4）章门　《备急千金要方》云：“吐逆饮食即出，灸脾募百壮。”

（5）胃俞　《类经图翼》云：胃俞“主治胃寒吐逆翻胃”。

（6）中脘　《玉龙歌》云：“脾家之疾有多般，致成翻胃吐食难，黄疸亦须寻腕骨，金针必须夺中脘。”

（7）中魁　《玉龙歌》云：“中魁理翻胃而即愈。”

（8）肩井　《万病回春》云：“反胃灸肩井三壮即愈，乃神灸也。”《采艾编翼》云：肩井主治“久病膈食”。

反流性食管炎

反流性食管炎是指由于食管下端括约肌功能失调，胃和（或）十二指肠内容物反流入食管引起的食管黏膜的炎症。临床主要表现为胸骨下烧灼感或疼痛、咽下困难、酸性液体或食物反流至口咽部等。可参考中医学“噎膈”选穴治疗。

一针单穴　足三里

【定位】在犊鼻穴下3寸，距胫骨前嵴外一横指，当胫骨前肌上。见图12。

【操作方法】采用水针注射疗法，选用盐酸甲氧氯普胺10毫克、西咪替丁200毫克。病人取端坐或平卧位，取一侧足三里穴，常规消毒后，用7号针头的5毫升注射器，吸所需药液2～5毫升，于足三里穴直刺2～3厘米，得气后，回抽无血再推注药液。每日 1 次，双侧交替，7 日为 1 个疗程。

【来源】针灸学报，(6)：23，1992。

眩　　晕

~~~~~ ○ ~~~~~

眩是眼花，晕是头晕，二者常同时并见，故统称为"眩晕"。轻者闭目即止；重者如坐舟车，旋转不定，不能站立，或伴有恶心、呕吐、汗出、甚则昏倒等症状。中医学认为多与肝阳上亢、气血亏虚、肾精不足、痰浊中阻等相关。现代医学中的内耳性眩晕、脑动脉硬化、高血压、贫血、神经衰弱以及某些脑部疾患等，以眩晕为主症时，可参考治疗。

一针单穴 头针晕听区

【定位】耳尖直上 1.5 厘米，向前后各行 2 厘米的水平线。见图44。

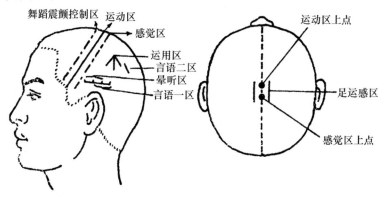

图44

【操作方法】快速进针至刺激区，持续捻转2分钟（频率大概200次/分）。休息10分钟再捻转，共捻转3次出针，每天或隔天治疗1次。

【来源】上海针灸杂志，（2）：16，1988。

一针单穴 瘈脉

【定位】在头部，耳后乳突中央，当角孙至翳风之间，沿耳轮连线的中、下1/3的交点处。见图29。

【操作方法】从瘈脉下0.5厘米处，向上斜刺进针，并将维生素 B_{12} 500微克注入穴位，每穴1毫升，每日1次，7次为1个疗程。

【来源】中西医结合杂志，（6）：695，1986。

单穴艾灸 百会

【定位】在头部，当前发际正中直上5寸，或两耳尖连线的中点。见图26。

【操作方法一】若伴左耳鸣，取穴偏左0.5厘米，伴右耳鸣，取穴偏右0.5厘米。涂凡士林后，进行艾炷灸，待病人3次唤痛后，更换艾炷，反复进行，待头晕消失，一般需灸50～70壮。

【来源】中医杂志，（2）：35，1988。

【操作方法二】取准百会穴，用龙胆紫做出标记，剪去约中指指甲面积大小的头发，取艾绒少许做成黄豆大小的艾炷，首次将两壮合并放在穴上，用线香点燃，当燃至1/2时，右手持厚纸片将其压熄，留下残绒。以后连续加在前次的残绒上，每个艾炷燃至无烟为止，压力由轻至重，每次压灸25～30壮。使病人自觉有热力从头皮渗入脑内的舒适感。

【来源】中国针灸，（4）：14，1988。

一针单穴 内承浆

【定位】下唇系带近唇端处。

【操作方法】先用左手拉开病人的上下唇，再以酒精棉球局部消毒，然后右手持 1 寸毫针在口下唇系带近端刺入，与唇系带呈 30°~45°角，刺入唇里穴位内 5 分深。施捻转泻法或平补平泻法，留针 30~60 分钟，每隔 15 分钟行针 1 次，每日针 1次，10 次为 1 个疗程。

【来源】陕西中医，（2）：82，1991。

一针单穴 阳溪

【定位】在腕背桡侧，拇指跷起时，当拇长伸肌腱与拇短伸肌腱之间的凹陷中取穴。见图 10。

【操作方法】取双侧阳溪穴，直刺 0.3~0.5 寸，留针 30 分钟，中间行针 3 次。

【来源】针灸学报，（5）：36，1992。

一针单穴 行间

【定位】在足第一、二趾缝间，趾蹼缘的上方纹头处取穴。见图 45。

【操作方法】取双行间穴，刺入 0.5~1 寸，针尖向上斜刺，用泻法，并间断轻微捻转针柄，直至眩晕停止。留针 30 分钟，隔日 1 次，7 次为 1 个疗程。

【来源】针灸学报，（6）：41，1992。

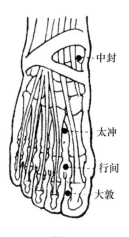

图45

━━━━━ ＼＼＼＼。单穴古方辑录。／／／ ━━━━━

（1）风池 《通玄指要赋》云："头晕目眩，要觅于风池。"

（2）百会 《胜玉歌》云："头痛眩晕百会好。"

（3）头维 《玉龙歌》云："若是眼昏皆可治，更针头维即安康。"

（4）阳溪 《针灸甲乙经》云：阳溪"凡头晕眼花耳鸣，针泻立效"。

（5）四神聪 《针灸资生经》云："神聪四穴，在百会四面各1寸。理头风目眩，狂乱风痫。"

（6）侠溪 《针灸甲乙经》云："头眩……侠溪主之。"

惊　悸

＼＼＼＼ ○ ／／／／

惊悸是指病人心中动悸不安，甚则不能自主的一种自觉病症。一般多呈阵发性，每因情志波动或劳累而发作。多与失眠、健忘、眩晕、耳鸣等证同时并见。多由病人平素气血虚弱、心气不足，突受刺激，即心悸神怯，发为惊悸；或因心血不足，心失所养而致；或因痰火上扰心神而发。以心悸、惊恐、失眠、不能自主、胸闷目眩为主要表现。现代医学的各种心脏病所引起的心律失常，以及神经症等出现以心悸为主症时，可参考治疗。

一针单穴 神门

【定位】在腕部，腕掌侧横纹尺侧端，尺侧腕屈肌腱的桡侧凹陷处。见图46。

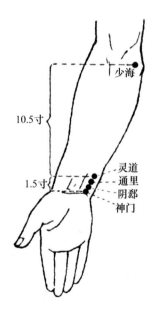

少海

10.5寸

1.5寸

灵道
通里
阴郄
神门

图46

【操作方法】取双侧神门穴直刺0.3～0.5寸，中强刺激，留针30分钟，每10分钟行针1次，每日1次，一般针3~5次即可治愈。

【来源】河南中医，(2)：22，1983。

———————— ﹨﹨﹨∘单穴古方辑录∘﹨﹨﹨﹨ ————————

(1) 神门 《备急千金要方》云：神门"主数噫恐悸不足"。《针灸大成》云：神门主治"惊悸"。《针灸聚英》云：神门"主……恐悸，少气不足"。

(2) 巨阙 《针灸甲乙经》云："惊悸少气，巨阙主之。"

(3) 阳陵泉 《类经图翼》云：阳陵泉"主胸胁胀满，心中怵惕"。

(4) 曲泽 《针灸资生经》云："曲泽主心澹善惊。"

(5) 心俞 《玉龙歌》云："胆寒由是怕心惊……夜梦鬼交心俞治。"《备急千金要方》云："心懊微痛烦逆，灸心俞百壮。"

(6) 通里 《玉龙歌》云："连日虚烦面赤妆，心中惊悸亦难当，若须通里穴寻得，一用金针体便康。"

心律失常

心律失常指心律起源部位、心搏频率与节律及冲动传导等任一项异常。心律紊乱或心律不齐等词的含义偏重于表示节律的失常，心律失常既包括节律又包括频率的异常。临床常见的心律失常有冲动起源失常的窦性心律不齐和异位性心律，以及冲动传导异常的心脏传导阻滞和预激综合征。病人的主要症状为心悸、胸闷、气急、头晕、乏力，偶有恶心、呕吐、心前区疼痛或晕厥。心律失常归属于中医学"心悸""怔忡""胸痹"等范畴，主要由心血不足、心阳不足、饮邪上犯，或瘀血阻络所致。

一针单穴 内关

【定位】在前臂内侧，腕横纹上 2 寸，掌长肌腱与桡侧腕屈肌腱之间取穴。见图 9。

【操作方法一】选定穴位后，以常法进针，施捻转提插法，使其有酸、麻、胀等针感。对于年高体弱、久病多虚者，以补法轻刺激，留针 15 ~ 30 分钟；对于年富力强、新发病者，用重刺激，并大幅度运针或加指弹以增强感应，留针 3 ~ 5 分钟，或不留针。每日针刺 1 次，连续针刺 10 天为 1 个疗程。

【来源】江苏中医，(1)：28，1988。

【操作方法二】双侧内关穴行捻转补法，5 ~ 10 分钟行针 1 次，使针感向上放散至胸部，留针 20 ~ 30 分钟。每日或隔日 1 次，10 次为 1 个疗程。

【来源】中国针灸，(10)：595，1997。

【操作方法三】取内关穴，向间使斜刺 1 ~ 1.2 寸，中强刺激，不留针，出现针感后即拔针，左右穴位交替进行。

【来源】江西中医药，(3)：37，1986。

【操作方法四】单取内关穴，施捻转补泻，留针 10 ~ 20 分钟，使针感向上放散到胸部，常可使房颤立即停止发作。

【来源】浙江中医杂志，(1)：1，1983。

一针单穴 俞府

【定位】在锁骨下缘，前正中线旁开 2 寸处取穴。见图 47。

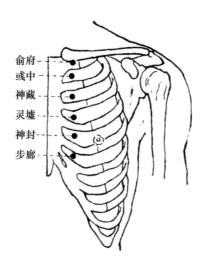

图 47

【操作方法】 取右侧俞府穴，沿第一胸肋间，向璇玑方向，呈45°～55°角缓慢进针，得气后针感须向右颈项部及左肩放射，采用平补平泻手法，持续3分钟，留针15分钟。

【来源】 中医杂志，(9)：30，1986。

<hr>

◦单穴古方辑录◦

（1）内关 《备急千金要方》云："凡心实者，则心中暴痛；虚则心烦，惕然不能动，失智；内关主之。"《拦江赋》云："胸中之病内关担。"

（2）通里 《马丹阳十二穴歌》云：通里主治"懊恼及怔忡"。

（3）神门 《针灸大成》云：神门主"惊悸呕血及怔忡"。

原发性高血压

原发性高血压，是以动脉血管内压力增高为主的一种疾病。属中医"眩晕""头痛"范畴。症见血压长期超过 18.7/12.0 千帕（140/90 毫米汞柱），伴有头晕、头痛、心悸、失眠、耳鸣、心烦、记忆力减退、颜面潮红或有肢体麻木等。如血压突然升高，出现剧烈头痛、恶心呕吐、心动过速、视力模糊、气喘气急，甚至昏迷抽搐等症状，为高血压危象，属于危重之症。

一针单穴　大椎

【定位】在后正中线上，第七颈椎棘突下凹陷处。见图1。

【操作方法】病人正坐垂头，用 28 号 2 寸毫针直刺大椎穴 1～5 寸，不捻转提插，待有下行针感时在针柄上放一酒精棉球点燃，扣上罐 20 分钟，隔日 1 次，10 次为 1 个疗程，疗程间隔 5～7 日。一般治疗 3 个疗程。

【来源】吉林医学，（5）：48，1984。

一针单穴　头维

【定位】在头侧部，当额角发际上 0.5 寸，头正中线旁开 4.5 寸。见图48。

【操作方法】病人仰卧，针刺头维穴，针柄向前、向内倾斜 30°角，针尖进入帽状腱膜与颅骨骨膜之间，向后深入 2～3 寸，急速持续捻针 3～5 分钟，留针，间断捻针，当血压降至适当范围，危急症状基本消失时再留针 20～30 分钟。

【来源】浙江中医杂志，（10）：469，1984。

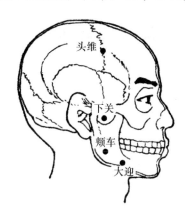

图 48

一针单穴　膈俞

【定位】在背部，当第七胸椎棘突下，旁开 1.5 寸。见图 3。

【操作方法】在双侧膈俞穴各埋 1 号皮内针 1 支。留针 3 ~ 7 天。

【来源】中医药学报，（2）：19，1986。

一针单穴　人迎

【定位】在颈部，结喉旁，当胸锁乳突肌的前缘，颈总动脉搏动处。见图 36。

【操作方法】人迎洞刺，是用针刺激颈动脉窦治疗疾病的一种方法。部位在喉头上缘引横线与颈动脉相交之处。取穴时令病人仰卧，去枕，将下颌向上反转，使窦部位置浮出于皮下，针刺部位在喉头结节上缘外侧约 2.5 厘米处，胸锁乳突肌前缘，可用手触知搏动最强的颈动脉之上，用 0.5 ~ 1 寸 30 号不锈钢针刺之。缓慢垂直刺入，若见针柄随脉搏同时震动即为刺中，最多不超过4分，平补平泻，轻刺或即刺即拔，不须采用雀啄术，切忌捣针及强刺激。应注意，病人必须取仰卧位，缓慢刺入，不可刺得太深，以避免损伤血管。

【来源】吉林中医药，（4）：34，1981。

单穴艾灸 百会

【定位】在头部，当前发际正中直上5寸，或两耳尖连线的中点处。见图26。

【操作方法】用艾条雀啄灸法，即将点燃的艾条从远处向百会穴接近，当病人感觉烫时为1壮，然后将艾条提起，重复上述动作，如此操作10次（10壮）。两壮之间应间隔片刻，以免起疱，灸后宜根据血压变动情况，可日灸1次，间日1次，或待血压升高再灸。

【来源】上海针灸杂志，（2）：9，1988。

一针单穴 曲池

【定位】在肘横纹外侧端，屈肘，当尺泽与肱骨外上髁连线中点。见图32。

【操作方法】病人屈肘80°～90°，紧靠肘关节骨边缘取穴，常规消毒后，根据体质胖瘦向对侧少海透刺1.5～3寸深，得气后用捻转提插手法，使针感上传至肩、下行于腕，以出现酸、麻、胀感为度，留针时每5分钟行手法1分钟，30分钟后每10分钟行手法1次，留针1小时。

【来源】上海针灸杂志，（2）：3，1984。

大椎（或曲池、委中、太阳）

【定位】大椎　后正中线上，第七颈椎棘突下凹陷处。见图1。

曲池　在肘横纹外侧端，屈肘，当尺泽与肱骨外上髁连线中点。见图32。

委中　在腘横纹中点，当股二头肌腱与半腱肌肌腱的中间。见图43。

太阳　当眉梢与目外眦之间，向后约一横指的凹陷处。见图49。

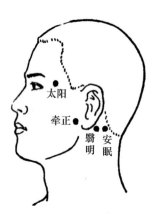

图49

【操作方法】选上穴中任意一个，用三棱针点刺放血。曲池、委中可缓慢静脉放血，每次出血量5～10毫升。大椎、太阳针刺后拔火罐10～15分钟，放血量10～20毫升，每隔5～7天1次，5次为1个疗程。

一针单穴 耳穴降压沟

【定位】位于耳郭背面，呈"Y"形凹沟部。见图50。

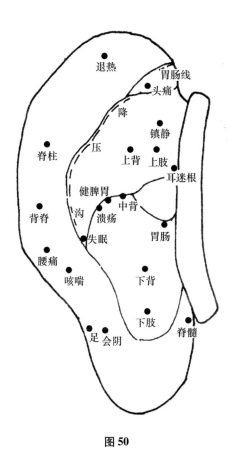

图 50

【操作方法】用圆利针在耳背降压沟静脉处针刺放血，放血量 0.5～1 毫升。隔日 1 次，3 次为 1 个疗程。

一针单穴 眼针肝区

【定位】即眼针穴位 4 区，左眼 3：00～4：30，右眼 3：00～1：30。见图 51。

【操作方法】取双侧肝区，以 0.5 寸毫针刺入双侧肝区，留针 10 分钟。每日针 1 次。

【来源】中医药信息，（3）：33，1991。

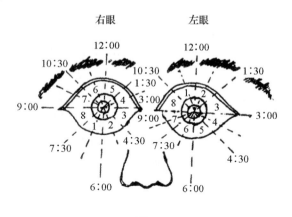

图 51

单穴按压 耳穴敏感点

【操作方法】先用75%酒精消毒耳郭皮肤，继用84－1型诊疗仪在耳郭上寻敏感点，电刺激10分钟，再用胶布粘1颗王不留行籽，贴压于敏感点，使病人产生热、麻、胀、痛感为度。隔日换1次，左右耳交替，并嘱病人每日按压耳穴数次。10次为1个疗程。

【来源】陕西中医，（4）：176，1991。

一针单穴 耳尖

【定位】折耳向前，于耳郭上端取穴。见图52。

【操作方法】病人坐位，双侧耳尖常规消毒后用三棱针快速刺入3～5分。出针后挤出血液数滴，用干棉球按压针孔。每日1次。对于身体虚弱及有出血倾向者禁用。刺血后1小时内不要饮水，以免影响疗效。

【来源】中国针灸，（1）：32，1991。

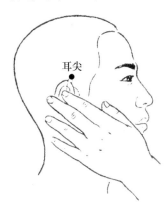

耳尖

图 52

一针单穴 涌泉

【定位】蜷足时，在足心前 1/3 的凹陷中。见图 28。

【操作方法】病人取仰卧位，用 1 寸毫针直刺 0.5～0.8 寸，强刺激，留针 30 分钟，中间行针 3 次。或用三棱针点刺放血，每次出血量 5 毫升左右。

【来源】笔者常用涌泉治疗高血压，尤其伴有头痛、眩晕明显者多效。

———— ⑴⑴⑴。单穴古方辑录。⑴⑴⑴ ————

（1）百会 《胜玉歌》云："头痛眩晕百会好。"《玉龙歌》云："头目眩，脑重……取百会。"

（2）风池 《通玄指要赋》云："头晕目眩，要觅于风池。"《外台秘要》云：风池主"头眩痛"。

（3）太冲 《百症赋》云："太冲泻唇㖞以速愈。"

（4）涌泉 《肘后歌》云："顶心头痛眼不开，涌泉下针定安泰。"

（5）侠溪　《针灸甲乙经》云："目外眦赤痛，头眩……侠溪主之。"

（6）头维　《玉龙歌》云："若是眼昏皆可治，更针头维即安康。"

心绞痛

―――――〰〰〰 ○ 〰〰〰―――――

心绞痛系指心肌急剧暂时的、局限性缺血缺氧所致的临床综合征。多数病人常在劳累、情绪激动、饱餐以及寒冷刺激等条件下发作，称稳定型心绞痛。也可诱因不明显，病情较重，称为不稳定型心绞痛。以胸骨后或左胸的压榨性或烧灼痛，疼痛部位比较固定，并向左肩及左臂放射为主要特征。时间大多持续 3～5 分钟，一般不超过 30 分钟。休息或服硝酸甘油可缓解。属于中医"胸痹""真心痛""厥心痛"等范畴。

单穴按压　灵道

【定位】在前臂内侧，当尺侧腕屈肌腱的桡侧缘，腕横纹上1.5 寸。见图 46。

【操作方法】用拇指指腹于灵道穴先轻揉 1.5 分钟，然后重压按摩 2 分钟，最后轻揉 1.5 分钟。每天 1 次，15 次为 1 个疗程，疗程间隔 3 天。医者每周操作 1 次，余均由病人自己按摩，半个月复查 1 次心电图。

【来源】中国针灸，（6）：9，1984。

【定位】在前臂内侧，腕横纹上 2 寸，掌长肌腱与桡侧腕屈肌腱之间。见图 9。

【操作方法一】以 30 号 1.5 寸毫针，取一侧内关穴，刺入 5～7 分，得气后将微波针头套管套在针柄上，接通微波针灸仪，使微波束沿针头输入穴位，调节输入旋钮至病人感到舒适为度，一般为 20～30 刻度。要求取穴准确，刺激轻，针和套管要直立，天线圈松紧要适度。

【来源】北京中医学院学报，（6）：31，1985。

【操作方法二】取双侧内关穴，同时进行针刺，得气后同时捻转，捻转幅度为 120°～180°，频率 80～100 次/分，捻转 2 分钟后再留针 15 分钟，隔日 1 次，12 次为 1 个疗程。

【来源】中国针灸，（3）：15，1987。

一针单穴 痛灵

【定位】手背三、四掌指关节后 1 寸处。见图 53。

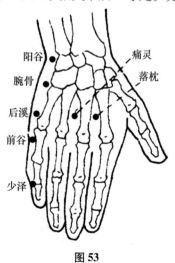

阳谷
腕骨
后溪
前谷
少泽

痛灵
落枕

图 53

【操作方法】针刺用强刺激手法，虚证用补法或加用灸法，虚实夹杂用平补平泻法。每日或隔日1次。亦可在心绞痛发作时针刺，每次留针15～30分钟，留针期间可间歇运针1～3次。10～15次为1个疗程，疗程间隔3～5天。每次选一侧穴即可。

一针单穴 膻中

【定位】在前正中线上，平第四肋间，两乳头连线的中点。见图4。

【操作方法】取膻中穴沿皮向下透鸠尾穴，进针2.5～2.8寸，用中强刺激手法，每日1次，留针20分钟，10次为1个疗程。中间休息3～4天。

一针单穴 膈俞

【定位】于第七胸椎棘突下，后正中线旁开1.5寸取穴。见图3。

【操作方法一】采用穴位注射疗法。操作之前先用5毫升注射器将4毫升盐酸川芎嗪注射液吸好备用。双侧膈俞穴位消毒后，快速刺入，再缓慢沿脊柱方向进针2～3厘米，使之得气，回抽针管无回血，将药液注入，每次每穴注入药液2毫升。每天治疗1次，连续治疗10天。

【来源】中国针灸，(6)：3，1996。

【操作方法二】病人取俯伏位，选择膈俞穴，用艾条施灸。将艾条一端点燃，在距离皮肤1寸处固定不动，使病人有温热舒适感，局部皮肤红润潮湿。每次一个穴位，灸15分钟，每日1次，6天为1个疗程。

【来源】江苏中医杂志，(8)：15，1987。

（1）心俞　《备急千金要方》云："心俞主筋急手相引。"《针灸甲乙经》云："寒热心痛，循循然与背相引而痛，胸中悒悒不得息……心俞主之。"

（2）巨阙　《备急千金要方》云："心痛不可按，烦心，巨阙主之。"

（3）膻中　《备急千金要方》云："胸痹心痛，灸膻中百壮。"

（4）内关　《标幽赋》云："胸腹满痛刺内关。"《拦江赋》云："胸中之病内关担。"

（5）通里　《玉龙歌》云："连日虚烦面赤妆，心中惊悸亦难当，若须通里穴寻得，一用金针体便康。"

（6）膈俞　《备急千金要方》云："心痛如锥刀刺，气结，灸膈俞七壮。"

急性心肌梗死

急性心肌梗死是指持久而严重的心肌急性缺血而引起的部分心肌坏死所产生的一系列表现。临床上，发病急，病情重，以突发剧烈胸痛如刀绞、组织坏死引起的全身反应及心电图上有急性心肌缺血、损伤和坏死的持久与进行性演变为特点。常伴有急性循环衰竭及严重心律失常，可发生猝死。属于中医学"厥心痛""真心痛"范畴。本病危重，必须高度重视，正如《针灸甲乙经》所说："真心痛，手足青至节，旦发夕死，夕发旦死。"针刺治疗仅限于减轻胸痛，缓解病情，必须中西医结合抢救。

【定位】在前臂掌侧，当腕横纹上 2 寸，掌长肌腱与桡侧腕屈肌腱之间。见图 9。

【操作方法一】取双侧内关穴，平补平泻手法。

【来源】针刺研究，(3)：178，1982。

【操作方法二】哌替啶 10 毫克，用注射用水稀释至 5 毫升，用 6 号针头垂直刺入内关，得气后加强刺激，每穴注药 2.5 毫升。

【来源】新中医，(10)：28，1984。

———— ﹏﹏。单穴古方辑录。﹋﹋ ————

内关　《备急千金要方》云："凡心实者，则心中暴痛；虚则心烦，惕然不能动，失智；内关主之。"

高脂血症

﹏﹏ ○ ﹋﹋

本症系指人体血浆中一种或多种脂质（包括胆固醇、胆固醇酯、甘油三酯等）含量异常升高。由于血浆脂质为脂溶性的，必须与蛋白质结合为水溶性复合物而运转全身，故高脂血症常表现为高脂蛋白血症。该症与高血压、冠心病、糖尿病及脑血管疾病关系密切。

一针单穴　足三里

【定位】在小腿前外侧，当犊鼻下 3 寸，距胫骨前缘一横指。见图 12。

【操作方法】针刺单侧足三里，两侧交替，每日1次，10次为1个疗程。

【来源】针灸研究，（4）：312，1986。

一针单穴 内关

【定位】在前臂掌侧，当曲泽与大陵的连线上，腕横纹上2寸，掌长肌腱与桡侧腕屈肌腱之间。见图9。

【操作方法一】针刺单侧内关穴，隔日1次，左右交替，快速进针，施提插加小捻转手法，得气后留针，每5分钟以同样手法行针2分钟，20分钟后起针，10次为1个疗程，疗程间隔3～5天，一般治疗2个疗程。针刺期间尽量避免饮食、体力活动、药物等因素对血脂的影响。

【来源】中西医结合杂志，（11）：666，1984。

【操作方法二】用G2-1A氦氖激光纤维光针仪，输出功率2～3毫瓦，光斑直径1～5毫米，波长632.8纳米（6328埃），两侧穴位交替照射，每次15分钟，每日1次，10～12次为1个疗程，疗程间隔3～5日。

【来源】中国针灸，（2）：15，1986。

一针单穴 丰隆

【定位】在外踝上8寸，小腿前外侧，距胫骨前缘二横指。见图12。

【操作方法】令病人仰卧伸腿勾足，肌肉隆起之旁的凹陷中，外踝上8寸取穴，针尖与皮肤呈90°角，迅速刺进皮下，深入1～1.5寸，待针下得气，有沉、涩、紧等针感后，再施以徐而重之手法，但勿使其过度，慎守勿失，使针感至二、三趾部，针感随时间延长而呈持续性加强，直至出针为止。每次留针30

分钟，每日针刺 1 次。10 天为 1 个疗程，其间休息 2 天，2 个疗程后复查血脂。

【来源】中国针灸，(3)：21，1990。

心脏神经症

———〜〜〜〜〜〜 ○ 〜〜〜〜〜〜———

心脏神经症是神经症的一种特殊类型，以心血管系统功能失常为主要表现，可兼有神经症的其他症状。大多数发生在青年和壮年，以 20~40 岁的病人为最多，多见于女性，尤其是伴更年期综合征时。一般并无器质性心脏病证据，但可与器质性心脏病同时存在，或在后者的基础上发生。症状多种多样，时好时坏。除心血管系统的症状外，尚可有神经系统或其他系统的症状。最常见的症状是心悸、心前区痛、气短或过度换气；此外尚有乏力、头晕、多汗、失眠、焦虑等症状。

一针单穴 人迎

【定位】与喉结相平，在胸锁乳突肌前缘，距喉结 1.5 寸取穴。见图 36。

【操作方法】病人仰卧位，充分暴露颈前皮肤，酒精消毒后，用左手示指及中指将颈动脉向外推开，右手持消毒的 28 号毫针于两侧人迎穴处分别进针，直刺 3~4 厘米深，留针 10~15 分钟，中间捻针 2~3 次（不提插）后起针。每天 1 次，10 次为 1 个疗程。

【来源】中国针灸，(2)：30，1992。

【**定位**】在前臂内侧，腕横纹上2寸，掌长肌腱与桡侧腕屈肌腱之间取穴。见图9。

【**操作方法**】取双侧内关穴，针尖沿经脉循行方向斜刺入，施捻转补泻法，使针感向上放散到胸部，留针20分钟。日针1～2次，10次为1个疗程。

【**来源**】笔者临床之经验，针感强，或达胸部效果为佳。

———————— ⁅⁅⁅⁅• 单穴古方辑录 •⁆⁆⁆⁆ ————————

（1）内关 《拦江赋》云："胸中之病内关担。"《百症赋》云："内关扫尽胸中之苦闷。"

（2）巨阙 《备急千金要方》云："心痛不可按，烦心，巨阙主之。"

（3）通里 《玉龙歌》云："连日虚烦面赤妆，心中惊悸亦难当，若须通里穴寻得，一用金针体便康。"

低脉压综合征

脉压是生理学中收缩压与舒张压的差，正常人体脉压为5.31千帕（约为40毫米汞柱）。脉压稍低，一般不产生或很少产生临床症状，而脉压过低，在2.65千帕（约为20毫米汞柱）以下时，可产生一系列临床表现，可谓之低脉压综合征。临床上常见头晕、乏力、嗜睡、心悸、气短、胸闷、出汗、恶心、脉细微等不适的表现。

一针单穴 内关

【定位】在前臂内侧，腕横纹上2寸，掌长肌腱与桡侧腕屈肌腱之间取穴。见图9。

【操作方法】病人仰卧或正坐位，取内关穴常规消毒，以1.5寸毫针垂直刺入，得气后每5分钟行针1次，留针20分钟。使病人感到目明胸舒为佳。每日1次，3次为1个疗程。

【来源】中国针灸，（1）：9，1995。

—————— ⑄⑄⑄⑄单穴古方辑录⑄⑄⑄⑄ ——————

内关 《拦江赋》云："胸中之病内关担。"

胁　痛

胁痛以一侧或两侧胁肋疼痛为主要表现，是临床比较常见的一种自觉症状。肝居胁下，其经脉布于两胁，胆附于肝，其脉循于胁，故胁痛主要责于肝胆。肝气郁结、瘀血停着、肝胆湿热、肝阴不足等为导致胁痛的主要病因。

一针单穴 阳陵泉

【定位】在小腿外侧，当腓骨小头前下方凹陷处。见图54。

【操作方法】以快速捻转进针，深1.5寸，得气后，施以泻法，病者疼痛立刻减轻，留针30分钟。一侧胁痛针患侧，双侧胁痛针双侧。

【来源】中国针灸，（4）：35，1982。

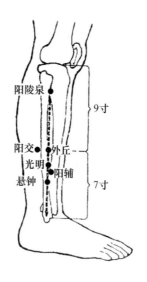

图 54

一针单穴 健侧环指末端关节屈曲，桡侧纹头赤白肉际处

【操作方法】以0.5寸毫针靠骨缘透刺对侧至皮下，施以捻转手法，胀痛针感以耐受为度，留针20～30分钟，5分钟运针1次。

【来源】中医杂志，（12）：15，1988。

单穴按压 内关

【定位】位于前臂内侧，腕横纹上2寸，掌长肌腱和桡侧腕屈肌腱之间。见图9。

【操作方法】以一手托住病人手腕部，以托手的拇指尖按压穴位。手法有两种：一是一按一松，频率每分钟60次左右；二是持续按压不松手。双侧交替进行，每次每穴5分钟，每日3～4次。

【来源】陕西新医药，（8）：39，1980。

一针单穴 支沟

【定位】在前臂背侧，当阳池与肘尖的连线上，阳池穴上3寸处，尺骨与桡骨之间取穴。见图20。

【操作方法】取患侧或双侧穴位，向上斜刺，进针1～1.5寸，得气后施以提插捻转手法，强刺激。留针20～30分钟。行针时嘱病人做深呼吸、咳嗽、转动上肢等动作。

【来源】陕西中医，（4）：186，1988。

一针单穴 丘墟

【定位】在外踝前下缘，当趾长伸肌腱的外侧凹陷中取穴。见图15。

【操作方法】取双侧丘墟穴，直刺0.5～0.8寸，得气后施以捻转手法，实证用泻法，虚证用补法，或平补平泻法。每日1次，每次留针30分钟。

【来源】系笔者临床常用之法。行针时，病人配合转动上肢，症状即刻就能减轻。

一针单穴 悬钟

【定位】在外踝尖上3寸，当腓骨后缘与腓骨长、短肌腱之间凹陷处取穴。见图54。

【操作方法】病人取坐位，确定悬钟穴位后，沿腓骨后缘进针，刺入0.8寸，得气后施以强刺激，日针1次，留针20分钟。

【来源】为笔者多用之法，效果明显。

———— ﹀﹀﹀ 单穴古方辑录 ◦﹀﹀ ————

（1）期门 《肘后歌》云："伤寒痞结胁积痛，宜用期门见深功。"

一针灵

（2）支沟　《标幽赋》云："胁疼肋痛针飞虎。"《玉龙歌》云："若是胁疼并闭结，支沟奇妙效非常。"

（3）阳陵泉　《杂病穴法歌》云："胁痛只须阳陵泉。"《通玄指要赋》云："胁下肋边者，刺阳陵泉而即止。"

（4）丘墟　《针灸甲乙经》云："腰两胁痛，脚酸转筋，丘墟主之。"《备急千金要方》云："丘墟主胸痛如刺。"《保命集》云："两胁痛，针少阳经丘墟。"《针灸大成》云：丘墟主"胁痛"。

（5）太冲　《针灸甲乙经》云："暴胀胸胁支满……太冲主之。"

（6）足临泣　《针灸甲乙经》云："胁腰腹膝外廉痛，临泣主之。"

（7）肝俞　《针灸甲乙经》云："肝胀者，胁下满而痛引少腹，肝俞主之。"

（8）夹脊穴　《素问·缪刺论篇》云："邪客于足太阳之络，令人拘挛背急，引胁而痛。刺之从项始，数脊椎，侠脊，疾按之，应手如痛，刺之傍三痏，立已。"

腰　痛

腰痛是指以腰部疼痛为主要症状的一种病症，可表现在腰部的一侧或两侧。因腰为肾之府，故腰痛与肾的关系最为密切。感受寒湿、湿热，或气滞血瘀，或肾精亏虚均可致腰痛。现代医学的肾脏疾病、风湿病、类风湿病、腰部肌肉劳损等，以腰痛为著者，可参考治疗。

一针单穴 次髎

【定位】当第二骶后孔中，约髂后上棘下与督脉的中点取穴。见图3。

【操作方法】用穴位注射疗法。每次注入药液为0.3%盐酸利多卡因注射液10~15毫升，曲安奈德10~15毫克，维生素B_{12}100微克。先在次髎穴周围皮肤常规消毒，用6~7号针头，局部做皮丘后刺入，回吸无血及液体即可注入药液。每周注药1次，3次为1个疗程。

【来源】中国针灸，(4)：23，1994。

一针单穴 尺泽

【定位】在肘横纹中，肱二头肌腱桡侧缘取穴。见图5。

【操作方法】病人取俯卧位，两上肢前伸掌心向上，先用火柴梗在肘横纹肱二头肌腱桡侧缘予以按压，找到敏感点后，用30号1.5寸毫针直刺0.8~1寸，得气后留针20分钟，每天1次。

【来源】中国针灸，(11)：44，1996。

一针单穴 天柱

【定位】在后发际正中直上0.5寸，旁开1.3寸，当斜方肌外缘凹陷中取穴。见图55。

【操作方法】病人取坐位，微垂头，医者用拇、示指压住双侧穴位，点按片刻，以减轻进针时的疼痛。消毒后迅速进针0.5~0.8寸，针尖斜向椎间孔，不施行针刺手法。留针20~30分钟。注意针天柱穴切不可向内上方深刺，以免损伤延髓。

【来源】广西中医药，(2)：30，1986。

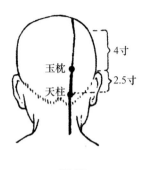

图 55

单穴按压 耳穴腰痛点

【定位】在耳穴腰骶椎区的偏内上方，即对耳轮下脚的起始部。

【操作方法】取单侧耳穴腰痛点。将磁珠或王不留行籽等用胶布固定在穴位上，并按压刺激，出现局部疼痛或胀痛。嘱病人每日自行按压穴位 3~5 次。

【来源】中国针灸，（增刊）：220，1994。

一针单穴 阿是穴

【定位】按压两侧腰大肌，有多处压痛，以两侧肾俞略外下方为最明显并向周围放散处为穴。

【操作方法一】将 5% 碳酸氢钠注射液 10 毫升加当归注射液 6 毫升、2% 盐酸普鲁卡因注射液 2 毫升混匀。先取一侧腰骶部夹脊穴或腰椎旁阿是穴，注入深度达后关节囊或横突，推入 1/4 药液，然后拔出针尖少许，在骶棘肌内再注入 1/4 药液。用同样方法将剩余药液注入对侧，2 日 1 次，5 次为 1 个疗程。

【来源】中国针灸，（增刊）：341，1994。

【操作方法二】 施以隔姜灸，灸至 10 壮，以局部潮红而中心呈白色为度，灸后 12 小时起疱，两日后微化脓形成灸疮，2 个月后疮痂脱落，腰痛即愈。

【来源】 中国针灸，（增刊）：283，1994。

一针单穴 志室

【定位】 平第二腰椎棘突下，督脉旁开 3 寸处取穴。见图 21。

【操作方法】 施术时病人取俯卧位。选用志室穴，针入 1.5 寸，然后向同一方向捻转，至针下沉重，捻转有滞涩时停止。此时病人觉针处沉胀逐渐扩大，可散布全腰，或觉酸感。一般在此时疼痛即止，可轻度提插，如胀甚难受，可用手在腰间向外侧抚按，胀感即可消失，隔 10~15 分钟再行手法 1 次。一般留针 1 小时，重病延至 2 小时，后再缓缓退针拔出。

【来源】 中医杂志，（11）：2，1955。

———— ◦ 单穴古方辑录 ◦ ————

（1）志室　《针灸甲乙经》云："腰痛脊急……志室主之。"

（2）昆仑　《备急千金要方》云：昆仑主治"腰背痛相连"。

（3）太溪　《十二经治症主客原络歌》云："腰痛足疼步难履……太溪，飞扬取最良。"

（4）尺泽　《扁鹊神应针灸玉龙经》云：尺泽"治五般腰疼"。

（5）肾俞　《外台秘要》云："肾俞主腰痛不可俯仰反侧。"《通玄指要赋》云："肾俞把腰痛而泻尽。"《针灸大成》云：肾俞主治"肾虚腰痛"。

（6）委中　《玉龙歌》云："更有委中之一穴，腰间诸般任君攻。"《通玄指要赋》云："腰脚痛，在委中而已矣。"

一针灵 ◦

（7）命门 《备急千金要方》云：“腰痛不能俯仰者，令患人正立，以竹拄地，度至脐断，竹乃以度背脊，灸竹上头处随年壮。”

甲状腺功能亢进

———— ⊙ ————

甲状腺功能亢进简称“甲亢”，中医称“瘿瘤”。是一种内分泌疾病。女性多见，表现为情绪易激动、失眠、心悸、心动过速、性情急躁、怕热、多汗、面赤、低热、食欲亢进、形体消瘦、手颤、眼突等。多因情志郁结，肝脾失调，郁而化火，耗伤心阴，痰瘀内结，经络凝滞所致。

一针单穴 腺体穴

【定位】甲状腺腺体中心。

【操作方法】取腺体中心（约当人迎部位），针刺时一手将腺体捏起，另一手持针呈25°角刺入腺体中心部位，手法采用提插补泻。留针10分钟，1日1次或间日1次。注意避开大血管，并注意勿刺伤气管。

【来源】《全国针灸针麻学术讨论会论文摘要》（一），62页，1979。

一针单穴 气瘿

【定位】相当于水突穴，视甲状腺肿大程度定位稍有出入。位于人体颈前部的甲状腺腺体中心。见图36。

【操作方法】用斜刺。采用拇指后退为主的捻转泻法。住院病人每日针刺1次，门诊病人隔日针刺1次。每次留针30分钟，

50 次为 1 个疗程。

【来源】上海针灸杂志，（2）：1，1988。

单纯性甲状腺肿

———————————— ⑈⑈⑈⑈⑈ ○ ⑈⑈⑈⑈⑈ ————————————

单纯性甲状腺肿大多数因缺碘所致，少数为高碘及致甲状腺肿物质或酶缺陷所致代偿性甲状腺肿大。可分为地方性或散发性，一般不伴有甲状腺功能失常。本病属中医"气瘿""肉瘿"范畴，多因情志郁结，气机失于疏畅，痰湿瘀凝经络所致。

`一针单穴` 阿是穴

【定位】肿块局部。

【操作方法一】针刺阿是穴，多针围刺为主，用提插泻法，针体呈45°角，从腺体周围边缘进针，向腺体中心刺，根据病情，每次可刺4~6针。病情轻者不留针，重者留针15分钟，每日1次，10次为1个疗程。

【操作方法二】病人仰卧，局部常规消毒后，于甲状腺瘤顶部中心垂直刺入毫针1枚，再于四周呈45°角向心刺入毫针各1枚，深度达瘿瘤中心。此乃合"浮刺"之意，不致刺穿对侧囊壁，损伤邻近器官。留针15~20分钟，每3日针1次，10次为1个疗程。用此法配合中药治疗单纯性甲状腺肿。

【来源】江苏中医，（6）：26，1990。

`一针单穴` 人迎

【定位】与喉结相平，在胸锁乳突肌前缘，距喉结旁开1.5

寸处取穴。见图36。

【操作方法】取人迎穴，针刺透水突穴，行提插捻转泻法。

【来源】针灸学报，（4）：46，1992。

───────── ◦单穴古方辑录◦ ─────────

（1）臑会 《外台秘要》云："臑会主项瘿气瘤，臂痛气肿。"

（2）天突 《类经图翼》云："天突治一切瘿瘤，初起者灸之妙。"

甲状腺功能减退

───────── ○ ─────────

甲状腺功能减退是由甲状腺激素合成或分泌不足所引起的。因起病年龄不同，所产生症状也各异。可分为呆小症（克汀病）、幼年及成年黏液性水肿等型。

一针单穴　人迎

【定位】与喉结相平，在胸锁乳突肌前缘，距喉结旁开1.5寸处取穴。见图36。

【操作方法】针刺人迎，选用迎随补泻和"一进三飞"的补法。"一进三飞"如下操作：①进针至人迎穴部位后，静候5秒；②用指甲轻弹针柄3次；③以喉头为中心，往喉头方向向上、向内搓针三下（名为飞）；④再把针推进0.5～1厘米，将针向喉头方向拨一下（此为一进）。治疗本病需甲状腺部位有明显胀感，同时，注意针刺部位，不能用呼吸补泻法，否则会因喉头上下起伏，导致刺破血管而形成血肿。

【来源】中国医药学报，（2）：12，1986。

风湿性关节炎

风湿性关节炎是一种反复发作的全身性疾病，多发于青壮年，急性活动期以多发性、游走性大关节红肿热痛为特征。急性期过后自觉关节酸痛和活动不便。往往在气候变化、寒冷潮湿时病情加重。属中医的痹证范畴，乃因风寒湿邪侵犯人体，经络气血阻滞，闭阻不通所致，"不通则痛"。

单穴艾灸 大椎

【定位】在背部，后正中线上，第七颈椎棘突下凹陷处。见图1。

【操作方法】全身酸痛、麻木者，用艾条温灸器长时间灸大椎穴，每次2小时以上，并加命门和局部压痛点。在背部或不适处找出痛点，再用艾条在痛区巡回熏灸。疼痛只在一条经络的某节段，则沿经施灸。较轻者，病人取坐位，头稍前倾，艾条点燃后，对准穴位，与皮肤保持一定的距离，以病人能忍受为度。每天1次，10次为1个疗程。

【来源】福建中医药，(6)：25，1986。

一针单穴 人迎

【定位】在颈部，结喉旁，当胸锁乳突肌的前缘，颈总动脉搏动处。见图36。

【操作方法】取穴时令病人仰卧，去枕，将下颌向上反转，使窦部位置浮出于皮下。针刺部位在喉头结节上缘外侧约2.5

厘米处，胸锁乳突肌前缘，可用手触知搏动最强的颈动脉之上。用0.5~1寸30号不锈钢针刺之。手法采用缓慢刺入，若见针柄随脉搏同时跳动即为刺中，达到窦部深度0.5~1.5厘米（即4分以内）。留针30秒~3分钟，最多不超过4分钟，平补平泻，轻刺或即刺即拔。不须采用雀啄术，切忌捣针及强刺激。注意必须仰卧位，缓慢刺入，不可刺得太深，以避开血管。

【来源】吉林中医药，(4)：34，1981。

———— ᗘᗘᗘ 单穴古方辑录 ᗜᗜᗜ ————

（1）阳陵泉　《神灸经纶》云："足痹，取阳陵泉。""冷痹，灸阳陵泉。"

（2）绝骨　《灸法秘传》云："髀枢痛，取绝骨。"《保命集》云："百节酸痛，三棱针绝骨出血。"

（3）尺泽　《灸法秘传》云："痹证，手臂作痛，不能提举，灸尺泽。"

（4）阳辅　《神应经》云："诸节皆痛取阳辅。"

（5）膝关　《类经图翼》云："白虎历节风，灸膝关。"《神应经》云："风痹膝内痛，取膝关。"

（6）环跳　《玉龙歌》云："冷痹筋挛足不收，取环跳。"

（7）髀关　《针灸大成》云："寒痹，膝不仁，不屈伸，取髀关。"

（8）临泣　《针灸大成》云："痹洗淅振寒取临泣。"

（9）消泺　《神应经》云："风痹项痛肩背急取消泺。"

（10）天井　《神应经》云："风痹肘痹痛取天井。"

（11）昆仑　《玉龙歌》云："腿足红肿草鞋风，须把昆仑二穴攻。"

（12）腰阳关　《针灸甲乙经》云："膝外廉痛，不可屈伸，胫痹不仁，阳关主之。"

血小板减少性紫癜

血小板减少性紫癜是由于血小板减少致使皮肤黏膜出现紫癜的病症。多由于骨髓病变、感染、放射线和化学品的作用，脾脏功能亢进等原因所致。中医学认为，多由脾虚气弱、脾不统血所致。属中医学"斑疹"范畴。

一针单穴 涌泉

【定位】在足底部，蜷足时足前部凹陷处，约足底二、三趾趾缝纹头与足跟连线的前 1/3 与后 2/3 交点上。见图 28。

【操作方法】快速进针强刺激手法针刺双涌泉，日 1 次，不留针，7 天后好转，再针 7 天以巩固疗效。

【来源】浙江中医杂志，（1）：39，1980。

白细胞减少症

当外周血液中的白细胞计数持续低于 $4 \times 10^9/L$ 时称为白细胞减少症。其主要病因是急性感染、物理或化学因素、血液疾病等。

一针单穴 足三里

【定位】犊鼻穴下 3 寸，胫骨前嵴外一横指处。见图 12。

【操作方法】用5毫升注射器抽5～10毫克地塞米松，双侧足三里垂直进针，待产生酸麻胀感后缓推药液。

【来源】中国针灸，(1)：22，1991。

失　眠

〰〰〰 ○ 〰〰〰

失眠是指经常不能获得正常的睡眠而言。其表现不一，轻者入寐困难，或寐而不酣，时寐时醒，醒后不能再寐，严重者可整夜不能入寐。在中医文献中，有称"不寐"或"不得卧"，或"不得眠"以及"目不瞑"者等。其病因病机主要有气郁化火，扰动心神；胃中不和，痰热内扰；阴虚火旺，心肾不交；思虑劳倦，内伤心脾；以及心胆气虚，神摇善惊等。本病常兼见头晕、头痛、心悸、健忘，以及心神不安等症。失眠多见于现代医学的神经症、更年期综合征等。

一针单穴 神门

【定位】在腕部，掌侧横纹尺侧端，尺侧腕屈肌腱的桡侧凹陷处。见图46。

【操作方法】用1～1.5寸毫针，捻转行针1～2分钟，使病人感觉双臂酸沉、全身疲乏、有嗜睡之意为度，此时可不起针，保持室内安静，病人即可入睡。

【来源】新疆中医药，(1)：41，1986。

一针单穴 阿是穴

【定位】在天宗穴内侧一明显压痛处。

【操作方法】采用穴位注射疗法。取长效维生素 B_1 和维生素 B_{12} 注射液各 1 支，共 3 毫升，用 6 号针头 5 毫升注射器抽取药液。在压痛点处局部常规消毒，将针推入皮下，行提插手法，待其胀感明显时，回抽无血液方可将药液推注。隔日 1 次。

【来源】四川中医，(12)：51，1985。

一针单穴 安眠

【定位】位于翳明与风池穴连线之中点后侧发际处。见图 49。

【操作方法】进针 1.5～2 寸，左右捻转不提插，使针感达同侧枕部、项部和颞部，日 1 次，10 次为 1 个疗程。

【来源】河南中医，(2)：36，1982。

一针单穴 大陵

【定位】在腕掌横纹的中点处，当掌长肌腱与桡侧腕屈肌腱之间。见图 9。

【操作方法】病人仰手平放，掌臂伸直。从大陵进针，沿尺、桡骨之间向外关穴直刺，得气后留针 5～15 分钟。每 5 分钟提插或捻动 1 次，使得气反应持续增强。

【来源】中医杂志，(6)：46，1984。

一针单穴 太溪

【定位】在足内侧，内踝后方，当内踝尖与跟腱之间的凹陷处。见图 33。

【操作方法】双侧同时进针，针尖向外踝尖方向刺入 5 分，施捻转提插手法，而以拇指着力向前捻时着力下插为主，针下有麻感，效果为好。亦可分别进针后，再双手于两侧针上同时施上述手法，或加电针和温针，以增强疗效。

【来源】上海针灸杂志，（4）：39，1983。

一针单穴 头三角

【定位】由双眼内眦直上与发际相交处取两点，再向上沿头顶正中取一点，使三点呈一等边三角形。

【操作方法】病人取坐位，定好头三角穴后，常规消毒。沿头皮与颅骨骨膜间快速进针1厘米（慢进针加重疼痛），稍稍捻转，留针1小时左右，中间捻针2~3次。出针时用消毒棉球轻压片刻，以防出血。

【来源】新疆中医药，（1）：44，1985。

一针单穴 耳穴神门

【定位】在三角窝的外1/3处，对耳轮上下脚交叉之前取穴。见图30。

【操作方法】先用探针在三角窝及对耳轮上、下脚的分歧处找敏感点，找好后做一记号，常规消毒，将已消毒好的皮内针用镊子钳住直刺入穴内，轻轻揉按，使耳壳感到酸麻，外用橡皮胶布将皮内针固定。留针2~3天，留针期间每天用手指按压皮内针2~3次，每次1~2分钟，以加强刺激，提高疗效。

【来源】新疆中医药，（1）：41，1986。

一针单穴 头三针

【定位】在神庭穴直上1寸及旁开各1寸处取穴。

【操作方法】选定穴位后，用0.5寸的毫针采用飞针直刺法进针，深度必须达到骨膜。这种针刺法刺激范围小，应力求部位准确，扎针后不捻针，中间不催针，留针时间不得少于30分钟。留针期间病人安静休息，闭目养神，起针后用消毒干棉球按压针孔。每天 1 次，6 天为 1 个疗程，休息 1 天，继续第 2 个疗程。

【来源】江苏中医，(6)：44，1982。

一针单穴 神庭

【定位】于头部中线入前发际 0.5 寸处取穴。见图 26。

【操作方法】用抽气法。在向外抽提时，要保证力度和速度，但每次间隔时间宜长，其频率由每分钟 10 次，渐渐减至每分钟 2 次，运针时间不少于 15 分钟，留针 24 小时，同时，配合导引吐纳。医者要平心静气，病人要端坐，闭目养神，全身放松，意守丹田，腹式呼吸。

【来源】中国针灸，(2)：37，1995。

一针单穴 三阴交

【定位】在内踝高点上 3 寸，胫骨内后缘取穴。见图 14。

【操作方法】病人取卧位，选准穴位，穴位皮肤常规消毒后，用 3 寸毫针垂直刺入，进针 2～2.5 寸深。平补平泻手法，留针 30 分钟，每 5 分钟行针 1 次。针刺时，要求有酸沉、麻木、胀痛等针感。起针后，用干棉球压迫针孔片刻，防止出血。

【来源】中国针灸，(4)：29，1995。

一针单穴 四神聪

【定位】于百会穴前、后、左、右各旁开 1 寸处取穴。见图 56。

【操作方法】病人正坐，闭目养神，思想放松，意守丹田。先将穴位皮肤、梅花针常规消毒，然后用中等刺激，垂直叩打穴位。日针1次，每次20分钟，隔日1次。

【来源】笔者临床用此法多获明显效果。

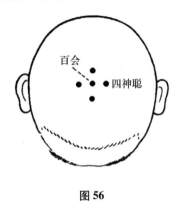

图56

——)))))•单穴古方辑录•(((((——

（1）三阴交 《针灸甲乙经》云："惊不得眠，三阴交主之。"

（2）大陵 《通玄指要赋》云："抑又闻心胸病，求掌后之大陵。"

（3）心俞 《玉龙歌》云："胆寒由是怕心惊，遗精白浊实难禁，夜梦鬼交心俞治，白环俞治一般针。"

梅核气

))))))•○•((((((

梅核气以咽中有物梗塞，咳之不出，咽之不下为主症。多由忧思过度，思虑伤脾，脾气郁结，郁而生痰，痰气交阻，结于咽喉或胸膈上部，经久不解，引起咽中似有炙脔之状，犹如梅核梗阻之感。本证属于现代医学咽神经症范畴。

一针单穴 天突

【定位】在颈部，当前正中线上，胸骨上窝中央。见图6。

【操作方法一】在天突穴直刺0.2寸，然后针尖转向下方，紧贴胸骨柄内后缘刺入1～1.5寸，待病人感到有明显掐勒或憋闷的感觉时即可出针。如病人无此感觉时，可松动针尖方向，使其达到掐勒憋闷难忍时为度。

【来源】针灸学报，(1)：23，1988。

【操作方法二】局部消毒，用6～6.5号针头先刺入皮下，然后将针头朝下沿气管壁深入1～2厘米，局部有酸麻胀感后回抽无空气或血液，即可注入柴胡注射液2毫升，每日或隔日1次，4次为1个疗程。

【来源】浙江中医学院学报，(6)：52，1987。

一针单穴 太冲

【定位】在足背部，当第一、二跖骨间隙的后方凹陷处。见图45。

【操作方法】取双侧太冲穴，刺入后，嘱病人做吞咽动作，得气后留针20分钟，每5分钟提插捻转1次。

【来源】上海针灸杂志，(1)：5，1988。

一针单穴 膻中

【定位】在两乳头之间，前正中线上，平第四肋间隙，仰卧取穴。见图4。

【操作方法】膻中常规消毒后，以三棱针快速刺入1～2分，出针后将火罐以闪火法吸附其处，使出血达2毫升左右即可。

【来源】浙江中医杂志，(1)：38，1991。

一针单穴 阿是穴

【定位】咽后壁黏膜处。

【操作方法】准备压舌板一个，长柄针刀（或手术刀）一把。病人取坐位，仰面张口。医者左手用压舌板压着病人的舌头，务使咽部充分暴露，右手持针刀将咽后壁黏膜刺破出血即可。隔两天割刺1次。割刺时要避开大血管，动作要轻柔灵活，并注意用具消毒，有出血性疾病者禁用。

【来源】国医论坛，（1）：34，1991。

一针单穴 人迎

【定位】与喉结相平，在胸锁乳突肌前缘，距喉结1.5寸取穴。见图36。

【操作方法】用《黄帝内经》齐刺之法，于人迎穴正中一针，并于上下或左右再刺二针，共三针，以加强刺激，留针30分钟。

【来源】针灸学报，（4）：45，1992。

一针单穴 气海

【定位】在脐下1.5寸，前正中线上，仰卧取穴。见图13。

【操作方法】采用穴位注射疗法。取5毫升注射器，用5号针头吸取2%盐酸普鲁卡因注射液2毫升、维生素B_1 50毫克、维生素B_{12} 100微克。用碘酒、酒精常规消毒气海穴位皮肤，将注射器垂直进针，得气后将药液慢慢推入穴内，隔日注射1次，3次为1个疗程。

【来源】中国针灸，（增刊）：141，1994。

（1）天突　《备急千金要方》云："天突主喉鸣暴忤气哽。"

（2）间使　《备急千金要方》云："间使主嗌中如扼。"《外台秘要》云："间使主喑不解语，咽中哽。"

（3）大陵　《证治准绳》云："喉中介介如梗状，取大陵。"

（4）阳陵泉　《证治准绳》云："咽喉如有物噎塞，胆病者善太息，口苦，呕宿汁，嗌中介介然数唾，取阳陵泉。"

（5）膻中　《行针指要歌》云："或针气，膻中一穴分明记。"

（6）气海　《胜玉歌》云："诸般气症从何治，气海针之灸亦宜。"

脏　躁

脏躁多以时悲时喜，哭笑无常，精神恍惚，甚则昏仆、不省人事为主症，多由心血虚损，心火上灼于肺，或因肝气郁结，情志不遂所致。发病多有情志因素，如生气、吵架、遇事不顺等。属现代医学中神经症、癔病范畴。

一针单穴　减痛点

【定位】位于下唇内面，下唇系带近唇端处。见图57。

【操作方法】病人取坐位或卧位，医者用左手持纱布块，将病人下唇拉开，露出下唇系带，右手持1寸毫针，与下唇系带呈30°角，快速刺入1分左右，根据病情施以补泻。

【来源】辽宁中医杂志，（6）：43，1986。

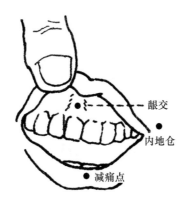

图 57

一针单穴 人迎

【定位】与喉结相平，在胸锁乳突肌前缘，距喉结 1.5 寸取穴。见图 36。

【操作方法】用揿钉式皮内针埋于人迎穴，以胶布固定之，留针时间夏季 1 日，冬季 3~5 日。

【来源】针灸学报，（4）：46，1992。

一针单穴 水沟

【定位】于人中沟的上 1/3 与中 1/3 交点处取穴。见图 26。

【操作方法】取水沟穴向鼻中隔方向刺入 1 寸，强刺激直到流泪为止，留针 30 分钟，每隔 10 分钟捻针 2 分钟。

【来源】中国针灸，（5）：31，1996。

————〰〰◦单穴古方辑录◦〰〰————

（1）水沟 《肘后备急方》云："救卒死方，令爪其病人人中取醒。"

（2）内关 《杂病穴法歌》云："一切内伤内关穴，痰火积块退烦潮。"《百症赋》云："内关扫尽胸中之苦闷。"

（3）神门 《备急千金要方》云：神门"主笑若狂"。

癫 狂

―――――○―――――

癫与狂都是精神失常的疾患。癫病以沉默痴呆，语无伦次，静而多喜为特征；狂病以喧扰不宁，躁妄打骂，动而多怒为特征。多见于青壮年。癫狂是以阴阳失调、七情内伤、痰火上扰、气血凝滞为主要病因，与先天禀赋和体质强弱有密切关系。属于现代医学中精神分裂症、癔病等精神疾病的范畴。

一针单穴 水沟

【定位】于人中沟的上 1/3 与中 1/3 交点处取穴。见图 26。

【操作方法】取水沟穴，向上斜刺，刺入约 1 寸，强刺激，以病人泪出为度。

【来源】浙江中医药，（5）：24，1977。

一针单穴 哑门

【定位】正中线上，头稍前倾，于后正中线，入发际上 0.5 寸之凹陷中取穴。见图 26。

【操作方法一】取哑门穴，经家人协助，固定病人头部及全身，进针 1～1.5 寸深，待病人狂躁嘶叫停止，速将针取出。

【来源】中国针灸，（3）：167，1997。

【操作方法二】 用 5.9～25 毫瓦的氦氖激光照射哑门穴，每日 1 次，每次 10 分钟，30 次为 1 个疗程。

【来源】 中国针灸，(1)：19，1986。

———————— ‖‖‖◦单穴古方辑录◦‖‖‖ ————————

(1) 水沟 《玉龙歌》云："人中、间使祛癫妖。"

(2) 丰隆 《备急千金要方》云：丰隆"主狂妄行，登高而歌，弃衣而走"。

(3) 风府 《儒门事亲》云：风府"十三鬼穴之一，统治一切癫狂病"。

(4) 神门 《百症赋》云：神门治"发狂奔走"。

(5) 百会 《针灸资生经》云："有士人妄语异常，且欲打人，病数月矣。予意其是心疾，为灸百会，百会治心疾如也。"

痫　　证

痫证是一种发作性神志异常的疾病，又称"癫痫"，俗称"羊痫风"。其特征为发作性精神恍惚，甚则突然仆倒，昏不知人，口吐涎沫，两目上视，四肢抽搐，或口中如作猪羊叫声，移时苏醒。本证的形成，大抵由于先天因素，七情失调，饮食不节，劳逸过度，或患他病之后，造成脏腑失调，以肝脾肾损伤为主，出现痰浊阻滞，气机逆乱，风阳内动所致。现代医学称之为"癫痫"，包括原发性和继发性两大类。原发性癫痫可能与遗传有关；继发性癫痫可因先天性脑缺陷、脑炎、脑肿瘤、脑外伤、脑寄生虫病、尿中毒、妊娠中毒等引起。

一针单穴 腰奇

【定位】在督脉正中线，骶椎的棘突近下方，尾骶骨直上 2 寸。见图 7。

【操作方法】穴位常规消毒，用 3~3.5 寸毫针，针尖沿脊椎向上，进针 2~2.5 寸。

【来源】陕西中医，(8)：381，1986。

单穴埋药 臂臑

【定位】在曲池和肩髃的连线上，曲池上 7 寸取穴。垂臂屈肘时，在肱骨外侧三角肌下端。见图 58。

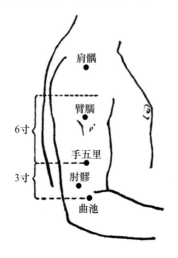

图 58

【操作方法】取两侧臂臑及其附近皮下组织，作为埋药部位。将苯妥英钠 0.4 克、苯巴比妥 0.12 克作为 1 次埋药量，经高压消毒，分为各半，埋入两侧穴位局部皮下组织。操作方法是：先令病人露出两上臂，然后仰卧在手术台上；将一侧上臂

一针灵

118

三角肌尽端处用碘酊、酒精常规消毒；用1%盐酸普鲁卡因注射液4～6毫升做皮下浸润麻醉；用手术刀在穴位附近切开皮肤约0.5厘米，用弯嘴止血钳分离周围皮下组织，然后将上述药物的半量慢慢埋入；最后缝合皮肤，外加消毒纱布覆盖，并以胶布固定。再以同样方法，将剩下的药物埋入对侧臂臑穴。术后8～10天拆线。每30～40天埋药1次，6次为1个疗程。

【来源】广州中医学院学报，（3）：153，1988。

一针单穴 四神聪

【定位】正坐或仰卧，于百会穴前、后、左、右各旁开1寸取穴。见图56。

【操作方法】针刺四神聪，采用押入式进针法，针尖向前、后均可。针刺前做常规消毒，然后持针，使针体与头皮呈15°角，刺入帽状腱膜下3～5分。用平补平泻手法，使针下出现沉紧或涩滞感觉即可。留针期间要行针或加用电针，一般留针时间为20～30分钟。起针时用干棉球压迫穴位，防止出血。每天针1次，10次为1个疗程。

【来源】吉林中医药，（1）：41，1982。

一针单穴 头针运动区，或头针感觉区

【定位】见图44。

【操作方法】对于癫痫大小发作者，用运动区。对于对侧头和肢体麻木、疼痛及感觉异常者，取感觉区。使用电针刺激治疗，注意频率、波型。出针时，用干棉球压迫针孔，防止出血。

【来源】中国针灸，（1）：17，1986。

（1）曲池 《针灸甲乙经》云："癫疾吐舌，曲池主之。"

（2）百会 《备急千金要方》云："狂痫不识人，癫病风乱，灸百会九壮。"

（3）鸠尾 《玉龙歌》云："鸠尾独治五般痫。"《类经图翼》云：鸠尾"主治心惊悸，神气耗散，癫痫狂病。"

（4）水沟 《类经图翼》云："主治……癫痫卒倒。"

（5）四神聪 《圣惠方》云："神聪四穴，……理头风，目眩，狂乱风痫。"

（6）神门 《类经图翼》云：神门主治"大人小儿五痫证"。

（7）筋缩 《针灸甲乙经》云："小儿惊痫如痩疭，脊急强，目转上插，筋缩主之。"

（8）中脘 《扁鹊心书》云：痫证"中脘灸五十壮"。

癔　病

　　癔病，是一种多见的神经症。本病症是在歇斯底里性格的基础上伴有精神因素而引起，女性多见。临床表现有精神、感觉、运动及自主神经等方面的症状。精神方面可表现为精神错乱、时哭时笑、手舞足蹈、乱唱乱骂，或出现昏厥、木僵、痴呆和精神病状态等症状。其他可表现为瘫痪、失音、失明、耳聋、痉挛、感觉障碍以及自主神经与内脏功能障碍等。经检查不能发现相应器官的器质性病变。本病属于中医"郁证""脏躁""厥证"等范畴。

一针单穴 后溪

【定位】在手掌尺侧，微握拳，当小指本节后的远侧掌横纹头赤白肉际。见图59。

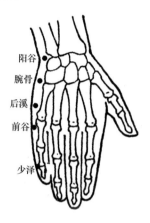

阳谷
腕骨
后溪
前谷
少泽

图59

【操作方法】取双侧后溪，发病时刺。

【来源】上海针灸杂志，（1）：33，1988。

一针单穴 宗脉

【定位】位于耳屏与耳垂之间，将耳垂微折向对耳屏，中间出现一条斜沟，该穴在斜沟的中点（相当于太阳穴处）。

【操作方法】左手拇示二指夹持耳郭的下部，右手持针，进针后使针尖沿着耳软骨的下方，向着外耳道的后下方刺入1.5～2寸深，针刺得气后依病情施补泻手法。

【来源】贵州医药，（2）：49，1980。

一针单穴 太溪

【定位】在足内侧，内踝后方，当内踝尖与跟腱之间的凹陷处。见图 33。

【操作方法】双侧同时进针，针尖向外踝尖方向刺入 5 分，施捻转提插手法，而以拇指着力向前捻时着力下插为主的紧按慢提手法，针下有麻感，效果为好。亦可分别进针后，再双手于两侧针上同时施上述手法，或加电针和温针，以增强疗效。

【来源】上海针灸杂志，（4）：39，1983。

一针单穴 膻中

【定位】在胸部，当前正中线上，平第四肋间，两乳头连线中点。见图 4。

【操作方法】以单手刺入进针，得气后施以强刺激。

【来源】上海针灸杂志，（4）：28，1988。

一针单穴 扶突

【定位】在颈外侧部，结喉旁，当胸锁乳突肌的前、后缘之间。见图 11。

【操作方法】取患侧扶突穴。触电感由颈部经肩、上肢，至拇指、示指。留针 20 分钟。

【来源】中医杂志，（2）：54，1985。

一针单穴 四神聪

【定位】在头顶部，当百会前后左右各 1 寸。见图 56。

【操作方法】针刺四神聪，沿皮下各朝外方向刺 1 寸，留针 15 分钟，当即能发音讲话。

【来源】北京中医，（5）：63，1986。

一针单穴 内关

【定位】在前臂掌侧，当曲泽与大陵的连线上，腕横纹上2寸，掌长肌腱与桡侧腕屈肌腱之间。见图9。

【操作方法一】针刺双侧内关穴，捻转2分钟，不留针。

【来源】四川中医，（3）：64，1984。

【操作方法二】取双侧内关穴，进针1~1.5寸，给予中强度刺激，均针1次治愈。用此法治疗"癔病性失语"。

【来源】中医杂志，（1）：30，1981。

一针单穴 复音穴

【定位】在环状软骨弓上缘最低处相平行的环状软骨旁取穴。

【操作方法】进针捣捻，深度0.5~1.2寸，出现酸、麻、胀、痛、沉等针感时，嘱病人放开喉咙重复计数1、3、5等直至发音清晰。如针感不明显时，可把针尖稍向上捣捻。针刺不宜太深，以免触及臂丛。

【来源】云南中医杂志，（3）：40，1985。

一针单穴 腕针上1点（双侧）

【定位】位于腕部横纹上二横指，尺骨内侧缘与尺侧腕屈肌腱间。见图60。

【操作方法】用1.5寸不锈钢针，针尖刺入皮肤后呈30°角，然后使针体紧贴皮肤表面沿皮下直线进针，无任何酸痛感，得气后留针30分钟，如无得气可以调针。

【来源】上海针灸杂志，（3）：43，1988。

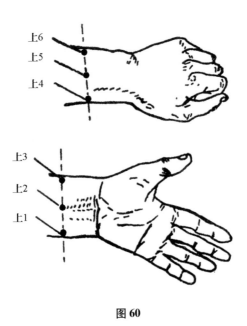

图 60

一针单穴 廉泉

【定位】在颈部，当前正中线上，结喉上方，舌骨上缘凹陷处，见图6。

【操作方法】手法用强刺激（泻法），当病人局部发闷则发音迅速恢复。

【来源】上海针灸杂志，（4）：9，1987。

一针单穴 天突

【定位】在颈部、当前正中线上，胸骨上窝中央。见图6。

【操作方法】手法用强刺激（泻法），当病人局部发闷或深刺入气管引起响亮咳嗽则发音迅速恢复。

【来源】上海针灸杂志，（4）：9，1987。

一针单穴 合谷

【定位】在手背第一、二掌骨间，当第二掌骨桡侧的中点处。见图10。

【操作方法】手法用强刺激（泻法）。

【来源】上海针灸杂志，(4)：9，1987。

一针单穴 涌泉

【定位】蜷足时，在足心前1/3的凹陷中取穴。见图28。

【操作方法】先对病人足心进行揉按，常规消毒后，以左手固定足腕，右手持30号毫针，露出针尖2~3分，快速刺涌泉穴，一边行紧按、慢提伴旋转的手法，一边观察病人表情进行语言诱导。3分钟后仍不缓解者加对侧涌泉穴。经双侧行针仍不能恢复者，每隔5分钟左右交替行针1次，直至恢复。

【来源】湖北中医杂志，(5)：39，1987。

一针单穴 阴包

【定位】在大腿内侧，当股骨内上髁上4寸，股内肌与缝匠肌之间取穴。见图61。

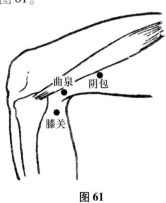

图61

【操作方法】采用重刺阴包穴的方法，深刺 3 寸许，重捣捻转，留针 10 分钟，针捣幅度要大。

【来源】新中医，(9)：35，1985。

一针单穴 行间

【定位】在足背侧，当第一、二趾间，趾蹼缘的后方赤白肉际处。见图 45。

【操作方法】进针后轻刺激，边捻转边询问病人视力恢复情况。针入 15 秒后，病人自觉视力恢复，40 分钟后恢复正常。

【来源】吉林中医药，(5)：28，1984。

一针单穴 环跳

【定位】侧卧屈股，在股骨大转子最高点与骶骨裂孔的连线上，外 1/3 与中 1/3 的交点处取穴。见图 62。

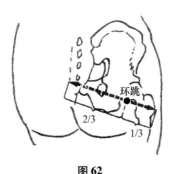

图62

【操作方法】病人取侧卧位，屈股，针患侧环跳穴，刺入 2 ~ 2.5 寸，强刺激，针感传至足效果为好。

【来源】浙江中医杂志，(3)：106，1983。

一针单穴 奇穴

【定位】舌尖两侧各旁开0.1寸处。

【操作方法】治疗时令病人端坐，张口伸舌，医者用消毒纱布牵住舌尖，于舌尖旁开0.1寸进针。向根部直刺0.5寸，同时让病人用力发"衣"声，不留针，一般1～2次即获疗效。

【来源】针灸学报，（6）：50，1992。

一针单穴 上廉泉

【定位】在颈部，下颌下缘与舌骨体之间的凹陷处取穴。见图63。

【操作方法】病人仰靠坐位，在上廉泉穴皮肤处常规消毒，医者持毫针向上斜刺（舌根方向）1.5～2寸，达舌根部，而后大幅度捻转提插强刺激，使病人感到舌尖及舌根部有麻胀感，稍停留片刻，按上述手法再次强刺激直至病人发音讲话。

【来源】中国针灸，（增刊）：225，1994。

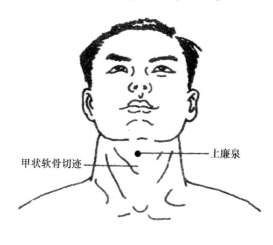

甲状软骨切迹 —— 上廉泉

图63

【定位】位于前发际正中直上0.5寸处。见图26。

【操作方法】取神庭穴，用抽提法，抽提时暴发力宜强，频率宜快。留针48小时。并令病人全身放松，意守丹田，腹式呼吸。

【来源】中国针灸，（3）：37，1995。

一针单穴 章门

【定位】在第十一肋游离端之下际取穴。见图64。

【操作方法】取双侧章门穴，针刺0.8～1.0寸，然后用艾条温和灸，每日1次，每次30分钟。

【来源】中国针灸，（3）：30，1994。

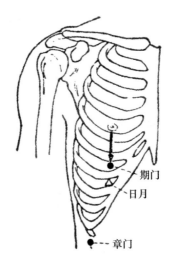

图64

一针单穴 大横

【定位】仰卧，在脐中旁开 4 寸处取穴。见图 23。

【操作方法】用此法治疗"癔病性晕厥"。病人取仰卧位，松解腰带。常规消毒，用 1.5 寸毫针快速刺入大横穴，然后以小角度快速持续捻转。同时认真观察病人表情变化，如出现呻吟、睁眼、肢体僵直解除，继而恢复常态，即可出针。

【来源】上海针灸杂志，（1）：20，1989。

一针单穴 泉中

【定位】在涌泉穴下 1 寸处取穴。

【操作方法】用 22～26 号 2 寸长的毫针刺入穴位，采用提插与捻转手法，不断加强刺激，刺入后一旦出现针感，可让病人活动患肢；若无感觉者，可做被动活动。单纯针刺无恢复或不能主动运动时，可加用电针。此法用于治疗"癔病性下肢瘫"。

【来源】中国康复学杂志，（1）：16，1987。

一针单穴 女膝

【定位】位于足后跟正中线赤白肉际处。见图 34。

【操作方法】选用 1.0～1.5 寸较粗毫针，直刺入女膝穴，行强刺激，医者边捻转行针，边向病人问话，病人忽脱口对话，随后语言流畅。针 1 次即可治愈。用此法治疗"癔病性失语"。

【来源】中国针灸，（2）：47，1996。

一针单穴 哑门

【定位】于后正中线，入发际上 0.5 寸之凹陷中取穴。见

图26。

【操作方法】令病人伏案正坐，头稍前倾，先指压哑门穴处，使项肌放松，选1.5寸毫针，快速刺入皮下，继缓慢刺入0.5~0.8寸，针尖朝向下颌方向，令针感传向舌根方向，且针感越强见效越快。

【来源】笔者用此法治疗"癔病性失语"，多为1次见效。

------------------------)))))单穴古方辑录(((((------------------------

（1）哑门 《玉龙歌》云："偶尔失喑言语难，哑门一穴两筋间。"

（2）神门 《通玄指要赋》云："神门去心性之痴呆。"《备急千金要方》云："主笑若狂。"

（3）人中 《肘后备急方》云："救卒死方，令爪其病人人中取醒。"

（4）内关 《杂病穴法歌》云："一切内伤内关穴，痰火积块退烦潮。"

（5）膻中 《备急千金要方》云："上气厥逆，灸胸堂百壮，穴在两乳间。"《行针指要歌》云："或针气，膻中一穴分明记。"

晕 厥

晕厥又称昏厥，是指突然发生的短暂意识丧失。多数是由于一过性普遍性脑供血不足所引起，少数是由于脑部急性缺氧所致。急性起病，前驱症状为躯体不适、眩晕、恶心、面色苍白、出冷汗、肢端厥冷、四肢无力，随即发生意识丧失。有时有呼吸暂停、心率减慢，甚至心脏停搏。此时难以触到桡动脉搏动，往往伴有尿失禁。本病属于中医学"厥证""昏仆""尸厥"等范畴。

一针单穴 昆仑

【定位】在足部，外踝后方，当外踝尖与跟腱之间的凹陷处。见图65。

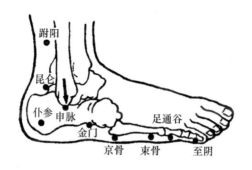

图65

【操作方法】急救时可用手掐或以强手法透刺昆仑穴。待苏醒后留针3～5分钟。

【来源】陕西中医，（7）：45，1984。

一针单穴 内关

【定位】在前臂掌侧，当曲泽与大陵的连线上，腕横纹上2寸，掌长肌腱与桡侧腕屈肌腱之间。见图9。

【操作方法】用1.5寸长30号毫针刺左侧内关2～3分钟，轻微捻转和震颤交替应用，不留针。

【来源】浙江中医杂志，（11）：511，1986。

单穴按压 苏醒

【定位】紧贴耳垂根下缘，听敏穴（治聋4）上3分的下颌骨外后沿外。见图66。

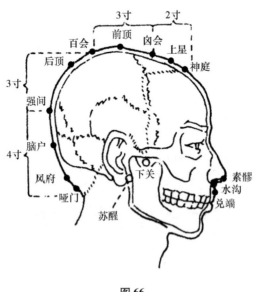

图 66

【操作方法】医者先以两手示指尖对称轻按在听敏穴处，指不抬，再向上推移，约3分，即是本穴，用力按压，力点向内上方，以神志清醒为度。

【来源】新中医，(12)：32，1984。

一针单穴 涌泉

【定位】蜷足时，在足心前1/3的凹陷中取穴。见图28。

【操作方法】取涌泉穴，常规消毒，用1寸毫针垂直进针，深约0.5寸，切忌针刺过深。随证施以补泻手法，留针20分钟，每日或隔日治疗1次，10次为1个疗程。用此法治疗厥证效果良好。

【来源】天津学报，（1）：37，1988。

单穴按摩 沟子（分为上沟子、中沟子、下沟子）

【定位】上沟子（唇沟），在水沟穴处。中沟子（腋沟），在极泉穴处。下沟子（鼠沟），在会阴穴处。

【操作方法】取上沟子，医者用示、中两指端，用拇指端顶推，按于唇沟的中上处，行强刺激。取中沟子，医者用拇、示、中三指，在腋窝深处寻拿筋条，提拿数遍，有触电感的重麻至手指。取下沟子，医者用示指在前后阴间，寻摸筋条，钩拿数遍。

————— ﹨﹨﹨。单穴古方辑录。﹍﹍ —————

（1）水沟 《肘后备急方》云："爪切人中良久，又针人中至齿立起，此是扁鹊法，即赵太子之患。"《类经图翼》云：灸人中治"厥逆"。

（2）百会 《千金翼方》云："尸厥如死，脉动如故，针百会入二分补之。"《肘后备急方》云：针百会，治"尸厥之病"。

（3）隐白 《针灸甲乙经》云："尸厥，死不知人，脉动如故，隐白及大敦主之。"

（4）内庭 《针灸聚英》云："厥，手足厥冷，阳气伏陷，热气逆伏而手足冷也。刺内庭，大都。"

（5）膻中 《肘后备急方》云："尸厥之病，……灸膻中穴二十八壮。"

（6）金门 《针灸资生经》云："金门，主尸厥暴死。"

（7）涌泉 《百症赋》云："厥寒、厥热涌泉清。"

中　风

　　中风亦称之为"卒中"，是以卒然昏仆，不省人事，伴有口眼㖞斜，语言不利，半身不遂，或不经昏仆而仅以㖞僻不遂为主要表现的一种疾病。本病特征是起病急骤，症见多端，变化迅速。中风属于本虚标实之证，在本为肝肾不足，气血衰少；在标为风火相煽，痰湿壅盛，气血瘀阻。现代医学中的脑出血、脑血栓形成、脑栓塞等病可以参照治疗。

一针单穴　颈交感神经

　　【定位】位于甲状软骨两侧旁开约1.5厘米处。见图67。

　　【操作方法】注意避开动脉，勿提插，直刺3～4厘米，留针5～6分钟，中间捻转3～4次后出针。

　　【来源】中国针灸，2（6）：17，1982。

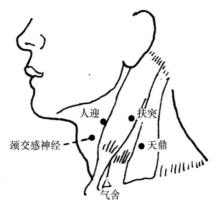

图67

一针单穴 上肢穴或下肢穴

【定位】上肢穴：令病人健侧上肢屈于胸前，由前臂尺侧内缘中点偏上 5 分取穴。

下肢穴：位于大腿外侧，当腓骨小头向上 2.5 寸，股二头肌腱上缘是穴；

【操作方法】采用上、下、左、右交叉取穴。左下肢瘫，取右上肢穴；左上肢瘫，取右下肢穴。反之亦然。用 28 号针快速进针透皮后，改为轻捻转，慢进针，至肢体直径的 1/3。待患肢感觉有力、运动功能有所改善，医者持针手指有沉、涩、紧之感，说明"得气"。留针 30～90 分钟。每日 1 次，10 次为 1 个疗程。

【来源】中国针灸，(1)：6，1985。

一针单穴 外金津，外玉液

【定位】仰卧位，当喉结上方正中之廉泉上方 1.5 寸，再旁开 0.3 寸，左为外金津，右为外玉液。见图 68。

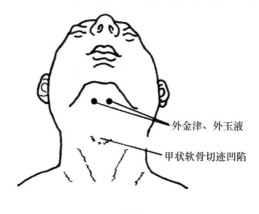

外金津、外玉液

甲状软骨切迹凹陷

图 68

【操作方法】用外金津、外玉液治疗中风失语症。病人仰卧位，取穴后针刺向舌根方向，进针深至 1.5～2 寸，强刺激，不留针。

【来源】中国针灸，（3）：30，1985。

一针单穴 鹰上

【定位】坐位或仰卧位，曲肘关节，于鹰嘴上 4 寸处，偏尺侧一横指处取穴。见图 69。

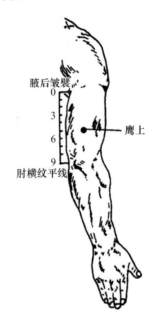

腋后皱襞

鹰上

肘横纹平线

图 69

【操作方法】用鹰上穴治疗中风上肢功能障碍。令病人仰卧位，取鹰上穴，针尖向上斜刺 1.5 寸。

【来源】中国针灸，（1）：8，1988。

`一针单穴` 颈三夹脊

【定位】在第三颈椎横突边缘旁开 0.5 寸处取穴。

【操作方法】令病人侧卧，患肢向上，头部前倾，在第三颈椎横突边缘两侧取穴。直刺进针 6 厘米，留针 30 分钟，日针 1 次，15 次为 1 个疗程。

【来源】浙江中医，(3)：131，1988。

`一针单穴` 经验穴

【定位】在手背掌骨间，4 个指缝后 1 寸许处。

【操作方法】用此经验穴治疗中风手指关节僵硬。在手背掌骨间指缝后 1 寸处取穴，采用泻法，直刺行强刺激，每隔 5 分钟提插 1 次，病人自觉针感强，并向 5 个指尖放射，或见手指抽动。一般行针 40 分钟为宜。针刺时注意避开血管，防止出血。

【来源】针灸学报，(6)：44，1992。

`一针单穴` 涌泉

【定位】蜷足时，在足心前 1/3 的凹陷中取穴。见图 28。

【操作方法】取涌泉穴，常规消毒后用 30 号 1 寸毫针，刺入 0.3～0.6 寸，强刺激，平补平泻，留针 15 分钟，每日 1 次。

【来源】中国针灸，(2)：46，1996。

`一针单穴` 丰隆

【定位】仰卧，在条口穴后方一横指取穴，约当犊鼻与解溪的中点处。见图 12。

【操作方法】进针得气后，施平补平泻法，并边行针边嘱病人活动舌体，约行针 10 分钟，教病人数 1、2、3……每日 1 次。用丰隆穴治疗中风失语。

【来源】中国针灸，(6)：338，1997。

一针单穴 头针运动区

【定位】见图 44。

【操作方法】定好部位后，分开头发，常规消毒，快速进针，达到头皮下，沿头皮皮下或肌层斜向捻转至要求的区域长度，固定针体，开始快速持续捻转。一般 3 ~ 5 分钟即能达到适应刺激量和刺激强度，病变部位会出现一定针感，如热麻、出汗等。用此法治疗各种脑血管病偏瘫。

【来源】新医药学杂志，(1)：27，1972。

一针单穴 百会

【定位】在后发际中点上 7 寸处，或于头部中线与两耳尖连线的交点处取穴。见图 26。

【操作方法】病人取仰卧位或正坐位，先确定百会穴，再从百会至曲鬓取一延长线，取穴原则是选择患肢对侧的穴位。选用 1.5 寸不锈钢毫针，先从百会刺入 1 针，再在延长线上刺入 1 ~ 2 针，呈斜刺，刺入帽状腱膜下，入皮要快，减轻进针疼痛感。进针 0.8 ~ 1 寸深，持针柄快速捻转，每分钟约 200 转，持续捻转 1 ~ 2 分钟，留针 30 分钟，中间行针 3 次。本针法刺激强，注意防止晕针。日针 1 次，10 次为 1 个疗程。

【来源】系笔者临床常用之法，治疗脑梗死早期或脑出血恢复期肢体功能障碍效果显著。

一针单穴 头针言语一区

【定位】见图44。

【操作方法】取双侧言语一区。用1.5寸毫针快速刺入皮下，达帽状腱膜下。持针柄快速捻转，每分钟200转。留针30分钟，中间行针3次。日针1次，10次为1个疗程。治疗时，配合语言训练。

【来源】系笔者临床多用之法，治疗中风失语有一定效果。

————∥∥∘ **单穴古方辑录** ∘∥∥————

（1）哑门 《类经图翼》云："哑门主治中风，尸厥暴死，不省人事。"

（2）关元 《扁鹊心书》云："中风半身不遂、语言謇涩，乃肾气损也，灸关元五百壮。"

（3）脐中 《万病回春》云："卒中暴厥，手足厥冷，灸脐中百壮。"

（4）太冲 《玉龙歌》云："行步艰难疾转加，太冲二穴效堪夸。"

（5）丰隆 《玉龙歌》云："痰多宜向丰隆寻。"

（6）百会 《玉龙歌》云："中风不语最难医，发际、顶门穴要知，更向百会明补泻。"《胜玉歌》云："头痛晕眩百会好。"《史记·扁鹊传》云："虢太子尸厥，扁鹊使弟子子阳砺针砥石，以取三阳五会之有间，太子苏。"《黄帝明堂灸经》云：百会治"言语謇涩，半身不遂"。

（7）颊车 《类经图翼》云：颊车"凡口眼㖞斜者，㖞则左泻右补，斜则左补右泻"。

（8）风池 《通玄指要赋》云："头晕目眩，要觅于风池。"

（9）通里 《针灸大成》云："中风惊怖，声音不出，肘腕酸痛，针灸通里。

椎－基底动脉性脑缺血发作

椎－基底动脉性脑缺血发作是指椎－基底动脉系统因血液供应不足导致其功能发生短暂的障碍，常见的症状是眩晕，还可以出现复视、共济失调、平衡障碍、言语讷吃，或出现偏瘫。大多持续数分钟至数小时，最多在 24 小时内完全恢复，可反复发作。

一针单穴 风池

【定位】在项后，与风府穴相平，当胸锁乳突肌与斜方肌上端之间的凹陷中取穴。见图 2。

【操作方法】令病人取俯伏坐位，取风池穴，刺手持针对准一侧风池穴，押手夹持针尖固定穴位，双手配合，快速进针至皮下，待得气后，采用平刺手法，缓慢徐徐进针法，将针尖推进至对侧皮下。视病人体质胖瘦进针深度为 2.5～3 寸。手法以捻转、刮针相结合，使针感迅速向侧头部及前额部放散为佳。持续捻针 1 分钟，留针 15～30 分钟，中间行针 1 次。

【来源】中国针灸，（增刊）：236，1994。

一针单穴 大椎

【定位】于第七颈椎棘突下凹陷中取穴。见图 1。

【操作方法】令病人俯卧位，低头，穴位皮肤常规消毒，先以三棱针点刺大椎，以出血为度，后以大号玻璃罐闪火拔之，

一针灵

留罐 10 分钟，每周 2 次。

【来源】中国针灸，(3)：11，1995。

━━━━━━━━ ⁞⁞⁞⁞∘ 单穴古方辑录 ∘⁞⁞⁞⁞ ━━━━━━━━

(1) 风池 《通玄指要赋》云："头晕目眩，要觅于风池。"
《针灸聚英》云：针风池治疗"头眩，夹痰气，虚火动其痰"。

(2) 风府 《行针指要歌》云："或针风，先向风府、百会中。"

假性延髓麻痹

假性延髓麻痹又称中枢性延髓麻痹，是由双侧上运动神经
元病损所造成的。常见的病因是高血压及脑血管病，尤其多见
于反复发作的双侧脑血管病。其他原因如脑炎、颅脑外伤、多
发性硬化、颅内肿瘤、急慢性缺氧性脑病等。主要临床表现为
构音障碍和吞咽障碍。构音障碍主要表现为言语不清，同语反
复，和个人所独具的音色消失。轻者吞咽困难，主要是舌不能
将食物运至咽部，但吃固体或半固体食物时，只要细嚼慢咽，
仍可吞咽，流质饮食易出现呛咳。根据临床表现属于中医学的
"语言謇涩""噎膈"。

一针单穴 哑穴

【定位】包括颈前、颈后两组穴位。颈前两穴，位于人迎穴
与水突穴之间，稍向外斜 2 分许，胸锁乳突肌前缘，深部有颈
总动脉，触之脉搏应指。颈后两穴，位于风池穴之上 4 分，枕
骨下际，胸锁乳突肌终止部，脑空直下方是穴。见图 70。

【操作方法】病人取侧卧位，或正坐位，颈前两穴针入 2.0～3.0 寸，颈后两穴针入 1.0～1.5 寸，采用对刺治疗，日针 1 次。

【来源】中国针灸，（1）：10，1984。

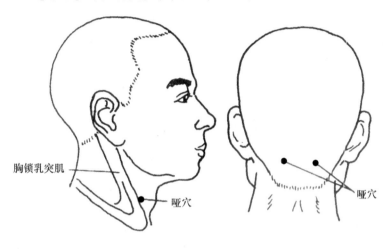

图 70

一针单穴 神根穴

【定位】位于舌底舌下系带根部凹陷中。

【操作方法】用 2 寸毫针向咽部方向斜刺 1.0～1.5 寸。根据病情轻重，提插捻转 30、50、100 次，不留针，日针 1 次。

【来源】中国针灸，（10）：14，1996。

一针单穴 耳枕切线

【定位】耳枕切线即两耳尖下 1 厘米经过枕外粗隆的连线。

【操作方法】选用 26 号 1.5 寸毫针，先在枕外粗隆后正中处刺 1 针，然后在枕外粗隆与两耳连线各刺 2 针，针尖自切线

一针灵

向下，针身与头皮呈 15°角，刺入帽状腱膜下，固定不提插。用 G6805 - Ⅱ型电针治疗仪，将输出线连接针柄，通电后选择疏密电波，强度以病人能耐受为度。每日 1 次，每次 20 分钟，14 天为 1 个疗程。

【来源】针灸学报，（6）：2，1992。

一针单穴 风池

【定位】在项后，与风府穴相平，当胸锁乳突肌与斜方肌上端之间的凹陷中取穴。见图 2。

【操作方法】病人取坐位或侧卧位，头前倾，用 28 号 1.5 寸毫针刺入风池穴，一针透两穴或双侧同针对刺，行提刺手法，使病人枕项部有酸胀感。日针 1 次，留针 30 分钟，中间行针 3 次，10 次为 1 个疗程。

【来源】系笔者临床常用之法，针之多效。

———————— 单穴古方辑录 ————————

（1）风池 《针灸大成》云："风池主气塞涎上不语"。
（2）哑门 《针灸甲乙经》云：哑门主治"舌缓，喑不能言"。

头 痛

头痛是临床最常见的症状。一般泛指头颅上半部，即眉毛以上至枕下部范围内的疼痛，颜面疼痛不在其内。头痛的发生机制非常复杂，颅外的各种结构如头皮、肌肉、帽状腱膜、骨膜、血管、末梢神经，颅内的结构如硬脑膜、血管和颅神经等各种疼痛敏感组织由于各种因素发生变化时，就可以出现各种形式及不同部位的头痛。中医学认为头痛分外感头痛和内伤头痛。外感头痛由感受风、寒、湿邪所致，以风邪所致最为常见；内伤头痛因肝、肾、脾三脏病变，气血失调等引起，亦有因外伤跌仆或久病气滞血瘀所致。中医学认为浅而近者名"头痛"，深而远者为"头风"，还有"脑痛""首风""脑风"等称谓。

一针单穴 液门

【定位】在手背部，当第四、五指间指蹼缘后与赤白肉际处。见图71。

【操作方法】穴位消毒，避开浅静脉，用毫针顺掌骨间隙刺0.5~1寸。左右捻转数次，局部有酸胀麻木感，向指端和臂肘放散，留针15~30分钟。

【来源】浙江中医杂志，（9）：405，1987。

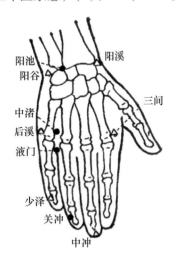

阳池
阳谷
阳溪
三间
中渚
后溪
液门
少泽
关冲
中冲

图71

一针单穴 中渚

【定位】在手背部，当环指本节的后方，第四、五掌骨间凹陷处。见图71。

【操作方法】取双侧中渚穴。手法是用毫针捻转直刺5~6分深，以捻转提插强刺激手法，使针感上达肩部或头部，留针30分钟，每10分钟捻转1次，去针时直向外拔。

【来源】上海针灸杂志，（1）：27，1987。

单穴艾灸 悬钟

【定位】在小腿外侧，当外踝尖上3寸，腓骨后缘。见图54。

【操作方法】艾灸，每日1次，每次30分钟。

【来源】上海针灸杂志，（1）：41，1987。

单穴按压 天牖

【定位】在颈侧部，当乳突的后方直下，平下颌角，胸锁乳突肌的后缘。见图72。

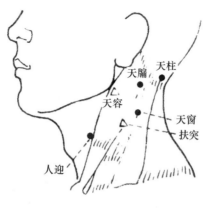

图72

【操作方法】病人取俯卧位，用10厘米高的枕头垫在前胸，使头低下靠床，医生双手中指沿手少阳三焦经在颈项段循行路线上左右对照查找突起顶手的压痛点，一般多在乳突后下方，胸锁乳突肌后缘，约平下颌角处的位置（即天牖穴）触到，然后用记号笔做上符号，先在三焦经项段轻轻推拿，接着用拇指尖对准顶手的天牖穴向健侧同穴顶推，若压痛点消散，表明指针成功，若压痛点仍在，可再施指针1次，或者在手太阳小肠经的天容穴和阿是穴辅以指针，亦可奏效。手法分弱、中、强3种，因人体质而异，隔日1次，1~3次即可。

【来源】中国针灸，(3)：7，1986。

一针单穴 膈俞

【定位】在背部，当第七胸椎棘突下，旁开1.5寸。见图3。

【操作方法】病人取坐位，头伏于桌上，暴露背部，穴位消毒，用28号1.5寸毫针，呈75°角向椎体斜刺，进针不过1.5寸，轻度提插捻转，使针感沿背部脊椎两侧或肋间传导，然后接626型治疗机，留针30分钟，每日1次，10次为1个疗程，间隔7日。

【来源】陕西中医，(7)：319，1985。

一针单穴 手掌穴

【定位】从掌面距第四、五指间结合近心端2厘米处。见图8。

【操作方法】左头痛取右掌，右头痛取左掌，全头痛可左右双取。穴位消毒后，取2%盐酸普鲁卡因注射液4毫升，用6号注射针头，针头与手掌呈45°角向近心端封闭，进针3厘米深。边进针边推药，将药液均匀地注入四、五掌骨间的软组织中，除局部有暂时麻木外无其他不适，如 1 次不愈，可重复给药。

【来源】中西医结合杂志，（6）：48，1986。

一针单穴　太冲

【定位】在足背部，当第一、二跖骨间隙的后方凹陷处。见图 45。

【操作方法】取双侧太冲，中等刺激，得气后继续提插捻转 1 分钟。

【来源】上海针灸杂志，（1）：5，1988。

一针单穴　后溪

【定位】在手掌尺侧，微握拳，当小指本节后的远侧掌横纹头赤白肉际。见图 59。

【操作方法】刺后溪，用泻法，隔日 1 次。

【来源】上海针灸杂志，（1）：33，1988。

一针单穴　悬钟

【定位】在小腿外侧，当外踝尖上 3 寸，腓骨后缘。见图 54。

【操作方法】用 2 寸毫针，刺同侧悬钟穴，施平补平泻手法。

【来源】上海针灸杂志，（1）：45，1987。

一针单穴　人迎

【定位】在颈部结喉旁，当胸锁乳突肌前缘，颈总动脉搏动处。见图 36。

【操作方法一】取双侧人迎穴，用皮内针向结喉方向沿皮刺入，接电麻仪，连续波，电流大小以病人能耐受为度，留针15分钟，断电。用胶布覆盖皮内针留置，每日1次。

【来源】上海针灸杂志，（4）：39，1988。

【操作方法二】用穴位注射法治疗偏头痛。用维生素 B_{12} 注射液。病人取仰卧位，头微上抬，确定人迎穴后常规消毒。用2毫升注射器，装上5号针头，用左手把颈动脉推向外侧，垂直快速刺入皮肤，然后缓缓进针，待进入皮肤1.2厘米左右，病人感到明显酸胀时，抽无回血，则将药液徐徐注入。隔日1次。头痛剧烈者每日1次。5次为1个疗程。

【来源】浙江中医学院学报，（3）：50，1988。

【操作方法三】取双侧人迎穴，行导气法，留针30分钟。此法治疗血管性头痛效佳。

【来源】中国针灸，（增刊）：228，1994。

一针单穴 翳风

【定位】在耳垂后方，当乳突与下颌角之间的凹陷处。见图29。

【操作方法】常规消毒，右手持针沿皮在下颌角与乳突之间进针，向对侧乳突深刺4～5厘米，用少提插、多捻转的手法。留针20分钟，其间行针2次。

【来源】中国针灸，（5）：27，1988。

一针单穴 印堂

【定位】位于额部，当两眉头之中间。见图41。

【操作方法】取不锈钢耳针数枚，用酒精浸泡备用，穴位常规消毒后，医者右手持止血镊子，夹住圆形针身，左手拇、示二指压住两眉头向外撑，直刺进针 3 分，使针体全部入内，随后用胶布固定，春夏季节 3~5 日，秋冬季节 5~7 日，为 1 个疗程，嘱病人自己每隔 1~2 小时做小幅度旋转揉动（用力要轻微）。自觉有针感放散即可。

【来源】中国针灸，（1）：12，1983。

一针单穴 涌泉

【定位】在足底部，蜷足时足前部凹陷处，约当足底二、三趾趾缝纹头端与足跟连线的前 1/3 与后 2/3 交点上。见图 28。

【操作方法】取 28 号毫针，用提插捻转泻法，4 分钟后疼痛缓解，7 分钟疼痛全除，留针 30 分钟。

【来源】上海针灸杂志，（2）：48，1988。

一针单穴 风池

【定位】在项后，与风府穴相平，当胸锁乳突肌与斜方肌上端之间的凹陷中取穴。见图 2。

【操作方法一】用此法治疗顽固性头痛。一侧头痛取同侧风池，全头痛取双侧。针风池穴使酸麻胀感传至前头部，留针 20~30 分钟。

【来源】天津中医，（1）：41，1991。

【操作方法二】刺手持针对准健侧风池穴，押手夹持针尖固定穴位，双手配合，快速进针至皮下，待得气后，缓慢徐徐进针，将针尖推进至对侧皮下，深度为 2.5~3.5 寸，用泻法。手法为捻转、刮针相结合，使针感迅速向侧头部及前额部放散为佳。留针 15~30 分钟，中间行针 1 次，日针 1 次。用此针法治疗偏头痛。

【来源】中国针灸，（增刊）：234，1994。

单穴按压 中脘

【定位】剑突下与肚脐连线之中点，即脐上 4 寸处取穴。见图 13。

【操作方法】病人取仰卧位并全身放松，医者立于病人身体一侧，用右手拇指或示指用震颤法按压中脘穴，使之有酸、胀、沉、麻感，持续按压 1 ~ 2 分钟，术毕。嘱病人休息片刻即可。如在施术时病人出现不适，应停止施术，并让病人闭目养神，平卧休息。

【来源】针灸学报，(5)：18，1992。

一针单穴 翳风

【定位】在耳垂后方，下颌角与乳突之间凹陷中取穴。见图 29。

【操作方法】取双侧翳风穴。先将穴位局部常规消毒后，右手持针，沿下颌角乳突之间进针，向对侧乳突深刺 1.5 ~ 2.0 寸，手法以捻转为主。病人应有明显的酸、麻、重、胀及热感，绝大多数针感可放散至咽喉或舌根部，表示针刺深度与角度得当。留针 10 分钟。用此法治疗偏头痛。

【来源】中国针灸，(增刊)：147，1994。

一针单穴 丝竹空

【定位】在眉毛外端凹陷处取穴。见图 29。

【操作方法】用 4 寸毫针从丝竹空进针向率谷透刺，捻转进针，使针感扩散到整个颞部。留针时间视疼痛情况而定，一般 30 分钟，可延长至 40 ~ 60 分钟不等，至头痛停止再行针 1 次后 10 分钟起针。留针期间每隔 10 分钟捻转 1 次。在有先兆症状或疼痛时行此疗法最好，治疗 5 次为 1 个疗程。用此法治疗偏头痛。

【来源】中国针灸，（增刊）：193，1994。

`一针单穴` 内关

【定位】仰掌，于腕横纹上 2 寸，当掌长肌腱与桡侧腕屈肌腱之间取穴。见图9。

【操作方法】用内关穴位注射治疗偏头痛。将 10% 当归注射液注入内关穴，每穴 2 毫升。在发作期可注射对侧内关穴或双侧内关穴，每日 1 次。缓解期可左右交替穴位注射，隔日 1 次。10 次为 1 个疗程。

【来源】中国针灸，（增刊）：194，1994。

`一针单穴` 阿是穴

【定位】在耳背络脉处。

【操作方法】病人取坐位，在耳背常规消毒后，用三棱针或小眉刀在耳背络脉处放血，出血数滴，当即痛止。用此法治疗神经性头痛。

【来源】中国针灸，（增刊）：286，1994。

`一针单穴` 安眠 2

【定位】在风池穴与翳明连线之中点处取穴。见图73。

【操作方法】病人取俯坐位，头略前倾，取安眠 2 穴，直刺 0.5 ~ 1.0 寸，日针 1 次。注意进针方向，针尖不可向内上方斜刺，以免刺入枕骨大孔，误伤延髓。

【来源】河南中医，（2）：36，1982。

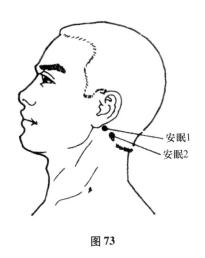

安眠1
安眠2

图73

一针单穴 太阳

【定位】位于颞部，当眉梢与目外眦之间，向后约一横指的凹陷处。见图49。

【操作方法一】用此法治疗偏头痛或血管性头痛。取患侧太阳穴，先快速进针，刺入0.5寸，然后向后上方透刺，进针2寸，施捻转手法，使酸胀感扩散到同侧颞部。日针1次，留针30分钟，中间行针2次，7次为1个疗程。

【来源】系笔者常用之法。

【操作方法二】用太阳穴埋针法治疗神经性头痛。选用30号1寸毫针2枚，取双侧太阳穴，进针时让病人感到无疼痛及酸麻，由太阳穴向下呈15°角刺进，针体进入皮下，然后放置针眼1小块棉球，用胶布固定，埋针12小时为止，起针间隔6~7小时再针刺。

【来源】中国针灸，（1）：10，1993。

【操作方法三】取斑蝥1只，焙干去爪翅，研为细末，生姜适量取汁，面粉少许，三味调为糊状。白棉布剪成如铜钱大块。将斑蝥糊摊于布块上，约 3 毫米厚。左侧头痛贴左侧太阳穴，右侧头痛贴右侧太阳穴，全头痛贴双侧太阳穴。贴后卧床休息 3~4 小时后，将此敷布轻轻揭去，可见皮肤上隆起小水疱。小水疱不宜刺破，使其自行吸收。一旦水疱破溃，勿使疱内液体流入眼内，以免伤及眼睛。一周敷贴 1 次，3 次为 1 个疗程。

【来源】中国针灸，(5)：52，1993。

—————— ◇◇◇◇ 单穴古方辑录 ◇◇◇◇ ——————

（1）丝竹空 《玉龙歌》云：“偏正头风痛难医，丝竹金针亦可施；沿皮向后透率谷，一针两穴世间稀。”

（2）风池 《针灸大成》云：风池主“偏正头痛”。《胜玉歌》云：“头风头痛灸风池。”《外台秘要》云：“风池主寒热……头眩痛。”《玉龙歌》云：“偏正头风有两般，有无痰饮细推观，若然痰饮风池刺，倘无痰饮合谷安。”

（3）头维 《针灸甲乙经》云：“寒热，头痛如破，目痛如脱……头维主之。”

（4）百会 《针灸甲乙经》云：“顶上痛，风头重，目如脱，不可左右顾，百会主之。”《胜玉歌》云：“头痛眩晕百会好。”《神农经》云：百会“治头风可灸三壮”。《备急千金要方》云：“治诸风方，次灸百会一处七壮。”《针灸大成》云：百会“治头风顶痛”。《针灸资生经》云：“秦鸣鹤针高宗头风，武后曰：岂有至尊头上出血之理！已而刺之，微出血，头痛立止。……是知此穴（百会）能治头风矣。”《证治准绳》云：“真头痛，灸百会。”

（5）侠溪 《针灸甲乙经》云：“目外眦赤痛，头眩，两颔痛……侠溪主之。”

（6）脑空 《扁鹊心书》云：“偏头风或左或右，痛连两目及齿，灸脑空穴二十一壮。”《神灸经纶》云：脑空治“偏正头痛”。

《神应经》云："耳后头痛,取脑空。"

（7）后溪 《玉龙歌》云："头项强硬,刺后溪。"《通玄指要赋》云："头项痛拟后溪以安然。"

（8）曲鬓 《兰室秘藏》云："头痛连齿,时发时止,灸曲鬓七壮,左痛灸右,右痛灸左。"

（9）肾俞 《外台秘要》云："肾俞主……头痛如破。"《神应经》云："头重身热,取肾俞。"《针灸大全》云：肾俞主"肾虚头痛,头重不举"。

（10）昆仑 《兰室秘藏》云："头痛肩背急者,取昆仑。"《神应经》云：昆仑治"头风"。

（11）风府 《神应经》云："头痛项强,重不能举,脊反折,不能反顾,承浆、风府。"《兰室秘藏》云："头痛身重恶寒,取风池、风府。"

（12）丰隆 《针灸摘英集》云："风痰头痛,刺丰隆。"

（13）合谷 《神应经》云：合谷主"头顶俱痛"。《玉龙歌》云："头面纵有诸般疾,一针合谷效如神。"

视神经炎

视神经炎是指炎性病变侵犯视神经乳头或视神经干所致。根据病因及具体发病部位不同,临床上分为视神经乳头炎和球后视神经炎两种。本病有急慢性之分,病因不明,与各种感染、B族维生素缺乏、药物中毒和多发性硬化等有关。本病归属于中医学"暴盲"和"视瞻昏渺"的范畴。其典型临床表现为视力减退,眼球疼痛,严重者失明,并有相应眼底或视野改变。

【定位】其穴有二，新明 1 在耳垂后皱纹之中点，相当于翳风穴前上 0.5 寸处；新明 2 在眉梢上 1 寸外开 0.5 寸处。见图 74。

【操作方法】针新明 1，进针针体与皮肤呈 60°角，向前上方快速进针，针尖达耳屏间切迹后，将耳垂略向前外方牵引，针体与身体纵轴呈 45°角向前上方徐徐刺入。当针体达于下颌骨髁状突浅面，深度 1.0 ~ 1.5 寸时，可获针感；针感如不明显，再向前上方刺入 0.5 寸；若针感仍不明显，可稍改变针尖刺入方向，耐心寻找满意针感。对针感仍不显者，用搓针法使针感传导至眼区。针刺新明 2 穴，针尖向额部呈水平位刺入，缓慢进针 0.5 ~ 0.8 寸，针感出现后用揉针法，使眼球出现强烈针感。

【来源】新医药学杂志，（8）：40，1974。

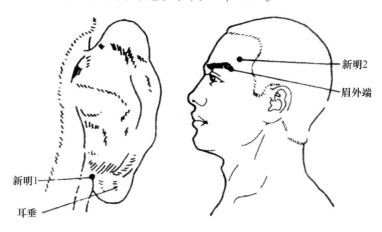

新明2

眉外端

新明1

耳垂

图 74

【定位】外踝尖直上5寸，当腓骨前缘，趾长伸肌和腓骨短肌之间取穴。见图54。

【操作方法】取双侧光明穴，以2.5寸毫针，针尖略斜向上，刺入1.5寸。得气后施用泻法，留针20分钟。中间重复泻法1次，以强化针刺作用。每日1次。

【来源】中国针灸，（3）：41，1994。

———— ⟫⟫⟫°单穴古方辑录°⟪⟪⟪ ————

（1）攒竹 《儒门事亲》云：针攒竹治"暴盲不见物"。

（2）光明 《标幽赋》云："眼痒眼疼，泻光明于地五。"

（3）合谷 《通玄指要赋》云："眼痛则合谷以推之。"

三叉神经痛

三叉神经痛是指在三叉神经分布范围内的反复发作性的短暂的剧烈疼痛。多见于中年人，女性多于男性。疼痛呈发作性、刀割样、撕裂样或烧灼样剧痛，持续时间为数十秒到数分钟。疼痛常因说话、咀嚼、刷牙或触摸面部某一区域而诱发。这种激发点称为"扳机点"。

一针单穴 人迎

【定位】在颈部，结喉旁，当胸锁乳突肌前缘，颈总动脉搏动处。见图36。

【操作方法】取患侧或健侧人迎穴，每日针1次，左右交换选穴。

【来源】陕西中医，（2）：74，1985。

一针单穴	第一支痛，太阳透下关 第二支痛，下关 第三支痛，颊车透大迎

【定位】太阳位于颞部，当眉梢与目外眦之间，向后约一横指的凹陷处。下关位于面部耳前方，当颧弓与下颌切迹所形成的凹陷中。颊车位于面颊部，下颌角前上方的一横指，当咀嚼时咬肌隆起、按之凹陷处。大迎在下颌角前方，咬肌附着部前缘，当面动脉搏动处。见图48。

【操作方法】直刺针尖一定要接触骨面，斜刺针体一定要紧贴骨面。一般捻转10分钟，不用提插，刺激的强弱根据病人体质和耐受程度而定。

【来源】中国针灸，（4）：16，1984。

一针单穴 鱼腰

【定位】正坐或仰卧位，两目平视，于眉毛中间，适与瞳孔直对处取穴。见图75。

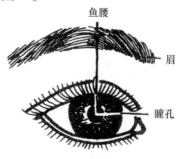

图75

【操作方法】从鱼腰穴斜向下方刺入 0.3 ~ 0.5 寸，待局部有胀痛或触电样针感时，轻轻捣刺 3 ~ 5 次。每日或隔日针刺 1 次，10 次为 1 个疗程。针刺鱼腰穴多用于治疗三叉神经痛第一支痛者。

【来源】中医杂志，(6)：53，1987。

一针单穴 下关

【定位】在面部耳前方，当颧弓与下颌切迹所形成的凹陷中。见图 48。

【操作方法】病人取坐位或健侧卧位。选用直径 0.35 毫米，长 6 ~ 7 厘米的毫针，从颧弓下缘，下颌骨髁状突前缘之凹陷处进针，与皮肤呈 45°角向对侧目内眦方向缓慢刺入。当刺进 5 ~ 6 厘米时，病人该侧面颊、鼻部及上唇会出现剧烈的电麻感，有的病人描述为"喷水感"或"爆炸感"。凡是有上述针感，说明针尖已刺到蝶腭神经节。行雀啄法 5 ~ 6 次后留针。如果针尖抵到骨板，病人感上齿根疼痛，则需将针提出一些，稍改方向再刺入，直至针尖滑入一骨缝，即翼腭窝（蝶腭神经节位于其上部），并出现上述针感。若几次进针均未刺中蝶腭神经节，则不要强求，以免造成明显的针后不适感。

【来源】中国针灸，(增刊)：239，1994。

一针单穴 四白

【定位】正坐，在承泣直下 3 分，当眶下孔凹陷处取穴。见图 76。

【操作方法】用此法治疗三叉神经痛第二支痛。从四白穴斜向上方约 45°角刺入 0.5 寸左右，待有触电样针感传至上唇或上齿等处时，提插 20 ~ 30 次。每日或隔日针 1 次，10 次为 1 个疗程。

【来源】中医杂志，（6）：53，1987。

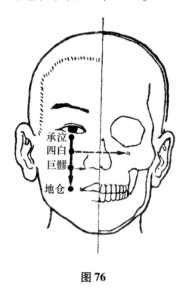

承泣
四白
巨髎
地仓

图76

一针单穴 风池

【定位】在项后，与风府穴相平，当胸锁乳突肌与斜方肌上端之间的凹陷中取穴。见图2。

【操作方法】正坐取穴，头略向前低。常规消毒后，以5毫升注射器套5号齿科针，抽取1%盐酸利多卡因注射液2~3毫升，针尖向对侧眼球方向斜刺，针身呈水平状，得气后回抽无血将药物注入。每日1次，左右交替注射，6次为1个疗程。

【来源】中国针灸，（3）：20，1992。

一针单穴 水沟

【定位】于人中沟的上1/3与中1/3交点处取穴。见图26。

【操作方法】病人取仰靠坐位或仰卧位，取水沟常规消毒，用三棱针点刺放血。

【来源】中国针灸，(5)：31，1996。

一针单穴 颧髎

【定位】正坐平视，在目外眦直下，颧骨下缘凹陷处取穴。见图77。

【操作方法】取颧髎穴，用28号3寸毫针，针体刺入的角度为以颧骨尖的切面约80°角刺入，针尖朝风府方向，深度要求在2.5～2.8寸，此时针尖可触到三叉神经第二支主干——上颌神经。针刺达到相应深度后以病人出现可耐受的电击样麻胀感半面放散为度，这是针刺的量化要求，此后留针30分钟。本法不要求医者持针捻转提插多少时间，而是以针刺后病人的客观反应作为刺激量的指标，排除不同个体痛阈差异的干扰因素。

【来源】中国针灸，(2)：89，1997。

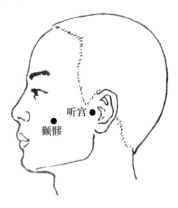

图77

一针单穴 下颌穴

【定位】在下颌骨体下缘，距下颌角 1.5～2 厘米，下颌切迹内侧面凹陷处。见图 6。

【操作方法】用强刺激手法，再通脉冲电 15～20 分钟，留针 20～30 分钟。

【来源】中医杂志，(10)：35，1980。

———— ᗌᗌᗌ 单穴古方辑录 ᗌᗌᗌ ————

合谷 《四总穴歌》云："面口合谷收"。《玉龙歌》云："头面纵有诸般疾，一针合谷效如神。"

面神经麻痹

面神经麻痹是指面神经核以下病变所致的一种急性周围性面神经麻痹。其病因尚不明确，一部分病人因局部受风着凉而起病，可能为局部营养神经的血管痉挛使神经组织缺血、水肿、受压而致病；或因炎症粘连、骨质增生、肿物压迫等使面神经肿胀、受压、血循环障碍而致病。其主要表现是大多数病人出现单侧面部表情肌突然瘫痪，前额皱纹消失，眼裂扩大，鼻唇沟平坦，口角下垂等。本病在中医学中称为"口僻""口眼㖞斜""口㖞"等。

一针单穴 翳风

【定位】在耳垂后方，当乳突与下颌角之间的凹陷处。见图 29。

【操作方法】针刺翳风穴时，针尖须向鼻尖方向进针，刺到1～1.5寸深时，使病人有酸麻胀感扩散到面部为度。主要用泻法。刺后对于患侧，如眼睑周围、唇角、眉头、眉梢、额、颊部等，让病人自行按摩，使各部皮肤发热。每日针刺1次，10次为1个疗程。还可以翳风为主，配以颊车、地仓、水沟、承浆、攒竹、四白、合谷穴，体弱者配足三里。

【来源】中国针灸，(3)：3，1986。

一针单穴 纠正穴

【定位】位于手小指尺侧，指掌关节横纹头赤白肉际处。

【操作方法】轻度握拳至半横位，刺入纠正穴，从手掌尺侧沿掌骨前向内深刺，透向合谷穴。日针1次，10次为1个疗程。

【来源】陕西中医，(5)：216，1988。

一针单穴 丰隆

【定位】外踝高点上8寸，条口穴外1寸处。见图12。

【操作方法】病人仰卧位，取双侧丰隆穴，常规消毒后用3.5寸毫针快速刺入皮下，将针刺入3寸深度，得气后施捻转提插补法。留针30分钟，间歇行针2～3次。

【来源】辽宁中医杂志，(3)：32，1991。

一针单穴 颊车

【定位】下颌角前上方一横指凹陷中，咀嚼时咬肌隆起最高点处。见图48。

【操作方法】选用患侧颊车穴，备好无菌线、缝皮针、持针器及镊子。常规消毒，在颊车穴位上缝合一针，其宽度约0.5厘米，深0.2厘米，扎双结，敷料包扎，1周后拆线。

【来源】天津中医，（6）：28，1988。

一针单穴 阿是穴

【操作方法一】 用耳背点刺放血法。选病者患侧耳背近耳轮处明显的血管一根，揉搓数分钟，使其充血，按常规消毒后，用左手拇、示指将耳背拉平，中指顶于下；右手持三棱针刺破血管；流血2~3毫升，然后擦去血迹，盖上敷料，贴上胶布。

【来源】中国针灸，（3）：45，1985。

【操作方法二】 用割治法治疗面瘫。割治前先让病人张口，用2%碘酒、75%酒精消毒病人两侧颊部黏膜，然后用手术刀片在两侧颊部距口角约4厘米处，做纵行切口，长约1厘米，深约2毫米，放出少量瘀血，用消毒干棉球清洁后嘱病人闭口，禁食2~3小时，保持口腔内卫生，防止感染。5~7天割治1次。

【来源】吉林中医药，（6）：23，1990。

【操作方法三】 用割治口腔健侧颊黏膜法治疗。令病人端坐于椅子上，头略后仰，张口。术后取灭菌纱布一块，填塞于病人口腔健侧下颊及牙齿之间隙中，再用压舌板将健侧颊与上齿分开，用酒精棉球擦拭腮腺开口部位之颊黏膜2次，每条长1~1.5厘米，深至黏膜下以见少量血液溢出为度，再用酒精棉球擦拭切口，并取出填塞纱布，令病人吐出口中的唾液及溢血，而后医者再以一手掌从病人的健侧面部至患侧面部反复按摩20次。

【来源】新中医，（7）：31，1986。

───────《 单穴古方辑录 》───────

（1）地仓 《玉龙歌》云："口眼㖞斜最可嗟，地仓妙穴透颊车。"

《儒门事亲》云："口之喎，灸之地仓。"《百症赋》云："颊车、地仓穴，正口喎于片时。"

（2）太冲　《百症赋》云："太冲泻唇喎以速愈。"

（3）合谷　《玉龙歌》云："头面纵有诸般疾，一针合谷效如神。"《四总穴歌》云："面口合谷收。"

（4）四白　《类经图翼》云：四白"主治……流泪，眼痒，口眼喎斜。"

（5）颊车　《卫生宝鉴》云："听会、颊车，凡喎向左者，为左边脉中风而缓也，宜灸左喎陷中二七壮，凡喎向右者，为右边脉中风而缓也，宜灸右喎陷中二七壮，艾炷大如麦粒，频频灸之，以取尽风气，口眼正为度。"

（6）下关　《针灸甲乙经》云："口喎僻，……下关主之。"

面肌痉挛

面肌痉挛是一种以中老年妇女为多见的常见病。表现为半侧面部肌肉呈阵发性不规则不自主的抽搐。通常多见于眼睑、口角或颊部，精神紧张、过度疲劳时加重，入睡后停止。有原发性和继发性两种：原发性面肌痉挛多病因不明；而继发性多有其他疾病史，如面神经炎后遗症、脑炎、脑血管疾病、延髓空洞症等疾病。本病属于中医学"筋惕肉瞤证"。

一针单穴 后溪

【定位】握拳，第五掌指关节后尺侧，横纹头赤白肉际。见图59。

【操作方法】取病侧后溪穴快速进针向劳宫穴方向直刺1.5寸左右，施捻转提插手法，病人明显得气后，用大幅度捻转2~3次，再行提插手法5~7次，使有强的针感，以病人能耐受为度，每3~5分钟重复手法1次，待症状消失后，留针30分钟。如进针10分钟，症状无减轻者，取对侧后溪穴，用同样手法，每日1次。

【来源】中医杂志，(6)，1981。

一针单穴 阿是穴

【定位】患处局部。

【操作方法一】为刺激神经干疗法。令病人取仰卧或侧卧位，暴露患侧乳突区，常规消毒，铺无菌巾，医者戴手套。用4厘米长的7号针，少数体胖者可用5厘米的小儿腰穿针，验明乳突尖，在其前缘稍下约5厘米处进行局麻，继向乳突根部前缘刺入。刺入深度2.5~4.0厘米，刺中神经干时病人感到轻微疼痛，同时可观察到面肌抽搐，继而出现面瘫，即证明刺中，可留针观察。如抽搐又发，可以再刺。

【来源】中华口腔科杂志，(3)，1980。

【操作方法二】梅花针叩刺。先将患侧面部常规消毒，然后用梅花针轻轻叩打患侧面部，按部位由上至下，由左到右全部叩打，当叩击某部位时，针尖一触，立发痉挛，即在该处埋揿针1支。3天后取出所埋揿针，继用前法，按其反应点再埋揿针。5次为1个疗程。

【来源】陕西中医，(12)：554，1990。

一针单穴 翳风

【定位】在耳垂后方，下颌角与乳突之间凹陷中取穴。见

图 29。

【操作方法】 用穴位注射疗法，取苯巴比妥钠 100 毫克，加 1% 盐酸普鲁卡因注射液 1 毫升。先令病人仰卧位，选定翳风后，局部常规消毒，用 5 毫升注射器刺入穴位，直刺 1.2～1.5 寸，出现酸胀针感，回抽无血，将药物推入，推进药量为上述药物的半量。每日或隔日 1 次，10 次为 1 个疗程。

【来源】 笔者用此法治面肌痉挛，可获满意效果。

―――――――― ╲╲╲╲∘ 单穴古方辑录 ∘╱╱╱╱ ――――――――

（1）颧髎 《针灸资生经》云："颧髎治口㖞眼动。"

（2）承泣 《针灸资生经》云："承泣治口眼㖞斜，目，而叶叶动牵眼。"

（3）地仓 《普济方》云："眼动不止，病右治左，病左治右。取地仓、承浆。"

（4）攒竹 《针灸大成》云：攒竹治"眼睑动"。

枕神经痛

枕神经痛是指枕大神经、枕小神经支配的枕区和上颈部的疼痛。常由于感受风寒，或颈椎病等引起，其他如脊柱结核、脊髓肿瘤、各种感染等也可引发。疼痛部位在枕区和上颈部，可为自发性，亦可因头部及颈部的动作、喷嚏、咳嗽等而诱发。属中医学的"太阳经头痛"或"后头痛"。

一针单穴 风池

【定位】在项部，与风府穴相平，胸锁乳突肌与斜方肌上端之间的凹陷中。见图2。

【操作方法】病人取俯伏坐位，双前臂伏案，头略前倾。取风池穴，局部消毒后，用5毫升注射器吸入当归注射液2毫升，刺入穴位约2厘米，病人有针感后注入药液。每日1次。

【来源】笔者用此法治疗枕神经痛病人数例，均经5~7次治愈。

一针单穴 上天柱

【定位】项部发际内，天柱穴上5分处取穴。见图78。

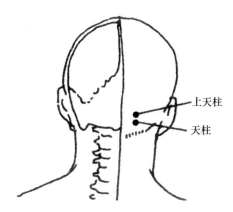

图78

【操作方法】取患侧上天柱穴，行提插捻转法，使针感向右耳及前头顶方向放射，留针20分钟，间隔5分钟行针1次。

【来源】中国针灸，（6）：33，1995。

（1）脑空　《神应经》云："耳后头痛，取脑空。"

（2）后溪　《通玄指要赋》云："头项痛拟后溪以安然。"《玉龙歌》云："头项强硬，刺后溪。"

（3）风池　《胜玉歌》云："头风头痛灸风池。"

肋间神经痛

•••••• ∘ ••••••

肋间神经痛是指一支或几支肋间神经支配区的疼痛。疼痛呈阵发性，常位于一个或几个肋间，呈带状分布，当咳嗽、打喷嚏或深吸气时，疼痛加剧。原发性肋间神经痛相当少见，继发性肋间神经痛较为多见。本病多由病毒或细菌感染性疾病所引起，或由邻近器官和组织病变的刺激、压迫所致，如胸膜炎、结核、肿瘤以及外伤等。在中医学属"胸痹""胁痛"等范畴，其发病原因多与肝胆疾病有关。

一针单穴　丘墟

【定位】在外踝前下缘，当趾长伸肌腱的外侧凹陷中取穴。见图15。

【操作方法】取穴丘墟，左侧痛取右丘墟，右侧痛取左丘墟。直刺1.0～1.5寸，持续大幅度捻转至痛止，留针30分钟，每隔10分钟捻转1次。

【来源】赤脚医生杂志，（11）：1977。

一针单穴 太冲

【定位】在足第一、二跖骨结合部之前凹陷中取穴。见图45。

【操作方法】令病人取坐位，双侧太冲穴常规消毒，28 号1.5 寸毫针直刺太冲穴，得气后轻插重提 3~5 次，然后边用捻转泻法边让病人做呼吸运动，胸腹部同时活动。捻转数次后留针 20 分钟，其间可运针 2 次，刺激强度要依病人的体质强弱而定。

【来源】中国针灸，(5)：52，1993。

一针单穴 夹脊穴

【定位】取相应节段及上下各一个节段，共 3 对夹脊穴。位于相应脊椎棘突下旁开 0.5 寸。见图 7。

【操作方法】进针向脊柱方向斜刺，针深达 1.0~1.5 寸，得气后留针 30 分钟，每日 1 次，10 次为 1 个疗程。

【来源】笔者用此法治肋间神经痛，效果满意。

———— ◦单穴古方辑录◦ ————

(1) 行间 《灵枢·五邪》篇云："邪在肝，则两胁中痛，寒中，恶血在内，行善掣节，时脚肿。取之行间，以引胁下，补三里以温胃中，取血脉以散恶血。"

(2) 华盖 《针灸甲乙经》云："胸胁榰满，痛引胸中，华盖主之。"

(3) 丘墟 《备急千金要方》云："丘墟主胸痛如刺。"

(4) 太冲 《针灸甲乙经》云："暴胀胸胁支满……太冲主之。"

(5) 支沟 《标幽赋》云："胁疼肋痛针飞虎。"

坐骨神经痛

坐骨神经痛是指沿坐骨神经分布区（臀、大腿后侧、小腿外侧、足部）内的疼痛，是一个常见的综合征。主要表现为放射性腰腿痛，常因咳嗽、弯腰、用力而加重。本病分为原发性和继发性两种：原发性与感染、受寒、损伤等有关，临床较少见；继发性为坐骨神经通路的邻近组织病变产生机械性压迫或粘连引起，如腰椎病、腰椎间盘脱出、椎管狭窄、脊柱肿瘤、脊柱结核、骨盆内病变、脊髓蛛网膜病变、腰及臀部肌肉筋膜病变。本病属于中医学"痹证""腰痛"等范畴，在《灵枢》中称为"周痹"。

一针单穴　气海俞

【定位】在腰部，当第三腰椎棘突下，旁开1.5寸。见图3。

【操作方法】用5寸毫针，垂直稍向脊柱方向进针3~4寸，得气后，行提插、捻转等手法，使针感沿大腿后侧传至足，每日1次。

【来源】中国针灸，(6)：9，1988。

一针单穴　压痛点

【定位】病人患侧第三腰椎横突端压痛最明显处。

【操作方法】在病人患侧第三腰椎横突端压痛最明显处，用3寸毫针刺入1寸，得气后用强刺激手法，出针后拔火罐，每次15~20分钟。

【来源】河北中医，（4）：46，1985。

一针单穴 顶穴

【定位】病人俯卧位或侧卧位，从患侧髂前上棘到第五腰椎连线中点，引一垂线，再向下找一点使之连接成一等边三角形，三角形的中点，大约在秩边穴上 2 寸。

【操作方法】局部常规消毒，用 5~7 寸毫针直刺，得气后针尖向环跳方向透刺。病程短、体壮者用泻法，提插捻转 50 次，然后留针 15 分钟，起针时再捻转 50 次；体虚、病程长者，采取平补平泻法，留针时间可长达 30 分钟。隔日 1 次，10 次为 1 个疗程。

【来源】中国针灸，（5）：51，1990。

一针单穴 风池

【定位】胸锁乳突肌与斜方肌之间上端凹陷处，平风府穴。见图 2。

【操作方法】取患侧风池穴，针用泻法，持续捻转 2 分钟，使局部酸胀，留针 30 分钟。

【来源】此为笔者之经验。

一针单穴 腕骨

【定位】位于手尺侧，第五掌骨与三角骨之间凹陷处赤白肉际。见图 59。

【操作方法】缪刺法，取对侧腕骨穴，用 1 寸毫针刺之，行泻法，留针 30 分钟。

【来源】此为笔者经验，发针立效。

一针单穴　双阳穴

【定位】由患侧环跳穴与风市之中点向内，适在足少阳与足太阳膀胱经循行路线之正中间找出取穴点，再由取穴点向上、向下各1寸处分别取之。

【操作方法】在双阳穴上各直刺2.5~3.0寸，予以提插捻转中强刺激，针感酸、沉、胀、触电样，向上放散至胯部，向下放散至足趾部，留针10~30分钟，每日针刺1次，10次为1个疗程。

【来源】新中医，(9)：36，1985。

一针单穴　二阳

【定位】位于腰部，第四、五腰椎棘突之间，左右旁开各7分处。见图79。

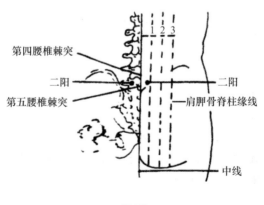

第四腰椎棘突

二阳

第五腰椎棘突

1 2 3

二阳

肩胛骨脊柱缘线

中线

图79

【操作方法】取二阳穴，针入0.5~1.0寸，采用中等刺激，加艾条灸，留针30分钟。

【来源】山东医刊，(7)：41，1965。

一针单穴 秩边

【定位】在胞肓直下，骶管裂孔旁开 3 寸，俯卧取穴。见图 21。

【操作方法】取患侧穴位，直刺 3 ~ 4 寸。得气后施以提插捻转手法，强刺激，使针感向下肢放射。留针 20 ~ 30 分钟，每日或隔日 1 次，10 次为 1 个疗程。

【来源】山西中医，(4)：36，1990。

一针单穴 环跳

【定位】在股骨大转子最高点与骶骨裂孔的连线上，外 1/3 与中 1/3 的交点处取穴。见图 62。

【操作方法一】用 4 ~ 5 寸长针斜向下 45°角方向，采用指切进针法进入 3 ~ 4 寸，得气后行大鹏展翅手法，使针感沿大腿后侧传导至足，再加用 GD - 680 型电针治疗仪，用连续波留针 30 分钟，每日 1 次，10 次为 1 个疗程。

【来源】云南中医杂志，(5)：35，1992。

【操作方法二】采用"扬刺法"，在环跳穴先刺入一针，捻转得气后，并施温针疗法。再在环跳穴四周刺入 4 针，方向朝向中心针，捻转得气后，留针 20 ~ 30 分钟，每隔 10 分钟捻转 1 次，每日针 1 次。

【来源】中国针灸，(增刊)：285，1994。

【操作方法三】病人侧卧，患侧朝上，环跳穴常规消毒。用 5 毫升注射器配 7 号注射针头，抽取消旋山莨菪碱 10 毫克。垂直进针，待产生酸、麻、胀针感并向下放散后，缓慢推注药液，药液全部推进以后，将针拔出。每日 1 次，10 次为 1 个疗程。

【来源】中国针灸，(4)：28，1992。

一针单穴 昆仑

【定位】在跟腱与外踝之间凹陷处取穴。见图65。

【操作方法】取患侧昆仑穴，常规皮肤消毒，用5毫升注射器抽取山莨菪碱10毫克后垂直刺入昆仑穴0.5~0.8寸深，待有酸胀感且抽无回血时，快速注入药液。轻者隔日1次，重者每日1次，5次为1个疗程。

【来源】中国针灸，（8）：56，1996。

一针单穴 下肢外侧疼痛者，取瞳子髎
下肢后侧疼痛或后、外侧皆痛者，取睛明

【定位】瞳子髎　在目外眦外侧，眶骨外侧缘凹陷中取穴，见图80。

睛明　在目内眦的上方凹陷中取穴，见图31。

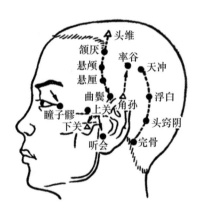

图80

【操作方法】病人仰卧或正坐，取患侧穴位，用28号0.5~1.0寸毫针，睛明穴沿眼眶边缘垂直进针0.3~0.5寸，小幅度进针，而后出针，并立即用干棉球按压3~5分钟，以防出血。瞳

子髎向外平刺 0.3～0.5 寸，可中幅度或大幅度行针。每日针 1 次，7 次为 1 个疗程。

【来源】中国针灸，(4)：28，1992。

一针单穴 承扶

【定位】在臀横纹正中取穴。见图 43。

【操作方法】用承扶穴齐刺法。令病人侧卧位或俯卧位，在患肢承扶穴区域按压，找到疼痛敏感点，皮肤行常规消毒，以 28～30 号 3 寸毫针直刺 2.5 寸深。再于承扶穴两侧各 1.5 寸处的臀横纹线上各刺 1 针。行提插捻转手法，中等强度刺激，使酸、沉、胀、触电样针感向上放散至腰胯部，向下放散到足趾部，留针 10～20 分钟，每日 1 次，10 次为 1 个疗程。

【来源】中国针灸，(4)：28，1992。

一针单穴 次髎

【定位】于第二骶后孔中取穴。见图 3。

【操作方法】用穴位注射疗法。每次注入的药液为 0.3% 盐酸利多卡因注射液 10～15 毫升，曲安奈德 10～15 毫克，维生素 B_{12} 100 微克。令病人俯卧或侧卧，于患侧髂后上棘内下方约 1 厘米凹陷处取次髎穴，常规消毒铺巾，用 6～7 号针头，局部做皮丘后刺入，回吸无血及液体即可注入药液。每周注药 1 次，3 次为 1 个疗程。

【来源】中国针灸，(4)：23，1994。

〰〰∘ 单穴古方辑录 ∘〰〰

(1) 秩边 《针灸甲乙经》云："腰痛骶寒，俯仰急难，……秩边主之。"《铜人腧穴针灸图经》云："秩边：治腰痛不能俯仰，小便赤涩，腰尻重不能举。"

（2）申脉 《针灸甲乙经》云："腰痛，不能举足少坐，若下车踬地，胫中牵引腰脚疼，取申脉然。"《针灸大全》云："肢节烦痛，申脉主之。"

（3）昆仑 《马丹阳十二穴歌》云："昆仑足外踝，跟骨上边寻，转筋腰尻痛，暴喘满中心，举步行不得，一动即呻吟，若欲求安乐，须于此穴针。"

（4）跗阳 《神应经》云："腰痛不能久立，腿膝胫酸重及四肢不举，取跗阳。"

（5）环跳 《天星秘诀》云："冷风湿痹针何处，先取环跳后阳陵。"《神应经》云：环跳治"腰脚痛"。

（6）承扶 《针灸甲乙经》云："腰脊痛，尻脊股臀阴寒大痛……承扶主之。"

（7）殷门 《针灸甲乙经》云："腰痛得俛不得仰，仰则恐仆，得之举重，恶血归之，殷门归之。"

（8）委中 《玉龙歌》云："更有委中之一穴，腰间诸般任君攻。"《杂病穴法歌》云："腰痛环跳、委中神。"《四总穴歌》云："腰背委中求。"

（9）后溪 《肘后歌》云："胁肋腿疼后溪妙。"《百症赋》云："后溪环跳，腿疼刺而即轻。"

（10）白环俞 《玉龙歌》云："腿髋痛，脚膝不遂，取白环俞。"

（11）腕骨 《医学入门》云："腰连脚疼补腕骨、环跳。"《杂病穴法歌》云："腰连腿疼腕骨升。"

股外侧皮神经炎

股外侧皮神经炎主要是大腿外侧皮肤感觉麻木、蚁行感或疼痛，故又称感觉异常性股痛。一般多为慢性或亚急性起病，男性发病率是女性的 2～3 倍。多发生于成年人，多为一侧。常可由外伤、腰大肌压迫、糖尿病、肥胖、腹部手术引起，亦可在妊娠期发病。本病属中医学"痹证""麻木"等范畴。

一针单穴 阿是穴

【定位】 患处局部。

【操作方法一】 用梅花针在病侧局部进行叩刺，强刺激，以皮肤微出血为度，然后加拔火罐。每日 1 次，7 次为 1 个疗程。

【来源】 浙江中医杂志，（2）：548，1988。

【操作方法二】 在患侧的皮肤麻木区予以扬刺法，即病变部位中心先刺 1 针，用泻法，捻转得气后，在其周围刺 4 针，方向朝向中心刺，捻转得气后，留针 20～30 分钟，每隔 10 分钟捻转 1 次，每日针 1 次。

【来源】 中国针灸，（增刊）：284，1994。

一针单穴 风市

【定位】 大腿外侧，腘横纹上 7 寸，股外侧肌与股二头肌之间，当直立垂手时，中指止点处取穴。见图 81。

【操作方法】 采用 2.5 寸毫针，刺入感觉异常区的中部，相当风市穴处，直刺 2～4 厘米深，再各距中心点的四方二三横指处，针尖朝中心点，约 25°角，各斜刺 1 针，深 3～5 厘米。平补平泻，只捻转，不提插，留针 20 分钟。间日 1 次，10 次为 1 个疗程。

【来源】 中医杂志，（1），1984。

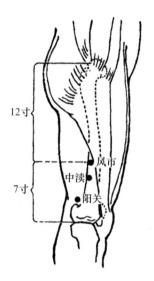

图81

————————《单穴古方辑录》————————

（1）中渎 《针灸甲乙经》云："寒气在分肉间，痛上下，痹不仁，中渎主之。"

（2）风市 《针灸资生经》云："膝以上（不仁）宜灸环跳、风市。"

发作性睡病

发作性睡病是一种原因不明的睡眠障碍，主要表现为阵发性难以自我控制的睡眠，每次持续数分钟至数小时，可一日数发。多数病人伴有一种或数种其他症状，包括猝倒症、睡瘫症和入睡幻觉等。发病年龄一般在儿童期至成人期，以 10~20 岁最多见，男女发病率相同。中医学称为"多寐""嗜卧"。

一针单穴 内关

【定位】于腕横纹上 2 寸，当掌长肌腱与桡侧腕屈肌腱之间取穴。见图 9。

【操作方法】取双侧内关穴，小幅度轻捻徐徐刺入，稍加微颤，小提插，留针 1 小时后重复捻转两次，日针刺 1 次。

【来源】针灸学报，(4)：50，1992。

———— ·单穴古方辑录· ————

(1) 中脘 《玉龙歌》云："食罢而贪睡卧者名脾困，灸中脘。"
(2) 膈俞 《神应经》云："嗜卧不言，取膈俞。"

痉挛性斜颈

痉挛性斜颈是指颈肌痉挛性或强直性收缩，引起头向一侧扭转或痉挛性倾斜。其原因目前认为系锥体外系器质性病变，少数可为精神因素或局部刺激所引起。本病可发生于任何年龄，但以成人最多见。与中医学"痉证""瘛疭"等病相关。

一针单穴 臂臑

【定位】在曲池和肩的连线上，曲池上 7 寸处取穴。垂臂屈肘时，在肱骨外侧三角肌下端。见图 58。

【操作方法】取臂臑穴，向内下方斜刺 1.5 寸，捻转得气后留针 30 分钟。

【来源】山西中医，（6），1987。

咀嚼肌痉挛

咀嚼肌痉挛是由于某些原因使咀嚼肌突然发生痉挛收缩，致使病人牙关紧闭，张口不能，面部咀嚼肌隆起，按之坚硬的疾病。属中医学"痉证"范畴。

一针单穴 外关

【定位】在前臂背侧、当阳池与肘尖的连线上，腕背横纹上 2 寸，尺骨与桡骨之间。见图 20。

【操作方法】用半寸毫针针刺患侧，对侧或双侧外关穴，进针 0.5～1 寸，一般得气后张口即有所改善。

【来源】新医学，（1）：583，1984。

腓肠肌痉挛

腓肠肌痉挛俗称"转筋"。其特点是腓肠肌突然发作的强直性痉挛。一般持续数十秒至数分钟。其原因多由寒冷刺激、过劳等引起，常反复发作。

一针单穴 合阳

【定位】在小腿后面,当委中与承山的连线上,委中下 2寸。见图 19。

【操作方法】进针 1.5 寸深,运用提插手法使针感放射至足底部 3 ~ 4 次,留针 30 分钟,每日 1 次。

【来源】新疆中医药,(4):55,1986。

一针单穴 承山

【定位】在小腿后面正中,委中与昆仑之间,当伸直小腿或足跟上提时腓肠肌肌腹下出现尖角凹陷处。见图 19。

【操作方法一】单侧痉挛取患侧,双侧痉挛取双侧。常规消毒后,以镊子夹住揿针之皮内针圈,将针尖与身体纵轴呈垂直方向刺入承山穴皮内,用胶布固定。一般埋针 7 天左右。

【来源】中国针灸,(6):40,1983。

【操作方法二】取承山穴,针刺 1.5 ~ 2 寸深,行提插平补平泻手法,使针感放射到足底,然后取艾条 1 寸长,插到针柄头上,实施温针,待燃烧完毕,留针 15 分钟,每日 1 次。

【来源】上海针灸杂志,(2):47,1987。

———— ⑴⑴⑴○ **单穴古方辑录** ○⑴⑴⑴ ————

承山 《马丹阳十二穴歌》云:承山主"霍乱及转筋"。

第二章

外科病症

颈椎病

‒‒‒‒‒‒ ○ ‖‖‖‖‖‖‖

颈椎病为骨科常见病，多因颈椎骨、椎间盘及其周围纤维结构的损害致使颈椎间隙变窄，压迫神经、血管、脊髓引起的一组症状。多表现为头、颈、臂、手指麻木，严重者有肌肉萎缩，属中医"痹证""痿证"范畴。

一针单穴 相应夹脊

【定位】以病变椎体相应的夹脊穴为治疗点。见图7。

【操作方法一】取病变相应夹脊穴，以2寸毫针刺入后接电针仪，给间断波20分钟，1日1次，10次为1个疗程。

【来源】笔者用此法治疗神经根型颈椎病取得满意疗效。

【操作方法二】取相应夹脊穴为挑刺点，常规消毒，用2%盐酸利多卡因注射液注射一个皮丘。铺洞巾，戴手套。用中号三棱针先挑破表皮，再挑断白色的纤维，深度一般不超过1厘米。每次挑刺1~3穴，治毕用创可贴敷贴伤口。1周治疗1次，5次为1个疗程。

【来源】中国针灸，(11)：44，1996。

一针单穴 新设

【定位】于风池穴直下，后发际下1.5寸，约当第四颈椎横突端取穴。见图82。

【操作方法】在颈部取双侧新设穴或沿新设穴直下，根据X线片在骨质增生的椎旁点压阿是穴，每穴注入醋酸维生素E油剂 50 毫克（1 毫升），左右共两穴。每周 2 次，10 次为 1 个疗程。

【来源】四川中医，(2)：24，1986。

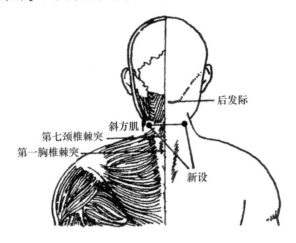

图 82

肩关节周围炎

肩关节周围炎简称肩周炎，又称老年肩、冻结肩，多以轻度扭挫伤、过劳、风寒侵袭为诱因。以 50 岁上下的人为多见。临床特点为患肢肩关节疼痛，夜间尤甚，活动受限。中医学认为本病属"痹证"范畴。又称为"肩凝证""漏肩风"。

一针单穴 肩髃透极泉

【定位】肩髃在肩部，臂外展，当肩峰下方凹陷处。见

一针灵

图58。

【操作方法一】医者摸到肩髃后，用双手指压手法固定穴位，先施用轻刺激手法，垂直刺入 0.6～1 寸深，待病人有酸重感，稍停微息，再用重刺激手法向极泉方向垂直刺入 3～4 寸深，以针尖即将达于极泉穴为止。然后施以烧山火手法，不断捻转，使病人的针感从上臂透过肘关节，一直传导至手指。其进针深度及刺激轻重均根据病人具体情况而定。一般每次施手法 1～2 分钟即可，均不留针。一般 1～2 次即愈。

【来源】江西中医药，(3)：35～36，1986。

【操作方法二】用 28 号 4 寸长毫针迅速刺入肩髃穴，针尖稍向前，捻转进针通过关节囊至极泉穴，另以 28 号 3 寸毫针刺入肩前达关节囊内，轮流大幅度提插捻转两针，使针感向肢端放射，留针 20 分钟。配合松解粘连手法。

【来源】江西中医药，(3)：35～36，1986。

一针单穴 条口透承山

【定位】条口在小腿前外侧，当犊鼻下 8 寸，距胫骨前缘一横指（中指），见图 12。

【操作方法】交叉取穴，如右肩病取左侧穴，进针 2.5～3 寸，得气后，令病人活动患侧肩臂，每 5～10 分钟得气 1 次。留针 30 分钟，施平补平泻法。

【来源】陕西中医，(10)：46，1986。

一针单穴
肩峰正中痛，取对侧髀关
肩峰偏后侧痛，取对侧环跳
肩峰内侧痛，取对侧股内侧的对应点

【定位】髀关穴在大腿前面，当髂前上棘与髌底外侧端的连线上，屈股时，平会阴，居缝匠肌外侧凹陷处。见图37。

环跳穴在股外侧部，侧卧屈股，当股骨大转子最凸点与骶管孔连线的外1/3与中1/3交点处。见图62。

【操作方法】虚寒证用烧山火法，实热证用透天凉法，不虚不实用平补平泻法。

【来源】陕西中医，(6)：40，1982。

一针单穴 中渚

【定位】在手背第四、五掌指关节后的掌骨间，液门后1寸，握拳取穴。见图71。

【操作方法一】用鲜姜5片擦患部至局部发红。快速进针，针尖向腕部斜刺0.5～1.5寸，待得气后，持续运针，用强刺激，同时令病人活动肩关节，每次10～15分钟。每日1次，6次为1个疗程。

【来源】陕西中医，(1)：33，1985。

【操作方法二】取左侧中渚穴，施以烧山火法，热感沿手臂上行至肩，渐感患侧有烧热样感觉，即觉肩部舒适。3次后臂可上举，5次痛消，8次活动如常。

【来源】陕西中医，(1)：33，1985。

一针单穴 扶突

【定位】在颈外侧部、结喉旁，当胸锁乳突肌的前、后缘之间。见图11。

【操作方法】取扶突穴，用1寸长28号毫针，针尖向颈椎方向直刺5分左右，有触电感经肩至手即可出针，不留针。每日1次，10次为1个疗程。疗程间隔3～5日。治疗1～30次后，观察结果。

【来源】云南中医杂志，（5）：33，1985。

一针单穴 手三里

【定位】在前臂背面桡侧，当阳溪与曲池连线上，肘横纹下 2 寸。见图 32。

【操作方法一】取病变对侧穴位，针刺得气后，嘱其活动肩部，继之用强刺激泻法，并加强活动，留针 40 分钟，其间行针 5 次。

【来源】中国针灸，（6）：35，1995。

【操作方法二】用拇指指腹由轻到重进行揉按，一般先局部痛点，后远端反应点，每点指压揉按 5～10 分钟。

【来源】上海针灸杂志，（1）：17，1986。

【操作方法三】取患侧手三里，注射前先揉按，寻找准确的压痛点后，常规消毒，直刺行针，待得气后缓慢推入安痛定注射液 1～2 毫升，此时病人局部酸、胀、麻感加重。每日 1 次，3 日后改为隔日 1 次，7 次为 1 个疗程。

【来源】中西医结合杂志，（6）：350，1990。

一针单穴 天宗

【定位】在肩胛部，当冈下窝中央凹陷处，与第四胸椎相平。见图 83。

【操作方法】先刺健侧天宗穴，提插捻转，重泻，继循经取患侧天宗行温针，重灸 3 壮。留针 30 分钟。

【来源】中医杂志，（6）：21，1988。

一针单穴 下巨虚

【定位】在小腿前外侧，当犊鼻下 9 寸，距胫骨前缘一横

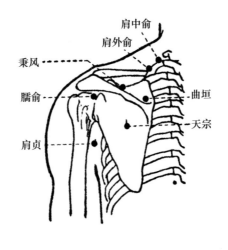

图 83

指。见图 12。

【操作方法】用捻转泻法进针 1.5 寸左右，留针 10～15 分钟，同时让病人活动患肩。对漏肩风病人同时配合按摩，隔日 1 次，5 次为 1 个疗程，最多 2 个疗程。

【来源】中国针灸，(4)：10，1986。

一针单穴 液门透中渚

【定位】在手背部，当第四、五指间，指蹼缘后方赤白肉际处。见图 71。

【操作方法】选 28 号 1.5 寸长的毫针，由患侧液门穴进针，沿皮下软组织透中渚穴，进针 1 寸许，待病人有明显酸、胀、麻、重得气感后，行大幅度提插捻转，强度以病人能耐受为度。同时让病人慢慢由小到大活动颈部，每次捻针 20～60 秒，留针 15 分钟，其间每隔 5 分钟运针 1 次，1 日 1 次，重症 1 日 2 次。

【来源】中国针灸，(2)：43，1988。

一针单穴 攒竹

【定位】当眉头凹陷中，眶上切迹处。见图31。

【操作方法】取双侧攒竹穴，以短毫针迅速刺入皮下，针尖稍向下80°斜刺0.5寸，当出现明显酸胀感时，即缓缓捻转1~2分钟，留针20~30分钟。留针期间嘱病人做肩部、背部前伸后屈、侧弯活动，逐渐加大幅度。若痛连腰骶部，可将针退至皮下向印堂穴透刺，或加刺后溪穴；若痛连颈部加刺对侧悬钟穴。

【来源】江西中医药，（3）：37~38，1985。

一针单穴
疼痛点在肩前内侧，取鱼际
疼痛点在肩外侧，取合谷
痛点在肩外侧偏后方，取中渚
痛点在肩后侧，取后溪

【定位】鱼际　当第一掌骨中点桡侧，赤白肉际处。

合谷　在手背，第一、二掌骨间，当第二掌骨桡侧的中点处。

中渚　在手背，第四、五掌指关节后的掌骨间，液门后1寸，握拳取穴。见图71。

后溪　在手掌尺侧，微握拳，当小指本节后的远侧掌横纹头赤白肉际处

【操作方法】根据疼痛部位所属经络，循经取穴，用泻法行针1~2分钟，同时令病人活动肩部。留针15分钟，每日1次，一般1~3次即可痊愈。

【来源】笔者用此法治疗肩周炎百余例，获速效。

阳陵泉

【定位】 位于小腿外侧，当腓骨小头前下方凹陷处，见图54。

【操作方法】 双侧阳陵泉以快速捻转法刺入，在得气后，施以泻法，留针30分钟，每间隔5分钟行针1次。同时，嘱病人活动患肢，活动范围由小到大，切勿用力过猛。

【来源】 中国针灸，(4)：36，1982。

中平穴

【定位】 于足三里穴下1寸、上巨虚穴上2寸处取穴。

【操作方法】 采用3~5寸28号毫针，行直刺法，大幅度地用力提插捻转，以泻为主。待针刺得气，针感向上、向下传导，令病人活动患肢，做上举、外展、内旋等功能锻炼。对于急性期因疼痛引起的功能障碍，没有形成严重粘连，针刺后很快疼痛消失，功能正常可不留针。对后期粘连引起的功能障碍，可留针20~30分钟，5分钟行针1次，7次为1个疗程。选择穴位的原则是：左肩痛针右侧穴位，右肩痛针左侧穴位，双侧痛针双侧穴位。

【来源】 中医药学报，(6)：25，1988。

头针顶颞前斜线

【定位】 前神聪至悬厘的连线。见图84。

【操作方法】 取顶颞前斜线中1/3节段，患单肩者针对侧，双肩者针双侧。用28~32号1.5寸的不锈钢毫针，在施术部位进针约1寸，针尖方向根据患肩痛部位，在前者向阴面，在后者向阳面，手法用抽气法运针，以患部疼痛立即消失或减轻为得气，每隔10~30分钟运针1次，留针1小时以上，隔日1次，

10 次为 1 个疗程。

【来源】浙江中医杂志，（3）：116，1987。

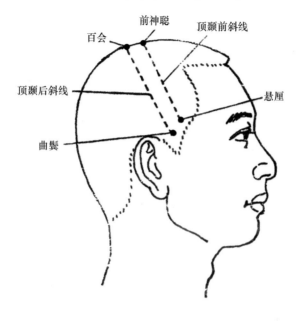

图 84

一针单穴 肺俞

【定位】于第三胸椎棘突下，督脉旁开 1.5 寸处取穴。见图 3。

【操作方法】取患侧肺俞穴，穴区皮肤常规消毒后，用镊子夹取一枚颗粒型皮内针，沿皮下将针刺入皮内，深度以针身 2/3 为宜，继用一小块胶布固定针柄。3 天换 1 次，5 次为 1 个疗程。

【来源】中国针灸，（3）：172，1997。

第二章 外科病症

·

一针单穴 肩髃

【定位】在肩峰前下方，当肩峰与肱骨大结节之间取穴。上臂平举时，肩部出现两个凹陷，前方的凹陷就是肩髃。见图58。

【操作方法】用穴位注射疗法，所用药物是2%盐酸普鲁卡因注射液4毫升，维生素B$_{12}$ 500微克，当归注射液、骨宁注射液各2毫升。取肩髃常规消毒，进针后使针感放射到指尖，将上述混合药物缓慢推入。药液推入1~5分钟患肢感无力，并有麻胀感，疼痛即可减轻，活动较前自如。隔日1次，3次为1个疗程。

【来源】中国针灸，（2）：18，1991。

一针单穴 阴陵泉

【定位】在胫骨内侧髁下缘凹陷中取穴。见图14。

【操作方法】病人取坐位，将患侧阴陵泉穴处常规消毒，以2.0寸毫针直刺，快速进针至1.5寸，用提插泻法，使麻胀感迅速传至足底，得气后令病人最大限度活动肩关节，同时医者不停地提插泻法1分钟，然后留针15分钟。每日1次，10次为1个疗程。

【来源】中国针灸，（4）：30，1993。

<table>
<tr><td rowspan="4">一针单穴</td><td>属手太阴经病者，取太渊</td></tr>
<tr><td>属手阳明经病者，取三间</td></tr>
<tr><td>属手太阳经病者，取后溪</td></tr>
<tr><td>属手少阳经病者，取中渚</td></tr>
</table>

【定位】太渊　在腕横纹上，于桡动脉桡侧陷中取穴，见图5。

三间　在示指桡侧，第二掌指关节后，第二掌骨小头上方取穴，见图 10。

后溪　在第五掌指关节尺侧后方，第五掌骨小头后缘，赤白肉际处取穴，见图 59。

中渚　在手背第四、五掌指关节后的掌骨间，当液门后 1 寸，见图 71。

【操作方法】采用"巨刺"法治疗，以 1.0～1.5 寸毫针刺健侧穴位，进针 0.5～1.0 寸，得气后行捻转手法，同时嘱病人上下前后活动患肢，留针 15 分钟，隔日 1 次，10 次为 1 个疗程。

【来源】中国针灸，(4)：30，1993。

一针单穴　颈中穴

【定位】在天鼎穴向外斜下 1 寸的位置，即胸锁乳突肌锁骨头后缘，其深部为臂丛神经。

【操作方法】病人取直立位，头仰向健侧，充分暴露穴位并常规消毒，用 32 号 1.5 寸毫针刺入穴位后，徐徐进针至 1.0 寸左右，然后针尖朝向大椎穴方向，施以雀啄手法，寻找电击样针感，针感麻至指尖为宜，不留针。

【来源】中国针灸，(4)：30，1993。

一针单穴　陵下穴

【定位】在阳陵泉直下 2 寸凹陷中压痛点处取穴。

【操作方法】取患肩同侧穴位，双肩同病取双穴。穴位常规消毒后，左手示、中二指紧压穴位两旁，右手拇示二指持针（30 号 2 寸毫针），用注射式进针法快速刺入皮肤，再令中指尖按压在穴旁，与左手示中二指配合的同时，右手将针进至应刺深度，经提插捻转得气后，施单向捻转，然后将针提动，并有沉紧而重类似滞针之感。此时左手离去，在右手捻针不易动而又拔之不出，针感以病人能忍受的情况下，行左转滞针为补，右转滞针为泻，补泻交替使用。留针30分钟，间隔10分钟采用弹拨、震颤等手法，使针感向患肩传导。出针时将针体向相反方向捻转，待松动后即可出针。每日1次，10次为1个疗程。

【来源】中国针灸，(4)：31，1993。

————————⟫⟫⟫○单穴古方辑录○⟪⟪⟪————————

（1）手三里 《席弘赋》云："肩上痛连脐不休，手中三里便须求。"

（2）肺俞 《针灸大成·杨氏医案》云："灸肺俞则痰气可清，而手臂能举矣。"

（3）天宗 《针灸甲乙经》云："肩重、肘臂痛不可举，天宗主之。"

（4）阳池 《针灸甲乙经》云："肩痛不能自举，汗不出，颈痛，阳池主之。"

（5）肩髎 《针灸甲乙经》云："肩重不举，臂痛，肩髎主之。"

肱骨外上髁炎

————————⟫⟫⟫○⟪⟪⟪————————

肱骨外上髁炎又称肱桡滑囊炎，俗称"网球肘"，是指肱骨外上髁、桡骨头、肱桡关节滑囊处无菌性炎症。多因前臂旋转用力不当，致使前臂伸腕肌的起点处扭伤所致。中医学称为"肘痛"，认为其多由劳伤筋脉、气血失和所致，以肘关节外侧疼痛，用力握拳及前臂旋转动作时加剧为主要表现，在肘关节外侧、肱骨外上髁、肱桡关节和桡骨小头的前缘等处可以找到压痛点。

一针单穴 阴上穴

【定位】在阴陵泉上方 1.5 寸处，股骨内髁之高点下方，内膝眼与腘窝横纹头连线之中点处。

【操作方法】垂足取同侧阴上穴，常规消毒后，用 1 寸毫针快速刺入穴位，针尖向上斜刺，得气后留针 30 分钟，每日 1 次。

【来源】广西中医药，(1)：24，1991。

一针单穴 阿是穴

【定位】压痛明显处。

【操作方法一】采用扬刺法配合温针灸法。在最痛点先刺一针，捻转得气后，再在四周针 4 针，方向朝向中心针，捻转得气后，留针 20～30 分钟。留针时，在针柄上插入艾条，施以温针灸。每日 1 次。

【来源】中国针灸，(增刊)：285，1994。

【操作方法二】用 25% 盐酸普鲁卡因注射液 2 毫升加地塞米松 5 毫克注入穴内，然后再注射当归注射液 2 毫升，隔天 1 次。

【来源】针灸学报，(6)：22，1992。

【操作方法三】用 2.5% 的碘酒消毒肱骨外上髁压痛处，再用 75% 酒精脱碘。医者用七星针重叩压痛部位，以皮肤轻微出血为止。再用悬灸压痛部位，以皮肤发红为度。隔日治疗 1 次。

【来源】四川中医，(10)：40，1985。

【定位】屈肘，在肘横纹桡侧端凹陷处取穴。见图32。

【操作方法】直刺0.8～1.0寸，用强刺激手法，得气后留针30分钟。日针1次。

【来源】笔者用此法治疗肱骨外上髁炎取得明显效果。

————————◦单穴古方辑录◦————————

（1）曲池 《马丹阳十二穴歌》云："曲池拱手取，屈肘骨边求，善治肘中痛，偏风手不收，挽弓开不得，筋缓莫梳头。"

（2）手三里 《针灸资生经》云："手三里治手臂肘弯不伸。"

（3）尺泽 《天元太乙歌》云："五般肘痛针尺泽。"

腱鞘囊肿

腱鞘囊肿是指关节囊或腱鞘附近某些组织的黏液变性所形成的囊肿，有单房性和多房性之分。本病发生与各种急、慢性外伤史有密切关系。症见囊肿部隆起，有时伴有酸痛、乏力，多见于腕关节背面、足背、膝的内外侧，腘窝内亦可发生，触诊呈核状，可稍有滑动，当囊肿内充满液体致张力增大时，则显得坚硬。

一针单穴 阿是穴

【定位】肿块局部取穴。

【操作方法一】挤住囊肿，将内容物推至一边，使囊肿突起，避开血管，用酒精烧红三棱针，对准囊肿迅速刺入深部，快速刺快出针，两手用干棉球挤压针孔周围，放出胶状黏液，挤压干净，消毒，用挤干的酒精棉球压迫包扎，3 日后取下包扎。

【来源】中国针灸，（1）：16，1986。

【操作方法二】单房性在囊肿最高点垂直进针；多房性在每个结节状的最高点进针，用三棱针进针后，针尖向四周做旋转式深刺，勿用力过猛，出针后及时在针孔周围挤压，挤净内容物，加压包扎固定，每日在针灸部位艾灸 15 分钟。

【来源】上海针灸杂志，（3）：17，1984。

【操作方法三】用碘酒、酒精消毒，囊肿中心部用 1% 盐酸普鲁卡因注射液局部麻醉，然后用三棱针刺入，将针拔出，加压后肿物即消失。用无菌纱布包扎 1 周，对囊肿较大者可用注射器抽出黏液，有利于囊肿消失。

【来源】中国针灸，（2）：17，1988。

【操作方法四】在囊肿局部皮肤以 75% 酒精常规消毒，在囊肿四周扎 3～4 针，针尖要针透囊肿壁斜向囊肿基部，囊肿正中部加扎 1 针至基部，用强刺激手法，然后用 G6805 型晶体管治疗仪，将导线夹在毫针柄上，调节旋钮通电 10～15 分钟，用断续波电流量以病人能耐受为度。出针后，用酒精棉球加压按摩 2～3 分钟，最后照射红外线 20～30 分钟，每日 1 次。

【来源】四川中医，（10）：44，1985。

【操作方法五】视囊肿大小，选用 28～30 号 1 寸或 1.5 寸毫针，采用扬刺法，在囊肿正中直刺 1 针，根部四周斜向中心横卧透刺 4 针，然后将光针的光导纤维头按在针眼处，使激光束直接在针眼处照入，每针照射 5 分钟，每日 1 次。

【来源】浙江中医学院学报，（4）：49，1986。

【操作方法六】用指针疏导法。医者以拇指（小囊肿用一拇指，大囊肿用双拇指）的指腹代针压在囊肿上，其余四指握住病人肢体，由小到大地均匀加力揉挤，呈螺旋形疏导，当指下感到囊肿较前变软时，便猛加指力，挤压囊肿，至指下有囊肿破溃感受时，再由大到小均匀减力，并以囊肿中心为圆心，向四周做画圆状揉按疏导患部60～70次，令囊液均匀分布于组织之间，以利囊肿迅速消散和囊液被完全吸收。

【来源】北京中医，（5）：40，1988。

【操作方法七】腕关节部位囊肿，病人取正坐位，屈肘平腕；踝关节部位囊肿，取正坐位，屈膝平足或侧卧位伸足。局部常规消毒，医者持30号毫针沿囊肿边缘，等距离进4针，针尖要相互接触，斜刺角度不超过15°。第5针直刺囊肿中央，针尖须深达囊肿基底部，留针30分钟，每隔10分钟，以轻度手法捻转1次，有针感即可，日针1次。

【操作方法八】先将囊肿部位皮肤常规消毒，继用不锈钢针呈三角形扎进囊肿内，以强刺激手法，然后在囊肿上用一块生姜盖上，再用艾条在姜上熨灸，每次治疗20～30分钟，拔针后，将囊肿向四周挤压，使内容物溢出囊外，最后将患处包扎，每天或隔日治疗1次。

【来源】湖南中医杂志，（3）：29，1991。

桡骨茎突部狭窄性腱鞘炎

桡骨茎突部狭窄性腱鞘炎是指腕部的拇长展肌和拇短伸肌因慢性劳损而引起肌腱和腱鞘的炎症反应，造成肌腱变粗、腱鞘壁增厚，以致腱鞘狭窄而影响肌腱的活动。临床表现为病人桡骨茎突部疼痛，有时可放射至手或肩、臂部，腕及拇指活动时加剧，握力减弱，伸拇活动受限，桡骨茎突部有明显压痛，常可触及黄豆大小的压痛硬结。

一针单穴　阿是穴

【定位】疼痛明显处。

【操作方法】在腱鞘压痛最明显处注射安痛定2毫升，或0.5%盐酸普鲁卡因注射液2毫升，或5%～10%葡萄糖液2毫升。

【来源】新医药学杂志，（7）：封三，1973。

急性腰扭伤

急性腰扭伤多因活动时姿势不正，用力不当，过度负重，剧烈运动或外力撞击损伤所致。以局部软组织疼痛，活动时加重为特点；一般受伤后即感疼痛，活动受限，也有在受伤半天或一天、多天后出现疼痛、活动不便的。检查可见局部压痛，肌肉紧张，中医称"腰痛"。

一针单穴　印堂

【定位】在前正中线上，两眉头连线中点。见图41。

【操作方法】由上向下（鼻尖）刺入1寸许，有针感后行强刺激1分钟，留针10～15分钟。并令病人活动腰部。

【来源】中国针灸，（2）：26，1984。

一针单穴 天柱

【定位】在项部，斜方肌外缘之后发际凹陷中，约当后发际正中旁开1.3寸处。见图55。

【操作方法】在双侧穴位点按后，迅速针刺进针两穴各0.5～1.5寸深，针尖向椎间孔方向，不提插捻转，留针20分钟。随着疼痛减轻，嘱病人前后左右活动腰部，范围由小到大，每日1次。8次为1个疗程。

【来源】中医杂志，（10）：46，1988。

一针单穴 殷门

【定位】在大腿后侧，当承扶与委中的连线上，承扶下6寸。见图43。

【操作方法】进针1.5～2寸，一定要达到有针感为度（触电感、酸胀，向足跟或向臀部放射）；一手捻针，一手按揉腰部痉挛肌肉。一般不留针，2～3分钟，肌肉就可松弛而无压痛。单侧腰扭伤，取患侧。双侧腰扭伤，针两侧。

【来源】上海针灸杂志，（2）：17，1984。

一针单穴 膻中

【定位】两乳头中间，前正中线上。见图4。

【操作方法】呈10°角快速刺入皮下。如痛点在右侧，则针尖向右侧；如痛点在左侧，则针尖向左侧；如痛点在中间，则针尖向下。进针5～8分钟，得气后强刺激10～20秒，留针20～30分钟。留针期间，令病人活动患处。

【来源】中国针灸，（4）：8，1984。

一针单穴 合谷

【定位】在第一、二掌骨之间，约当第二掌骨桡侧之中点取穴。见图 10。

【操作方法】取双侧合谷，进针 1 寸许，得气后行针施以泻法，提插捻转并用。嘱病人慢慢前后左右活动腰部，由慢至快，达到腰部肌肉松弛。

【来源】上海针灸杂志，（3）：29，1988。

一针单穴 阿是穴

【定位】腰部压痛点。

【操作方法】用 1.5 寸毫针从压痛点沿皮下刺入，要求针体尽可能紧贴真皮下，从痛区的左侧穿过命门穴。胶布固定，留针 6 小时。

【来源】上海针灸杂志，（1）：35，1988。

一针单穴 后溪

【定位】第五掌指关节尺侧后方，第五掌骨小头后缘，赤白肉际处取穴。握拳时，穴在掌指关节后的横纹头处。见图 59。

【操作方法】单侧腰部疼痛，取患侧的穴；若腰脊柱中间及双侧痛，均取双侧手部的穴。病人取坐位，让其手握拳，但不要太紧。选用 4 ~ 5 寸长毫针，局部消毒后，从后溪穴进针，针尖向合谷方向透刺，留针 20 分钟。留针期间可间隔提针 2 ~ 3 次。还要反复活动腰部，每日 1 次。

【来源】中国针灸，（5）：31，1990。

单穴按压 同侧耳郭的腰骶部压痛点

【定位】见图30。

【操作方法】用火柴棒压迫压痛点1分钟，令病人缓慢、较大幅度活动腰部。每5分钟后加压痛点1次，按压15分钟。

【来源】上海针灸杂志，（1）：38，1987。

一针单穴 大包

【定位】位于腋中线上，腋窝下第六肋间。见图85。

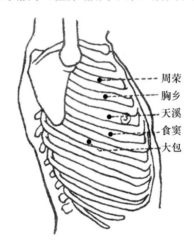

周荣
胸乡
天溪
食窦
大包

图 85

【操作方法】病人取卧位，使用30号1寸针，从第六肋间隙进针，针尖向腰方向斜刺5分深，逆时针捻转进针。一侧扭伤针患侧，双侧扭伤针两侧。

【来源】上海针灸杂志，（4）：37，1988。

单穴艾灸 神阙

【定位】在腹中部，脐中央。见图13。

【操作方法】于神阙穴上，放一穿孔的鲜姜片，然后放置黄豆大小艾炷点燃，连续50壮。隔日1次。

【来源】上海针灸杂志，(4)：45，1988。

一针单穴 支沟

【定位】在前臂背侧，当阳池与肘尖的连线上，腕背横纹上3寸，尺骨与桡骨之间。见图20。

【操作方法】进针1~1.4寸，强刺激，大幅度捻转1~2分钟。同时令病人活动腰部，留针15~30分钟。

【来源】河北中医，(3)：24，1986。

一针单穴 环跳

【定位】当股骨大转子最高点与骶管裂孔连线的外1/3与内2/3交点处。见图62。

【操作方法】病人侧卧，屈腿，常规消毒穴位皮肤。用1.5~3寸毫针快速刺入，进针1寸左右，病人有针感后，行强刺激1分钟（以病人能耐受为度）。留针10~15分钟，留针期间或痛不减者，加刺委中，放血如绿豆大。

【来源】中国针灸，(3)：47~48，1982。

一针单穴 大椎

【定位】在后正中线上，当第七颈椎棘突下凹陷处。见图1。

【操作方法】用28号毫针以套管进针法刺入1寸左右后，针尖沿脊柱长轴向下斜刺，施平补平泻手法，快速捻转以使得气。

【来源】陕西中医，(8)：364，1985。

单穴按压 飞扬

【定位】在小腿后面，当外踝后，昆仑穴直上 7 寸，承山外下方 1 寸处。见图 19。

【操作方法一】用拇指指腹由轻到重进行揉按，一般先取局部痛点，后取远端反应点，每点指压揉按 5～10 分钟。

【来源】上海针灸杂志，(1)：17，1986。

【操作方法二】病人取坐位或俯卧位，选准穴位后常规消毒，取 28 号 2.5 寸毫针直刺 2 寸，中等刺激，边捻针边让病人活动腰部，留针 20～30 分钟，其间行针 3 次，每次运针 1 分钟，每日 1 次。

【来源】中国针灸，(2)：28，1992。

一针单穴 手三里

【定位】在前臂背面桡侧，当阳溪与曲池连线上，曲池下 2 寸。见图 32。

【操作方法】一侧腰扭伤，取对侧穴位；双侧或腰脊中间扭伤取双侧穴。快速进针后行针用泻法，使针感向前臂放散，此时短暂留针 5～10 分钟。令病人活动腰部，待疼痛缓解或停止后，让病人休息片刻。然后起针，亦可配合火罐。

【来源】江苏中医杂志，(6)：30，1985。

一针单穴 上都

【定位】在第二、三指掌关节之间。见图 86。

【操作方法】病人取坐位或立位，手握空拳，掌心向下。局部常规消毒后，选用 28 号 2 寸长毫针，向掌心方向刺入 1～1.5 寸，快速捻转，留针 20 分钟，并嘱病人做俯仰转侧提腿下蹲活动，以病人出汗为度。

【来源】中国针灸，（2）：24，1986。

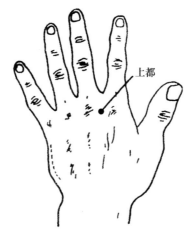

图 86

一针单穴 天柱

【定位】在项部，斜方肌外缘之后发际凹陷中，约当后发际正中旁开 1.3 寸，见图 55。

【操作方法】病人取坐位，微垂头，医者用拇指、示指压迫双侧穴位，点按片刻，以减轻进针时的疼痛。消毒后迅速进针 0.5～0.8 寸，针尖斜向椎间孔，针后 3～5 分钟，令病人活动腰部，留针 20～30 分钟。

【来源】广西中医药，（2）：30，1986。

一针单穴 后溪

【定位】在手掌尺侧，微握拳，当第五掌指关节后的近端掌横纹头赤白肉际。见图 59。

【操作方法】取健侧后溪穴，快速进针 1～1.5 寸，并用提插捻转强刺激手法行针。嘱病人由小到大、由慢到快、逐渐地活动患部，留针 5～20 分钟。留针期间行针 2～3 次，至腰可随意活动或活动较为便利时出针。

【来源】中国针灸，(3)：24，1987。

一针单穴 水沟

【定位】人中沟上 1/3 与下 2/3 交点处。见图 26。

【操作方法】针刺水沟（偏左旁开 3 分许进针），得气后行针，同时嘱病人弯腰。针后即感轻松。每日 1 次，酌配阿是穴，连针 3 次，症状消失。

【来源】中国针灸，(1)：36，1983。

一针单穴 阿是穴

【定位】病变局部。

【操作方法一】病人俯卧位，医者用手检查扭伤部位，找出最显著的压痛点。常规消毒后，将 0.2% 麝香注射液抽入注射器内，用 6 号针头刺入压痛点，深达肌肉中层为宜。

【来源】新中医，(4)：26，1985。

【操作方法二】使用 1.5 寸毫针，在扭伤部位寻找阿是穴，直刺 1 寸，得气后用大号火罐套入针柄闪火拔罐。双侧同时施治，留罐 20 分钟。

【来源】中国针灸，(2)：28，1992。

【操作方法三】病人俯卧位，找出明显压痛点，局部常规消毒，然后由上而下进行叩刺，叩刺范围大于压痛点即可，以刺出稠密血点为宜。用消毒干棉球擦去血迹，然后用一消毒铜币或铁盖放在叩刺后的皮肤中央，把酒精棉球放在铜币上点燃，待火苗烧旺时，把罐罩上，留罐 5～10 分钟。

【来源】新中医，（2）：27，1985。

【操作方法四】患侧上臂屈肘90°，取曲池下1~2寸处压痛点为阿是穴，用28号2.5寸毫针直刺2寸左右，用较大幅度提插捻转手法，使局部产生明显酸胀麻木感，以病人能耐受为度。一般只取患侧，重者可取双侧。

【来源】中国针灸，（增刊）：341，1994。

一针单穴　腰宁穴

【定位】患侧手掌横贴于胸前，拇指尖压在天突穴上，肘部向上抬起，肘关节上方前缘凹陷（相当于曲池、手五里、侠白三穴之间）。医者以示指尖在该处用同等压力按压，压痛明显点即是腰宁穴（压痛点大如指尖，小如豌豆）。

【操作方法】常规消毒后，直刺缓进针0.5~1.5寸深，得气后强捻转10~20秒后，留针15~30分钟。在留针期间，嘱其做腰部活动，前俯后仰，左右转侧，直腰下蹲，踏步走动，活动范围由小到大，并用手掌拍打患处10余下，再用半握拳叩击痛处10余下，由轻到重，再由重到轻。留针期间可行针3~5次，每次轻捻5~10秒。待损伤部位疼痛减轻后起针。

【来源】中西医结合杂志，（7）：412，1986。

一针单穴　中渚

【定位】手背，第四、五掌指关节后掌骨间，见图71。

【操作方法】刺中渚穴0.5寸，强刺激捻转10分钟。

【来源】四川中医，（6）：56，1985。

一针单穴　养老

【定位】在手掌心向下时，尺骨茎突的高点处取穴。当屈肘

第二章　外科病症 ·

209

掌心向胸时，转手骨开，穴在尺骨茎突的桡侧骨缝中。见图87。

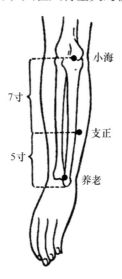

图87

【操作方法】针刺健侧养老穴，快速进针，提插捻转得气后出针，于局部闪火拔罐2～3枚，留罐30分钟，取罐后于患部用手掌面由轻到重，轻轻按摩数分钟。

【来源】湖北中医杂志，(6)：33，1982。

一针单穴 **龈交**

【定位】于上唇系带与齿龈之移行处取穴。见图88。

【操作方法】嘱病人坐位或仰卧位，用左手拇指和示指提起上唇取穴。在龈交穴处常规消毒后，用右手持1寸半毫针刺入穴位，使病人感到酸麻胀重，令病人转动身躯以不痛为度，然后出针。每日针2次为1个疗程。

【来源】中国针灸，(6)：42，1991。

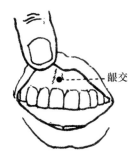

图88

一针单穴 束骨

【定位】在足外侧，第五跖骨小头后下方，赤白肉际取穴。见图65。

【操作方法】病人取仰卧位，患侧束骨穴常规消毒后，用0.5～1.0寸毫针直刺0.5寸。进针时手速要快，取穴要准，施捻转补泻手法，捻转幅度要稍大，以泻法为主，连续行针1～2分钟，局部出现胀、痛、麻，并向小腿的外上方传导。留针20～25分钟，中间每5～6分钟行针1次。留针期间，可帮助病人做仰卧起坐活动，反复进行。拔针后，令病人下床慢慢做轻度旋转腰部、前俯后仰的动作。

【来源】中国针灸，（2）：28，1992。

一针单穴 攒竹

【定位】在眉毛内侧端，眶上切迹处取穴。见图31。

【操作方法】病人取坐位，取患侧攒竹穴，针刺至骨，得气后施捻转手法，平补平泻1～3分钟，留针30分钟，留针时嘱病人活动腰部，有微出汗者更佳。每5～10分钟行针1次，每日针刺 1 次或 2 次。

【来源】中国针灸，（2）：28，1992。

一针单穴 外关

【定位】腕背横纹上 2 寸，当尺骨与桡骨之间取穴。见图 20。

【操作方法】病人取站立位，双足略分开与肩同宽，进针后针尖透向内关，双侧同时行针，强刺激 3～5 分钟后病人感觉酸麻胀，令病人前后左右活动腰部，动作由慢到快，幅度由小到大，活动 10～30 分钟，其间间断行针。起针后再嘱病人活动 10 分钟左右。

【来源】中国针灸，（2）：28，1992。

一针单穴 条口

【定位】在犊鼻下 8 寸，犊鼻与下巨虚的连线上取穴。见图 12。

【操作方法】用 5 寸毫针，分别取双下肢的条口穴斜刺向承山，使针感传至足部，并连接电针脉冲仪，电流强度根据病人体质、耐受能力适当调节，脉冲率与心率大致相同。治疗时间为 20～30 分钟，较重者适当延长。

【来源】中国针灸，（2）：28，1992。

一针单穴 腰痛穴

【定位】在手背腕横纹前 1.5 寸，手背第二指伸肌腱的桡侧及第四指伸肌腱的尺侧旁取穴。

【操作方法】取腰痛穴，医者用毫针快速进针，以 30°～45° 角斜刺入指伸肌腱下，1～1.5 厘米深，双手同时捻转两针，并令病人来回走动和做弯腰动作，待腰痛消除后起针。

【来源】浙江中医杂志，（7）：325，1990。

单穴按压 扭伤穴

【定位】稍屈肘，半握拳，掌心向内，在阳池与曲池连线的上 1/4 与下 3/4 交界处取穴。

【操作方法】用指针疗法。嘱病人暴露前臂，医者面对病人站立，双手的四指托起病人的前臂，大拇指用力按压病人两臂的扭伤穴，使局部产生酸、沉、痛、麻的感觉，同时令病人做俯仰转侧、踢腿下蹲等活动，以病人微出汗为度，3～5 分钟即愈。

【来源】江苏中医，（2）：19，1989。

单穴弹拨 昆仑

【定位】在外踝尖与跟腱之间凹陷处取穴。见图 65。

【操作方法】医者用示指弹拨昆仑穴，指下有一根筋在滚动，使病人感觉麻、痛或有触电感向足心放射。

【来源】针灸学报，（3）：45，1992。

一针单穴 腰阳关

【定位】于后正中线，第四腰椎棘突下凹陷中取穴，约与髂嵴相平。见图 1。

【操作方法】病人取俯卧位，穴位皮肤常规消毒后，取当归注射液 4 毫升，将注射器刺入腰阳关，出现酸胀针感，回抽无血，将药液推入穴位。

【来源】针灸学报，（6）：22，1992。

一针单穴 行间

【定位】 在足背，足第一、二趾缝间，趾蹼缘的上方纹头处取穴。见图45。

【操作方法】 病人取坐位，垂足取穴，在常规消毒后，取28号毫针直刺3～5分，中强度刺激，边捻针，边让病人活动腰部，留针20分钟，中间行针2～3次，每次1分钟，每日1次。

【来源】 中国针灸，(增刊)：239，1994。

一针单穴 金门

【定位】 在申脉穴前下方，当骰骨外侧凹陷中取穴。见图65。

【操作方法】 取金门穴，直刺0.3～0.5寸，进针得气后行平补平泻手法10分钟，留针30分钟。

【来源】 中国针灸，(增刊)：251，1994。

一针单穴 委中

【定位】 当腘横纹中点，于股二头肌腱与半腱肌腱的中间，俯卧屈膝取穴。见图43。

【操作方法】 取委中穴，局部常规消毒，医者持三棱针缓刺放血，或用注射器刺入脉中放血。

【来源】 中国针灸，(增刊)：269，1994。

一针单穴 闪电穴

【定位】 位于臀部，第二十一椎旁开6寸，即秩边穴外3寸处。在臀中肌、臀小肌、坐骨大切迹的边缘。该穴与秩边、环跳穴形成三角形。见图89。

一针灵

【操作方法】病人站在平髋高物体前，躬腰，双足叉开一尺远，两小腿向后用力，同时让病人两手支撑在物体上站稳。以28～30号4～6寸长毫针，取75°角进针，稍向内斜刺3～4寸深，深刺提插，重刺激，不留针，针感必须麻至足跟或足尖部为有效。

【来源】辽宁中医，（4）：36，1986。

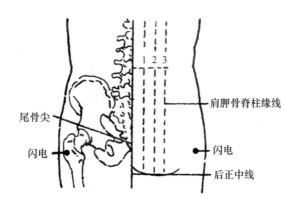

图89

一针单穴 太冲

【定位】在足背，当第一、二跖骨结合部之前凹陷中取穴。见图45。

【操作方法】嘱病人正坐，取太冲穴，针尖向足心方向斜刺1.0～1.5寸，行强刺激，同时令病人活动腰部。用此法治疗急性腰扭伤，腰痛牵引阴部者效果更好。

【来源】笔者用此法治急性腰痛放射至阴部者获明显疗效。

【定位】在目内眦的内上方凹陷中取穴。见图31。

【操作方法】病人正坐，闭双目，医者左手将病人眼球推向外侧固定，针沿眼眶边缘缓缓刺入0.3寸，不捻转，不留针，出现酸胀感即可。

【来源】笔者用此法治急性腰扭伤获速效。

————— ﹀∽∘单穴古方辑录∘∽﹀ —————

（1）水沟 《玉龙歌》云："强痛脊背泻人中，挫闪腰酸亦可攻。"

（2）肾俞 《外台秘要》云："肾俞主腰痛不可俯仰反侧。"

（3）志室 《针灸甲乙经》云："腰痛背急……志室主之。"

（4）复溜 《天元太乙歌》云："闪挫脊膂腰难转，举步多难行重蹇。"

（5）委中 《四总穴歌》云："腰背委中求"。《马丹阳十二穴歌》云："腰痛不能举，沉沉引脊梁，酸痛筋莫展，风痹复无常，膝头难伸屈，针入便安康。"

（6）昆仑 《马丹阳十二穴歌》云："昆仑足外踝，跟骨上边寻，转筋腰尻痛，暴喘满中心，举步行不得，一动即呻吟。"

（7）太冲 《马丹阳十二穴歌》云：太冲"亦能疗腰痛，针下有神功。"

（8）行间 《针灸甲乙经》云："腰痛不可以久立仰俯，京门及行间主之。"

第三腰椎横突综合征

第三腰椎横突综合征是指因附着于第三腰椎横突的韧带、

肌肉、筋膜等软组织损伤而引起腰部疼痛的综合征。多见一侧腰臀部酸痛或钝痛，疼痛时轻时重，甚者可放射到大腿的后外侧。病人不能久坐或久站，劳累后疼痛加重，休息后症状可明显减轻。第三腰椎横突处有明显的压痛点，局部可触及条索状物、硬结或结节。本病属于中医学"腰痛"范畴。

一针单穴　阿是穴

【定位】局部压痛点。

【操作方法一】在病人第三腰椎横突处找到明显压痛点，医者持针直刺至骨，得气后施以提插捻转手法，做多向透刺，强刺激。留针 20~30 分钟，出针后局部加拔火罐。隔日 1 次，10 次为 1 个疗程。

【来源】河北中医，(4)：46，1985。

【操作方法二】用"扬刺法"。嘱病人俯卧位，医者位于病人右侧，用两手拇指按压第三腰椎横突处，若有明显压痛，此处就是穴位。先在穴位正中刺 1 针，深度 1.5~2.0 寸，然后在上下左右各刺 1 针，深度为 1.0~1.5 寸，用平补平泻法，使其得气，留针 20~30 分钟。每日 1 次。

【来源】针灸学报，(2)：39，1992。

梨状肌综合征

梨状肌综合征是指因梨状肌充血、水肿、痉挛、肥厚等刺激或压迫坐骨神经而引起的综合征。多有外伤史，以臀部疼痛和坐骨神经痛为主要症状，腰部无明显压痛，活动正常。在梨状肌处有明显压痛和放射痛，梨状肌痉挛、肿胀或肥厚，可触及条索状物，沿坐骨神经可有压痛，直腿抬高试验阳性。

一针单穴 环跳

【定位】侧卧屈股，在股骨大转子最高点与骶管裂孔的连线上，外 1/3 与中 1/3 的交点处取穴。见图 62。

【操作方法】用穴位注射疗法。嘱病人侧卧屈膝，痛侧在上，取环跳穴，用 7 号腰穿针垂直刺入，寻找针感，或直入坐骨板上稍退，抽出针芯，回抽无血，方可将药缓慢推入。病程在 1 周以内者，用 2% 盐酸利多卡因注射液 5 毫升，0.5% 盐酸布比卡因注射液 5 毫升，0.9% 生理盐水 10~15 毫升，强的松龙 25~50 毫克；病程在 1 周以上者，上药加上维生素 B_1 200 毫克，B_{12} 100 微克。3 日治疗 1 次，2 次后每周 1 次。

【来源】中国针灸，（1）：42，1996。

一针单穴 秩边

【定位】胞肓穴直下，在骶管裂孔旁开 3 寸处取穴。见图 21。

【操作方法】病人取俯卧位，穴位皮肤常规消毒后，将麻醉针头从穴位处直刺入皮肤，穿透皮下组织，再穿透臀大肌筋膜进入臀大肌，在连续深入进梨状肌下缘时，医者有一种似针尖刺入豆腐内样感觉，病人有明显酸胀反应，多数有向下放散感。这时将针头向后稍退少许，回抽无回血时，将硫酸镁葡萄糖注射液加压注入，此时局部酸胀十分明显，注射后将针头退至皮下迅速拔出，针孔用消毒棉球轻压片刻。隔日或隔 2 日注射 1 次，一般 5 次为 1 个疗程。

【来源】安徽中医学院学报，（3）：42，1986。

腰椎后关节紊乱症

〰〰〰〰 ○ 〰〰〰〰

腰椎后关节紊乱症是腰椎后关节滑膜嵌顿、腰椎后关节错位、腰椎后关节炎的统称，为临床最常见的引起腰痛的病因之一。病人有腰扭伤史或着凉史，腰痛以下部为主或单（双）侧腰肌酸痛，甚至向臀部、大腿或骶尾部放射。卧床翻身时疼痛加剧，尤以晨起明显。无神经根刺激症状。X 线检查无明显异常发现。

一针单穴 后顶

【定位】正坐或俯伏，在后发际中点上 5.5 寸处。见图 26。

【操作方法】右手持针从该穴旁开 3 分处进针，由前向后斜刺，进针后，即沿皮下平刺。得气后，医者一手拇、示指捏紧、固定针柄；另一手拇、示指按压针穴处，按、压、搓动头皮，使穴下头皮往返摩擦针体 100～200 次。同时，可在病人病灶局部施以扣击、按压，并令病人自由将腰屈伸数次，当腰部出现发热或松弛感时，即可出针，不留针。每日 1 次。针刺结束后，令病人直立，医者背对背立在病人背后，两手勾住病人两肘，俯身将病人背起，离地后颠三颠，左右晃 3 次，然后轻轻放下即可。

【来源】中国针灸，（8）：511，1997。

急性腰椎小关节紊乱综合征

———————— 〰〰〰 ○ 〰〰〰 ————————

急性腰椎小关节紊乱综合征是因为关节退变不光滑、肌肉疲劳及腰部运动突然发生不协调导致腰椎小关节嵌顿，产生突发性的腰痛。极少数病人出现下肢放射痛。

一针单穴 后溪

【**定位**】第五掌指关节尺侧后方，第五掌骨小头后缘，赤白肉际处取穴；握拳时，穴在掌指关节后的横纹头处。见图59。

【**操作方法**】取双侧后溪穴，常规消毒，取28号2寸毫针，针尖对准合谷穴方向进针1.5~2寸，行捻转泻法，强刺激至病人手掌胀麻难忍时，让病人做腰部医疗体操，即腰部左右旋转、前屈后伸和站立体位直腿抬高运动各30次。留针30分钟，每10分钟行针1次，做医疗体操1次。

【**来源**】中国针灸，（8）：25，1996。

踝关节软组织损伤

———————— 〰〰〰 ○ 〰〰〰 ————————

踝关节软组织损伤多由间接暴力和直接暴力所致，发生于行走不平道路、上下楼梯、跑步、跳跃时。损伤与受伤的姿势有密切关系。伤后明显肿胀、疼痛，甚则不能站立和行走，伤处有明显压痛，局部皮下瘀血。X线检查除外骨折和脱位等。

一针单穴 太溪

【定位】在足内侧，内踝后方，当内踝尖与跟腱后缘连线的中点凹陷处。见图33。

【操作方法】取病人健侧太溪，针后令病人下地活动，至痛减后继针患侧，并加电针，1次痛减，3次治愈。

【来源】南京中医学院学报，(3)：34，1985。

一针单穴 阳池

【定位】在腕背横纹中，当指伸肌腱的尺侧缘凹陷处。见图71。

【操作方法】取患侧阳池穴，常规消毒，快速进针至皮下，得气后留针30分钟，留针期间病人可自行按摩，使循环改善。瘀血吸收，疼痛缓解。

【来源】中国针灸，(6)：8，1985。

一针单穴 攒竹

【定位】在面部，当眉头陷中，眶上切迹处。见图31。

【操作方法】刺入后，快速捻转，用泻法，重刺激。

【来源】笔者用此法治疗多例踝关节扭伤，获速效。

一针单穴 环跳

【定位】侧卧屈股，在股骨大转子最高点与骶管裂孔的连线上，外1/3与中1/3的交点处取穴。见图62。

【操作方法】病人侧卧屈股，选用3～4寸毫针，刺入患侧环跳，运用强刺激手法，不留针，针感要求达到外踝部或足底部。用此法治疗外伤所致外踝部疼痛。

【来源】中国针灸，（3）：8，1996。

一针单穴 丘墟

【定位】在外踝前下缘，当趾长伸肌腱的外侧凹陷中取穴。见图15。

【操作方法】病人取坐位或仰卧位，局部皮肤常规消毒，选3寸毫针快速直刺丘墟穴，进针后，朝照海穴方向缓慢进针，遇有骨质须调整针刺方向，如还不能通过，可轻微转动足尖，加大踝关节间隙，直到顺利透达照海穴，以不透过皮肤为度。行捻转泻法，大幅度捻转，强刺激，不提插，使病人有较强的酸胀针感。轻症可不留针，重症留针20～30分钟，留针期间行针2～3次，以加强刺激，每日1次。

【来源】中国针灸，（4）：52，1996。

一针单穴 外关

【定位】腕背横纹上2寸，尺骨与桡骨之间取穴。见图20。

【操作方法】取健侧外关穴，选用28号1.5寸的毫针，医者持针快速刺入皮下，继以徐缓进针至0.5～1寸，得气后行平补平泻的手法，针感以病人能承受为度。留针期间行针2～3次，在留针过程中让病人自动或协助病人做旋转踝关节动作，使病人自感轻松。每天治疗1次，6次为1个疗程。

【来源】中国针灸，（5）：51，1993。

落　枕

落枕多由睡眠时体位不适，或风寒侵袭，致使气血不和，筋脉拘急所致。表现为一侧项部肌肉强直，酸痛，活动受限，活动时疼痛加剧，并牵拉肩背和上臂部扩散痛，检查可见项部肌肉痉挛，明显压痛，头项可向一侧歪斜，现代医学中颈部肌肉扭伤与本病相似。

单穴按压　承山

【定位】在小腿后面正中，委中与昆仑之间，当伸直小腿或足跟上提时腓肠肌腹下出现尖角凹陷。见图 19。

【操作方法】用两手拇指按压健侧承山穴。如左侧落枕按压右侧承山穴，右侧落枕按压左侧承山穴，时间 2～5 分钟。边按压穴位，边让病人活动头颈，左右上下活动，活动频率由慢至快，幅度由小到大，每日 2～3 次。

【来源】新中医，（6）：33，1984。

单穴按压　极泉

【定位】在腋窝正中凹陷处。见图 90。

【操作方法】病人坐位，将患侧前臂放在诊断桌上，医者站在其后方，用右手拇指放在患侧肩峰上，示指置于腋下极泉穴，由轻到重进行按压。并嘱病人做头部左右旋转及屈伸动作，当头转到病侧时，可用示指弹拨极泉穴一下。病人患侧手指有触电样感。每次按压 5 分钟。

【来源】新中医，（7）：33，1986。

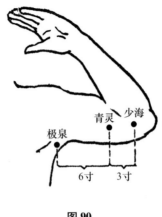

图 90

一针单穴 后溪

【定位】第五掌指关节尺侧后方，第五掌骨小头后缘，赤白肉际处取穴；握拳时，穴在掌指关节后的横纹头处。见图59。

【操作方法一】穴位消毒，直刺0.8寸左右，得气后用泻法捻转1～3分钟。同时令病人做左右摇头摆动动作。待病人自觉颈项转动轻松，疼痛有所减轻或消失时，徐徐退针，不按针孔。

【操作方法二】用毫针直刺0.3～0.5寸深，强刺激，有针感后用626型治疗仪，接脉冲直流电，频率40～50次/分，强度以病人能耐受为度。每次15～20分钟。留针期间嘱病人活动颈部。

【来源】中国针灸，（5）：22，1984。

一针单穴 听宫

【定位】在面部、耳屏前，下颌骨髁状突的后方。张口时呈凹陷处。见图 77。

【操作方法】取患侧穴位，刺入 0.8 寸。

【来源】中国针灸，（6）：41，1987。

一针单穴 合谷

【定位】在手背第一、二掌骨间，当第二掌骨桡侧的中点处。见图 10。

【操作方法】取同侧合谷穴，针刺得气后，施以泻法，嘱病人头项前后左右活动，以松弛颈项部的肌肉痉挛，10 分钟后，即感舒适，留针 15 分钟。

【来源】上海针灸杂志，（3）：29，1988。

单穴按压 内关

【定位】腕横纹上 2 寸，掌长肌腱与桡侧腕屈肌腱之间。见图 9。

【操作方法】病人患侧前臂向上，手腕稍弯曲，医者以一手拇指按压病人内关穴，中指或示指抵于外关穴，每次 1 ~ 2 分钟，力由轻而重，使压力从内关透外关。病人有酸、胀、麻、热感或上传感觉。掐压过程中嘱病人将颈部左右旋转活动。对少数症状不消失者应在疼痛部位点压，并于颈部行理筋、分筋等手法。

【来源】新中医，（7）：42，1983。

一针单穴 风池

【定位】在项部胸锁乳突肌与斜方肌上端之间凹陷处。

【操作方法】针刺双侧风池穴，留针 30 分钟。

【来源】四川中医，（6）：41，1985。

一针单穴 阳陵泉

【定位】在小腿外侧，当腓骨头前下方凹陷处。见图54。

【操作方法】病人正坐位，屈膝垂足，针刺手法用提插和龙虎交战两法。反复交替施用。并嘱病人活动颈项，留针20分钟。

【来源】贵阳中医学院学报，（2）：36，1987。

一针单穴 外关

【定位】在前臂外侧、腕背横纹上2寸，尺、桡骨之间。见图20。

【操作方法】左侧颈痛针右侧，右侧颈痛针左侧，亦可左右侧同针。用毫针直刺0.5~1.5寸，进针后行泻法，得气后提插捻转2~3分钟后留针，并嘱病人做颈部前后左右旋转活动。可同时在疼痛局部加电刺激，强度以病人能耐受为度，持续2~3分钟。

【来源】吉林中医药，（6）：17，1986。

一针单穴 颈项点

【定位】半握拳，于中指掌指关节背侧桡侧缘取穴。见图91。

【操作方法】让病人稍握拳，取颈项点（又称落枕穴），进针0.5~0.8寸，每5分钟行针1次，平补平泻手法，令病人活动颈部，25~30分钟后起针。

【来源】湖北中医，（6）：40，1984。

一针单穴 悬钟

【定位】在小腿外侧，外踝尖上3寸，腓骨前缘。见图54。

【操作方法】取坐位，放松全身肌肉，暴露穴位，常规消毒

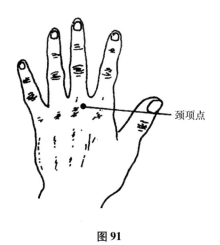

颈项点

图 91

后，用 1.5～2.0 寸毫针垂直刺入 1.5～1.8 寸。根据病人体质，分别采用强刺激或中强刺激手法，使之产生明显的酸、麻、胀、沉感。留针 15～20 分钟，每隔 3～5 分钟行针 1 次，行针时嘱病人前后左右转动头颈部，活动范围由小逐渐加大，多数病人当场可愈或明显好转。

【来源】山东中医杂志，（2）：53，1990。

一针单穴 **液门**

【定位】在第四、五指指缝间，掌指关节前凹陷中取穴。见图 71。

【操作方法】病人俯掌，微握拳，取患侧穴位，1.5 寸毫针，由液门进针，沿皮下软组织透中渚穴，进针 1 寸许，得气后强刺激，以病人能耐受为度，同时让病人慢慢活动颈部，每次捻动 20～60 秒，留针 15 分钟，每 5 分钟行针 1 次。轻症每日 1 次，重症每日 2 次，3 日为 1 个疗程。

【来源】针灸学报，（6）：7，1992。

一针单穴 手三里

【定位】在阳溪与曲池的连线上，曲池下 2 寸取穴。见图 32。

【操作方法一】取患侧手三里，直刺 0.5～0.8 寸，得气后施以泻法，随即嘱病人活动头项，以松弛颈项肌肉。

【来源】中国针灸，(6)：35，1995。

【操作方法二】取手三里穴，以指代针，按压穴位，出现酸胀感，嘱病人活动头项。

【来源】中国针灸，(6)：35，1995。

一针单穴 松颈穴

【定位】在头部正中线前发际直下 0.5 寸处取穴。

【操作方法】取松颈穴，医者右手持 2.5～3.5 寸毫针，左手沿中线方向捏起穴处皮肤，沿皮直刺至印堂，行提插捻转泻法，同时嘱病人前后左右活动颈部。留针 15 分钟，每 5 分钟行针 1 次。每日治疗 1 次。

【来源】中国针灸，(12)：30，1996。

一针单穴	压痛点明显处在手阳明经上，取合谷
	压痛点明显处在手少阳经上，取外关
	压痛点明显处在手太阳经上，取后溪
	压痛点明显处在足少阳经上，取足临泣

【定位】合谷穴在手背第一、二掌骨间，当第二掌骨桡侧的中点处。见图 10。

外关穴在前臂外侧、腕背横纹上 2 寸，尺骨、桡骨之间。见图 20。

后溪穴在第五掌指关节尺侧后方，第五掌骨小头后缘，赤白肉际处取穴；握拳时，穴在掌指关节后的横纹头处。见图59。

足临泣穴在第四、五跖骨结合部的前方，小趾伸肌腱的外侧凹陷中取穴。见图15。

【操作方法】用2.0寸毫针在选定的穴位上，进针1.0寸或1.5寸，以每分钟200次的频率快速捻转，隔10分钟捻转1次，留针30分钟，在捻针过程中嘱病人活动颈部。

【来源】中国针灸，(4)：52，1992。

———— ⧓⧓⧓ ⁎ 单穴古方辑录 ⁎ ⧓⧓⧓ ————

(1) 天柱 《针灸资生经》云："天柱治颈项筋急不得顾。"

(2) 天井 《针灸资生经》云："天井疗项强及肩背痛。"

(3) 大椎 《类经图翼》云："主背膊拘急，颈项强不得回顾。"

(4) 后溪 《通玄指要赋》云："头项痛，拟后溪以安然。"《针灸甲乙经》："肩臑肘臂痛，头不可顾……后溪主之。"

(5) 悬钟 《备急千金要方》云："主筋骨挛痛，颈项强……凡二十病，皆灸绝骨五十壮。"

颈肩痛

颈肩部疼痛是临床上常见的症状。颈肩部骨折、脱位、炎症、肿瘤等疾患及神经、血管疾病均可引起颈肩部疼痛。临床上以急性软组织损伤、慢性软组织劳损、颈椎病等颈部疾病引起的颈肩痛最为常见。病人可有外伤或受风着凉史。颈项部疼痛可向肩背部放散，颈肌僵硬或痉挛，颈部活动时患处有牵扯感或不适。局部往往有明显的压痛。

| 一针单穴 | 病在督脉者，选取水沟或印堂
病在太阳经者，取养老或昆仑
病在少阳经者，取中渚或悬钟
病在阳明经者，取合谷或上巨虚 |

【操作方法】用1.0或1.5寸毫针快速刺入选取的穴位，行提插、捻转之泻法，出现经气向病所传导效果最好。得气后，留针10分钟，中间行针1～2次。留针过程中，嘱病人带针活动颈项及肩部，幅度和力度由小至大。7日为1个疗程。

【来源】中国针灸，（增刊）：305，1994。

──────────ᎀᎀᎀᎀ 单穴古方辑录 ᎀᎀᎀᎀ──────────

（1）风池 《针灸甲乙经》云："颈痛，项不得顾，……风池主之。"《针灸大成》云：风池主"颈项如拔，痛不得回顾"。

（2）肩井 《针灸甲乙经》云："肩背髀痛，臂不举，寒热凄索，肩井主之。"《针灸大成》云：肩井主"头项痛"。

肩背痛

肩背痛是指肩关节及其周围肌肉组织疼痛，并连及肩胛的症状。病人自觉肩背部酸痛不舒，肩部用力及上肢活动时疼痛加剧。肩胛骨、肩胛内缘、肩胛区常有明显的压痛点。有时可触及硬结或条索状物。

一针单穴 腕骨

【定位】在腕前方，三角骨的前缘，赤白肉际处取穴。见图59。

【操作方法】取患侧腕骨穴，用0.5~1.0寸毫针垂直进针，深约0.5寸，捻转得气后，持续以小幅度中速捻转，使其始终保持得气状态，同时询问病人肩胛区疼痛变化情况，如肩胛部随针刺得气疼痛消失，即可出针。否则运针15分钟出针。每日治疗1次。

【来源】中国针灸，（增刊）：207，1994。

————◦单穴古方辑录◦————

（1）腕骨 《针灸大成》云："小肠经病岂为良，颊肿肩疼两臂傍，项颈强调难转侧，嗌颌肿的甚非常，肩似拔兮臑似折，生病耳聋及目黄，臑肘臂外后廉间，腕骨边里取为详。"

（2）曲垣 《针灸甲乙经》云："肩胛周痹，曲垣主之。"《针灸大成》云："曲垣：主肩痹热痛，气注肩胛，拘急痛闷。"

跟痛症

————◦————

在行走或站立时足跟发生疼痛，称为跟痛症。是跟骨底面由于慢性劳损，或伴有跟骨骨刺、跟骨结节滑囊炎等所致。是中老年较常见的一种慢性疾病。

一针单穴 风池

【定位】在项部、当枕骨之下，与风府相平，胸锁乳突肌与斜方肌上端之间凹陷处。见图2。

【操作方法】单侧足跟痛取患侧，直刺0.5～1寸，得气后快速捻转5～10次，留针50分钟，每隔10分钟重复1次。双侧足跟痛用透刺法，用3寸毫针横向对侧风池透刺2～2.5寸，提插3～5次，行大幅度捻转，留针50分钟。

【来源】中医杂志，(11)：35，1986。

`一针单穴` 百会

【定位】在头部，当前发际正中直上5寸，或两耳尖连线的中点处，见图26。

【操作方法】以30号1.5寸毫针，得气后施行补泻手法。补法：顺着经脉循行从后向前沿皮针刺，三进一退、先浅后深、紧按慢提9次，留针30分钟，出针后急闭针孔；泻法：逆着经脉循行从前向后行沿皮刺，一进三退、先深后浅、紧提慢按6次，留针60分钟，出针时摇大其孔。针刺深度1.2～1.5寸。

【来源】山西中医，(2)：36，1986。

`一针单穴` 后合谷

【定位】位于合谷穴向后约1寸。见图92。

【操作方法】直刺，深1.5寸，病人自觉有酸胀感为度，留针约1小时。

【来源】中医杂志，(2)：60，1985。

`一针单穴` 大陵

【定位】在腕横纹的中点处，当掌长肌腱与桡侧腕屈肌腱之间。见图9。

【操作方法】用平补平泻手法，使出现酸、麻、重、胀感，

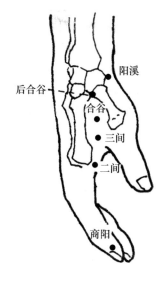

图 92

并揉、震患侧足跟，手法不宜太重，一般经针刺 5～10 分钟，疼痛即可缓解。

【来源】河北中医，（4）：47，1985。

一针单穴 健侧手针足跟点

【定位】位于大陵穴下 8 分处。

【操作方法】常规消毒，一般用 26～28 号的 0.5～1 寸毫针，刺入皮肤后向上斜刺，深 3～5 分，"得气"后（手掌、腰背部有发热感，患足疼痛明显减轻）即行大幅度捻转（以病人能耐受为度），同时嘱病人以足部原痛点踩于硬物上，由轻到重自行活动，留针 30 分钟。每日 1 次，15 天为 1 个疗程，每疗程期间要间隔 5～7 天。

【来源】中国针灸，（3）：17，1986。

`一针单穴` **下关**

【定位】在颧弓下缘凹陷处，当下颌骨髁状突的前方，闭口取穴。见图48。

【操作方法】取病变对侧下关穴，双侧病变取双侧穴位。令病人取坐位，用2寸25号毫针直刺下关穴，针约1.5寸深，局部产生麻胀感，然后行针5分钟，留针30分钟。日针1次，3次为1个疗程。

【来源】中国针灸，（5）：36，1993。

`一针单穴` **仆参**

【定位】在外踝后下方，昆仑直下，当跟骨凹陷处赤白肉际取穴。见图65。

【操作方法】取患侧仆参穴，用28号1.5寸毫针迅速刺入，进针后向足跟方向斜刺1寸左右，局部产生酸麻胀感，并向足跟部放射。留针30分钟，每日1次。

【来源】中国针灸，（2）：86，1997。

`一针单穴` **肩足穴**

【定位】位于肩贞与肩髃穴连线中点。

【操作方法】取肩足穴，采用平补平泻针法，针刺得气后，嘱病人用足跟重踩行走。或用手指按摩该穴，以指代针。每日治疗1次。

【来源】中国针灸，（增刊）：227，1994。

`一针单穴` **阿是穴**

【定位】病变局部取穴。

【操作方法】将鲜生姜切成 0.3 ~ 0.5 厘米的薄片，中间以针刺数孔，另将艾绒捏成塔形艾炷放在姜上，灸患侧脚跟部。待艾炷将烧尽、脚跟感到灼痛时，医者用姜片摩擦局部。每日 1 ~ 2 次。

【来源】湖北中医杂志，(3)：45，1986。

一针单穴 头针足运感区

【定位】在头部前后正中线的中点旁开左右各 1 厘米，向后引 3 厘米长、平行于正中线的直线。见图 44。

【操作方法】取患足对侧的足运感区，横刺进针一定深度后，以每分钟 150 ~ 200 次的快速频率持续捻转 2 ~ 3 分钟，间歇 10 分钟，再按上法反复运针 3 次。隔日 1 次，10 次为 1 个疗程。

【来源】上海针灸杂志，(4)：16，1987。

一针单穴 太溪

【定位】内踝高点与跟腱后缘连线的中点凹陷中。见图 33。

【操作方法】取患侧太溪穴，双侧足跟痛取双侧穴位。快速刺入皮下，针尖斜向大钟，深 0.5 ~ 0.8 寸，用平补平泻手法，留针 30 分钟。

【来源】笔者用此法治疗本病获明显疗效。

──────◦ 单穴古方辑录 ◦──────

(1) 太溪 《肘后歌》云："脚膝经年痛不休，内外踝边用意求，穴号昆仑并吕细（太溪）。"

(2) 昆仑 《胜玉歌》云：灸昆仑治"踝跟骨痛"。

颈淋巴结结核

颈淋巴结结核，多为结核杆菌感染后经血液循环侵入颈深部淋巴结群而引起。中医称"瘰疬"，破溃后称为"鼠疮"，认为多因忧思郁怒、情志不畅、痰火凝结所致。以儿童、青年多见，成人次之，表现为颈部出现 1 个或多个硬结，皮色正常，按之痛，有的病人可有低热、全身乏力等症状。

一针单穴 阿是穴

【定位】病变局部。

【操作方法一】选取淋巴结局部。局部碘酒、酒精消毒后，用盐酸普鲁卡因行局部麻醉。左手固定肿大的淋巴结，将不锈钢针在酒精灯上烧红后，快速刺入淋巴结内，停针半分钟拔出。外部以无菌纱布包扎。针刺时切勿过深，须刺入淋巴结的中央区。如果肿大粘连成团时，可在肿块四周刺灼，针刺距离为 1~2 厘米，面积大者，肿块的中央部也可刺灼。火针每次的刺入点，应交替进行，刺灼期间，病人如有发热反应，可每隔 7 天刺灼 1 次，无反应者可 2~4 天刺灼 1 次。

【操作方法二】选取病核中心。先用 2 寸毫针，在病核中心下针，再以生姜片 1 块，其厚约 1 分，中央挖一孔，套在针上。更用熟艾绒 1 团，捻如白果大，放在姜片周围，用火燃着。灸后瘰疬四周起红晕，中央生水疱，针孔流出清水，即在上面盖以薄膏药。每隔 4 天针灸 1 次。

【来源】江苏中医，(3)：26，1959。

一针单穴 曲池透臂臑

【定位】曲池位于肘横纹外侧端，屈肘取之。见图32。

【操作方法】用6寸毫针卧刺，由曲池向上透臂臑穴，右患刺右，左患刺左，或左右均刺。针刺前先将针尖蘸少许甘油以润滑，然后病人取坐位，屈肘两手拱胸，肘与肩抬平，医者左手拇指切曲池穴以令气散，而后酒精消毒，右手持针端正快速挺刺皮下，再以左手压穴，挑起针尖，直刺到臂臑穴，卧刺于皮下分腠之间。行捻针补泻手法，针左曲池时，拇指向后、示指向前为补，拇指向前、示指向后为泻。针右曲池时，拇指向前、示指向后为补，拇指向后、示指向前为泻。然后用拇指爪甲刮其针柄片刻，再行捻转，以捻不动为止。隔日针1次，12次为1个疗程。

【来源】中国针灸，(2)：6，1988。

单穴艾灸 瘰疬穴

【定位】以病人的左手或右手的中指末端（中冲穴）起，至肘关节横纹（曲泽穴）止，为长度标准取穴。取穴时用标好的长度，以病人长强穴为起点，沿脊柱正中向上，在终点处标记，再以病人的口长为宽度、横直其上做"T"字形，宽度两侧终点即为瘰疬穴（相当于膈俞）。

【操作方法】灸法按瘢痕灸法程序操作。病人取俯卧位，施灸前在穴位上涂少许凡士林或茶油，然后将黄豆大小之艾炷直立在穴上，从顶端点燃，燃至无烟为度（小儿可先用盐酸普鲁卡因适量做局部麻醉，然后施灸），灸完后以硼酸软膏外敷，以防感染，灸1次，经过2个月后为1个疗程。

【定位】督脉旁开 1.5 寸，平第九胸椎棘突下取穴。见图 3。

【操作方法】取肝俞穴，皮肤常规消毒，用 1%～2% 盐酸普鲁卡因行局部麻醉。在肝俞穴上切开皮肤，长 1～1.5 厘米深达肌肉表层，用挑截器挑断肌纤维 10～20 根。然后用碘酒涂擦切口，再敷盖无菌纱布，施以压力以创可贴固定之。注意挑截时医者右手持挑截器，左手捏起被挑截的部位以防出血。左侧患病割左侧肝俞，右侧患病割右侧，两侧同时患病同时割治。

【来源】中国针灸，(3)：45，1987。

──────── ◁◁◁◁ 单穴古方辑录 ▷▷▷▷ ────────

(1) 肘尖 《医学入门》云："肘尖穴治瘰疬，左患灸右，右患灸左。"

(2) 翳风 《玉龙歌》云："耳聋气闭痛难言，须刺翳风穴始痊，亦治次上生瘰疬。"

(3) 天井 《玉龙歌》云："天井二穴多着艾，纵生瘰疬灸亦安。"《类经图翼》："泻一切瘰疬疮肿瘾疹。"

(4) 大迎 《针灸甲乙经》云："寒热，颈瘰疬，大迎主之。"

(5) 少海 《胜玉歌》云："瘰疬少海天井边。"《备急千金要方》："主腋下瘰疬漏。"

(6) 阳辅 《针灸甲乙经》云："腋下肿马刀瘘，喉痹，阳辅主之。"

急性淋巴管炎

────── ◦ ──────

急性淋巴管炎，多因四肢末端局部破损感染、疖肿、疔毒所引起，表现为手指或足趾的疖肿、疔毒或皮肤破损，继而沿浅表之淋巴管出现一条不规则的红线，从伤口沿手足向近心端蔓延，并可有腋窝及腹股沟淋巴结肿大、疼痛。中医称为"红丝疔"，多由邪毒外侵、气血阻滞、蕴蒸皮肤而成。若治疗不及时，可出现发热恶寒、头痛、呕吐，甚至昏迷等"热毒攻心"之表现。

单穴艾灸 阿是穴

【定位】红线的头部和根部。

【操作方法】在红线的头部和根部各刺一针，得气后，用艾卷从红线的头部向根部缓慢移动施灸15～20分钟，以病人有舒适的热感为度，将原来的细丝灸成一条红而宽的带，随即起针。

一针单穴 红线所属经脉的郄穴

【定位】先确定红线属哪条经脉，取该经的郄穴，如划分不清经脉时，以红线邻近或经过的郄穴为准。

【操作方法】以手按压所取郄穴的近心端，距离2～3厘米，点刺5针呈梅花形，使之出血如珠为度。并可于红线终止处加刺1～2针，放血少许。

【来源】中国针灸，（5）：19，1982。

———— ⑪⑪⑪。单穴古方辑录。⑪⑪⑪ ————

阿是穴 《外科准绳》云："凡疗疮必有红丝路，急用针于红丝所致之处出血，及刺疗头四畔出血，若针之不痛，或无血者，以针烧红频烙患处，以痛为度。"

急性乳腺炎

急性乳腺炎，中医称为"乳痈"。常发于产后哺乳期，多由肝气郁结、胃热壅滞致使经络阻塞，营气不和而成；或怀孕后血热内蕴，营气壅滞，而结肿成痈。现代医学认为本病多由细菌感染兼以乳汁不畅所致，表现为患侧乳房胀痛或搏动性疼痛，伴红肿，摸之灼热，可触及结块，有明显压痛，或伴有全身反应，如发热、怕冷、同侧腋窝淋巴结肿大、白细胞增多等等。

一针单穴 背部皮肤红斑

【定位】一般出现在第七颈椎至十二胸椎之间的部位，红斑直径大小约 0.5 毫米，不高出皮肤表面，颜色鲜红，指压不褪色，稀疏散在，数量不一，患侧较多，健侧较少。

【操作方法】寻找红斑后消毒，在所有红斑上点刺 1 针，然后用手挤压之，使其出血少许。

【来源】本法为流传于江苏一带的一种民间疗法。

一针单穴 肩井

【定位】在肩上，当大椎与肩峰端连线的中点上。见图27。

【操作方法】取患侧直刺 0.5~0.8 寸，用泻法，快速捻转强刺激，使患侧肩部或胸部或上肢出现针感，持续行针 3~5 分钟，即可出针。病重可至 10 分钟，不用提插手法。每日 2 次，直至痊愈为止。

【来源】中国针灸，(1)：13，1985。

一针单穴 足三里

【定位】在小腿前外侧，当犊鼻下 3 寸，距胫骨前缘一横指。见图 12。

【操作方法】泻法进针 1.5～2 寸，针尖略向上，中强刺激，得气后留针 30 分钟，每隔 10 分钟捻转 1 次，每日 1 次。

【来源】浙江中医杂志，(3)：118，1983。

一针单穴 内关

【定位】在前臂掌侧，当曲泽与大陵的连线上，腕横纹上 2 寸，掌长肌腱与桡侧腕屈肌腱之间。见图 9。

【操作方法】快速进针，捻转提插到一定深度，待得气后，捻转 2～3 次，再行提插 2～4 次，反复如此 3 次，并且边捻针边按摩乳房肿块，当疼痛减轻时，留针 10～15 分钟，留针时反复运针 3～4 次即可出针。

【来源】中国针灸，(3)：8，1986。

一针单穴 曲池

【定位】屈肘，肘横纹外侧端头，见图 32。

【操作方法】屈肘，常规消毒，以 2.5 寸毫针准确刺入曲池穴，进针 1.5～2 寸，交替行快速捻转提插，强刺激约 1 分钟，出针时以左手托起患侧肘关节，右手拇指有规律地按摩曲池穴。

【来源】中国针灸，(5)：55，1987。

单穴艾灸 阿是穴

【定位】病变局部。

【操作方法】将蒜切成 1 分厚的薄片，放在肿块上，用蚕豆大小的艾炷灸之。在治疗过程中，病人感觉局部灼热不可忍受时，可将蒜片向上提起或沿皮肤上、下、左、右移动，稍移动后再放厚处灸治。每灸4～5次后需换用新蒜片，直至灸到局部红晕为度，乳汁自行溢出，即可算是1次治疗。

【来源】新疆中医药，（2）：19，1985。

一针单穴 膏肓

【定位】督脉旁开3寸，平第四胸椎棘突下。见图21。

【操作方法】先观察病人乳房肿块的数量及所在部位。然后让病人俯伏坐位，取患侧膏肓穴。如肿块位于乳头以上就在膏肓穴直上方1寸处取穴；如在乳头以下，就在膏肓穴下方1寸处取穴；在左方或右方依此类推。穴位常规消毒后，用三棱针点刺放血，两穴各放3滴血，然后速让病人上床侧卧，将患侧上肢压在身下，以压麻患侧上肢为度。双侧有肿块者，间隔1小时后再在另一侧施术。

【来源】中国针灸，（1）：20，1997。

一针单穴 乳通

【定位】在大陵与曲泽穴连线上，肘横纹下4寸处。

【操作方法】取10毫升注射器和6号注射针头，抽取10%葡萄糖溶液8毫升。在患侧穴位处做常规消毒，将针头快速刺入穴内，使用提插手法得气后，回抽无回血，迅速把药液推注完毕，此时前臂至中指有麻胀感，约持续30分钟，针感逐渐减轻。每日1次，治疗5～7次统计疗效。若双侧乳腺炎，依前法双侧同时治疗。

【来源】中国针灸，（6）：374，1997。

一针单穴 涌泉

【定位】蜷足时，在足心前 1/3 的凹陷中取穴。见图 28。

【操作方法】取仰卧位，皮肤用酒精消毒后，快速进针，利用手法刺激震颤约 2 分钟，留针 10 分钟。

【来源】江苏中医杂志，（11）：13，1987。

一针单穴 阿是穴

【定位】在背部肩胛区，上平第七颈椎棘突水平线，下至两肩胛骨下角连线，外齐两肩胛骨内侧缘，脊柱棘突连线两侧区域的皮肤和毛囊孔都可作刺激点。

【操作方法一】暴露背部肩胛区，皮肤常规消毒。用选好的治疗针垂直刺入皮下，采用强刺激，行针 1~2 分钟，不留针。每日 1 次。

【来源】陕西中医，（8）：368，1989。

【操作方法二】先将局部红肿处常规消毒，然后用梅花针叩刺，微微出血，继将火罐拔在患处，过 15 分钟后取下火罐，擦去血迹即可，隔日 1 次。

【来源】内蒙古中医药，（1）：26，1989。

———— ﹀﹀﹀°单穴古方辑录°﹀﹀﹀ ————

（1）肩井 《百症赋》："肩井乳痈而极效。"

（2）膻中 《行针指要歌》："或针气，膻中一穴分明记。"

（3）期门 《活人书》："凡妇人病，法当针期门。"

胆道蛔虫症

胆道蛔虫症是因蛔虫钻进胆道而导致的急腹症，多见于青少年及儿童，中医学称"蛔厥"。症见突发腹中剧痛，按之有块，或脘部剧痛，甚至出现肢冷而厥，或右腹疼痛拒按，右腿屈不能伸，或右胁剧痛等，其痛有钻、顶、撕裂样感觉，常伴有恶心、呕吐。

一针单穴 迎香透四白

【定位】迎香位于鼻翼外缘中点旁，当鼻唇沟中。四白位于面部，瞳孔直下眶下缘凹陷处。见图93。

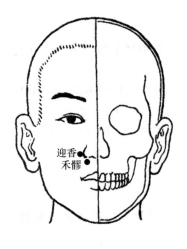

迎香
禾髎

图93

【操作方法】刺入后行泻法，强刺激，得气后，用胶布将针柄固定在唇上，留针 12～24 小时。

【来源】中国针灸，(2)：13，1986。

一针单穴 **至阳**

【定位】在背部，当后正中线上，第七胸椎棘突下凹陷中。见图1。

【操作方法】快速进针，针尖稍朝上斜刺，深度为 1.1～1.4 寸（过深可损伤脊髓）。柔和地提插捻转，持续运针 15 分钟，留针 30 分钟，得气向上下传导。疼痛顽固者可加刺阳陵泉、胆囊穴、足三里。

【来源】福建中医药，(1)：31，1985。

一针单穴 **太冲**

【定位】在足背侧，当第一、二跖骨结合部前方凹陷处。见图45。

【操作方法】选双侧太冲穴，病人仰卧，用 1.5 寸毫针与皮肤垂直刺入，或针尖略向上斜刺，达 1 寸深左右。连续提插捻转约 1 分钟后，留针 30～40 分钟，刺激量略超过病人耐受量。

【来源】江苏中医杂志，(6)：14，1982。

一针单穴 **郄门**

【定位】在前臂掌侧，当曲泽与大陵的连线上，腕横纹上 5 寸。见图9。

【操作方法】以强而持久的捻转手法（两侧相同），留针 20～30 分钟，留针期间重复捻针 2～3 次，一般针后疼痛即止。

【来源】辽宁中医杂志，(5)：35，1985。

【定位】 第八胸椎棘突下凹陷中。

【操作方法】 病人俯卧，以 2.5 寸不锈钢针，消毒后沿棘突间隙略向上斜刺，深度 1.5~2 寸，每隔 5 分钟捻转 1 次，留针15~30 分钟。

【来源】 吉林中医药，(1)：28，1981。

一针单穴　鸠尾

【定位】 在脐上 7 寸，腹中线上。见图 13。

【操作方法】 用 5 毫升注射器套上 6 号针头抽取阿托品 0.5毫克和维生素 K_3 4 毫克。穴位皮肤常规消毒，再将针头迅速刺入皮下，后向下斜刺 0.4~0.6 寸，得气后，回抽无血，即快速推注药物。1 日 3 次，7~10 天为 1 个疗程。

【来源】 中国针灸，(2)：42，1991。

───── ◦ 单穴古方辑录 ◦ ─────

(1) 阳陵泉 《通玄指要赋》曰："胁下肋边者，刺阳陵泉而即止。"

(2) 丘墟 《保命集》："两胁痛，针少阳经丘墟。"

胆石症、胆囊炎

胆石症包括胆囊结石和肝内外胆管结石，胆囊炎包括急性胆囊炎和慢性胆囊炎，是腹部外科多发病和常见病。其形成原因是复杂的、多方面的，胆囊本身的炎症或畸形，导致胆汁排泄受限，炎症本身亦是形成结石的原因，或因胆汁成分比例失调，胆固醇过饱和沉淀，形成以胆固醇为主的结石。胆石症、胆囊炎二者症状相似，常互为因果。本病以上腹部疼痛为特点，或伴有消化不良症状，归属"胁痛""胃脘痛""黄疸""心下痛"等范畴。

一针单穴　丘墟

【定位】在外踝前下方，当趾长伸肌腱的外侧凹陷中取穴。见图15。

【操作方法】取右侧丘墟透照海，采用泻法，留针20分钟。

【来源】中国针灸，(9)：31，1996。

一针单穴　宁胆穴

【定位】以季胁部相当于胆囊解剖部位为中心点，呈扇形向上，逐次寻找压痛点，即宁胆穴。如有多个压痛点，则以离中心点最近、疼痛最明显的为穴位。如疼痛有放射至右肩背者，以疼痛的中心点呈圆形渐次向外。

【操作方法】其操作方法据辨证分三型实施。湿热壅滞型在季肋部日月穴外平行两横指处找得宁胆穴，左手示指切按，右手持针刺入0.3~0.5寸，用泻法，使针感尽量放散至整个疼痛部位，留针30分钟，每7~8分钟重复手法1次。气血瘀阻型在右侧期门穴以30°角向外下方1.5寸处，以及右肩背部在天宗与神堂连线的中点处，各找得宁胆穴，刺法同湿热壅滞型。气阴两虚型在右侧锁骨中线与肋弓相交点向外平行一横指处，找得宁胆穴，刺入方法同前二型，但留针15分钟，每隔5分钟行补法1次。

【来源】浙江中医杂志，(7)：324，1990。

一针单穴 阿是穴

【定位】在剑突下之红色、紫红色或棕褐色之皮肤异点。

【操作方法】在剑突下找到皮肤异点，常规消毒，用大号缝衣针在异点施针挑，须将白色坚韧的肌纤维挑断挑尽至出血少许为度。轻症每次挑3～5点，重症每次挑5～7点，每天1次。

【来源】湖南中医杂志，（2）：36，1991。

一针单穴 鸠尾

【定位】在腹中线上，脐上7寸处取穴。见图13。

【操作方法】局部常规消毒，选用3～4寸毫针快速直刺进针，进针向膻中方向透刺，行中强刺激，捻转3～5分钟，勿提插，留针15分钟。用此法治疗胆绞痛。

【来源】针灸学报，（4）：50，1992。

一针单穴 太冲

【定位】在足第一、二跖骨结合部之前方凹陷中。见图45。

【操作方法】取太冲穴，斜刺进针0.8寸，针尖取向心方向，针刺得气后，提插捻转，捻转频率为80～100次/分，持续2～3分钟，针感传至足趾或向上传导效果为好。此法治疗胆绞痛。

【来源】针灸学报，（4）：50，1992。

一针单穴 胆囊穴

【定位】阳陵泉下2寸左右之压痛点最明显处。见图94。

【操作方法】取右侧胆囊穴，用毫针刺入2～3寸，采用强刺激手法，针感传至上腹部效果最佳，留针10～15分钟，其间行针 2～3 次。

【来源】针灸学报，(4)：50，1992。

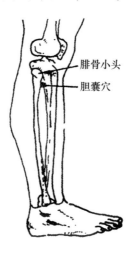

腓骨小头

胆囊穴

图 94

急性肠梗阻

急性肠梗阻是外科常见的急腹症，病情重，多突然发作腹痛，阵发性剧痛伴见大量呕吐（先吐出胃内容物，其后为黄色胆汁液体，最后呈粪样物），脉搏增快，血压下降，四肢厥冷，腹胀，便秘，甚不排气，检查腹部可见膨胀的肠曲及蠕动波，切之有痛性包块。中医称肠结症，又称"关格"，认为多由气血痞塞，寒热结滞，虫食阻积等原因致使肠胃传导阻塞，上下关格。现代医学认为肠腔内、外各种因素，如蛔虫、食团、粪便、结石或肠套叠、绞窄性疝、腹腔或肠壁肿瘤，以及神经功能失调引起的肠麻痹、肠痉挛等引起肠内容物不能正常通过肠道而导致本病。

一针单穴 天枢

【定位】脐中旁开 2 寸处取穴。见图 22。

【操作方法】采用 2 毫升注射器、4 号针头,抽取 1% 盐酸普鲁卡因注射液 1 毫升。取天枢穴皮肤常规消毒,先取一侧天枢穴,垂直刺入 0.5 厘米,并利用针头刺入做强刺激,快速注药 0.5 毫升,而后将剩余半量同法注入对侧天枢穴。用此法治疗蛔虫性肠梗阻。

【来源】中国针灸,(3):49,1992。

单穴按压 足三里

【定位】在犊鼻穴下 3 寸,胫骨前嵴外一横指处。见图 12。

【操作方法】补泻法兼施。病人平卧,全身放松,用医者的双手拇指交替按压病人的双侧足三里,先弱刺激,后强刺激,反复循环。用此法治疗功能性肠梗阻。

【来源】中国针灸,(增刊):21,1994。

———————— ⋙∘单穴古方辑录∘⋘ ————————

(1)上巨虚 《针灸甲乙经》云:"大肠有热,肠鸣腹满,挟脐痛,食不化,喘不能久立,巨虚上廉主之。"

(2)二间 《行针指要歌》云:"或针结,针着大肠二间穴。"

(3)内关 《玉龙歌》云:"腹中气块痛难当,穴法宜向内关防。"《标幽赋》云:"胸腹满痛刺内关。"

阳　痿

阳痿即阳事不举，或临房举而不坚。《灵枢》称为"阴痿"。与命门火衰、心脾受损、恐惧伤肾、湿热下注有关。可见于性神经衰弱以及某些慢性虚弱疾病中。

一针单穴 举阳

【定位】在秩边穴与环跳穴连线的中点处取穴。

【操作方法】用毫针斜向对侧耻骨联合刺入，待阴茎根部有麻胀抽痛的感觉为得气，留针 30 分钟，每隔 10 分钟行针 1 次，施以提插捻转平补平泻手法。

【来源】中国针灸，(5)：15，1991。

一针单穴 丰隆

【定位】在外踝高点上 8 寸，条口穴外 1 寸处。见图 12。

【操作方法】取 28 号 1.5 寸毫针直刺丰隆穴，得气后施一进三退之泻法，留针 30 分钟，每隔 5 分钟行针 1 次。隔日针刺 1 次，10 次为 1 个疗程。治疗期间禁食生冷瓜果、肥甘厚味及酒类。

【来源】中国针灸，(6)：338，1997。

单穴艾灸 关元

【定位】在脐下 3 寸，腹中线上，仰卧取穴。见图 13。

【操作方法】病人仰卧位，取关元穴施灸。用中等艾炷直接灸，每次 100～200 壮，每周 1 次，3 次为 1 个疗程。

【来源】中国针灸，(1)：42，1983。

一针单穴 三阴交

【定位】位于小腿内侧，内踝最高点上 3 寸，胫骨后缘。见图 14。

【操作方法】病人仰卧，穴位常规消毒，医者用左手拇指压着病人会阴，嘱其尽力吸气提肛，注意力集中在龟头上。右手持止血钳子夹住揿针，从三阴交向上刺入，旋转揉动，使病人有针感，敏感者自觉针感向上传至龟头，少数病人出现阴茎勃起。术后胶布固定，按压会阴 5 分钟，埋针 3 天，取针后休息 3 天。

【来源】中国针灸，(2)：10，1984。

一针单穴 阴包

【定位】在股骨内上髁上 4 寸，当股内侧肌与缝匠肌之间取穴。见图 61。

【操作方法】病人仰卧，在阴包穴上 2 寸许，压痛明显处（双侧）消毒后进针，深度为 1.5～2 寸，得气后以针感向外生殖器放射为宜，用补法。留针 30 分钟，每 10 分钟捻针 1 次。7 次为 1 个疗程。

【来源】四川中医，(4)：48，1991。

一针单穴 八髎

【定位】分别位于第一、二、三、四骶后孔中。见图 3。

【操作方法】用仿古代九针制造的针灸刀治疗。按上、次、中、下髎穴次序，每次选取一对穴位。治疗时，先将拟定针刺穴位定位，做好标记，然后局部常规消毒铺无菌孔巾。用1号宝剑形针灸刀直刺至骶骨骨膜表面，有针感后行上下提插动作，割断1~2根白色纤维，拔出针灸刀，局部稍加按压止血后，外敷创可贴，3日内禁水。1个星期取一对穴位，4星期为1个疗程，一般治疗1~2个疗程。

【来源】中国针灸，(9)：542，1997。

──────── ﹀·单穴古方辑录·﹀ ────────

（1）肾俞 《胜玉歌》云："肾败腰酸小便频，督脉两旁肾俞除。"《类经图翼》云："阳不起，……灸命门、肾俞。"

（2）命门 《玉龙歌》云："肾败腰虚小便频，夜间起止苦劳神，命门若得金针助，肾俞艾灸起遭迟。"《神灸经纶》云：灸命门治"阳痿"。

（3）关元 《医学入门》云："关元主诸虚损，及老人泄泻，遗精白浊。"

（4）足三里 《针灸资生经》云：足三里"疗五劳羸瘦，七伤虚乏"。

遗　精

────────── ○ ──────────

遗精有梦遗与滑精之分：有梦而遗精的，名为"梦遗"；无梦而遗精，甚至清醒时精液出者，为"滑精"。一般成年未婚男子，或婚后夫妻分居者，1个月遗精1~2次，属于生理现象。若遗精频繁，每周2次以上，或清醒时流精，并有头晕、精神萎靡、腰膝酸软、失眠等症则属于病态。病理性的遗精可见于神经症、前列腺炎以及某些慢性疾病。

一针单穴 会阴

【定位】于肛门与阴囊根部连线的中点取穴。见图95。

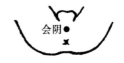

图95

【操作方法】病人取侧卧位，双手抱膝，暴露穴位。会阴穴处皮肤皱褶较多，又接近肛门，故要严格消毒。先将5%碘酒涂于穴位处，然后再用75%的酒精脱碘。以左手按压穴位，右手持针，直刺1~1.5寸。轻捻转，不提插。得气后，局部有较强的酸胀感觉，并伴有轻微的痛感。留针20分钟。每日1次，5次为1个疗程。

【来源】中国针灸，（11）：682，1997。

一针单穴 次髎

【定位】当第二骶后孔中，约髂后上棘下与督脉的中点取穴。见图3。

【操作方法】病人取侧卧位，针刺次髎使针感达会阴部，上下提插，留针30分钟，中间行针3次。每日1次，10次为1个疗程。

【来源】笔者临床常用之法。

一针单穴 大赫

【定位】在横骨上1寸，任脉旁开0.5寸处，仰卧取穴。见

图 40。

【操作方法】病人取仰卧位，刺入大赫穴，针尖斜向横骨穴方向，进针 1 寸，施强刺激，使针感达阴茎。日针 1 次，10 次为 1 个疗程。

【来源】系笔者临床多用之法，效果明显。

———————⫸•单穴古方辑录•⫷———————

（1）大赫 《备急千金要方》云："男子虚劳失精，阴上缩，茎中痛，灸大赫三十壮。"《医学纲目》云："虚劳失精，宜取大赫。"

（2）关元 《医学入门》云："关元主诸虚损，及老人泄泻，遗精白浊。"《类经图翼》云："遗精不禁者，灸关元五壮立效。"

（3）肾俞 《世医得效方》云："便浊失精，取肾俞。"《备急千金要方》云："丈夫梦失精及男子浊难，灸肾俞百壮。"《针灸资生经》云："梦失精，小便浊难，灸肾俞百壮。"《玉龙赋》云："肾俞治腰肾虚乏之梦遗。"

（4）志室 《类经图翼》云：志室"主治阴肿，阴痛，失精，小便淋沥"。

（5）曲泉 《传悟灵济灵》云："遗精取曲泉。"

（6）三阴交 《外台秘要》云："集验灸丈夫梦泄法，灸足内踝上名三阴交二七壮。"《备急千金要方》云："梦泄精灸三阴交三七壮。"

（7）气海 《百症赋》云："针三阴于气海，专司白浊久遗精。"

（8）精宫 《医学入门》云："精宫，专主梦遗。"《针灸集成》云："精宫，专主梦遗。灸七壮，神效。"

（9）膏肓 《针灸资生经》云："膏肓俞灸梦失精。"《类经图翼》云：灸膏肓治"梦遗精滑鬼交"。

（10）心俞　《玉龙歌》云："遗精白浊实难禁，夜梦鬼交心俞治。"《针灸大成》云：心俞主治"遗精白浊"。《医学纲目》云：心俞主治"遗精梦泄"。

（11）中封　《针灸甲乙经》云："失精，筋挛，阴缩入腹相引痛……中封主之。"

阴茎异常勃起

〰〰〰〰〰 ○ 〰〰〰〰〰

阴茎持续性勃起称为阴茎异常勃起。中医学称之为"阳强""强中"，亦有文献记载称其为"茎纵"。《灵枢·经筋》所说："足厥阴之筋病，……伤于热则纵挺不收"就是描述阴茎异常勃起之症。中医学认为此症的主要病机是肝经湿热，相火偏亢。现代医学认为此症多由功能性病变引起，往往发生于性交过频所致的性神经功能紊乱。

一针单穴　太冲

【定位】在足第一、二跖骨结合部之前方凹陷中取穴。见图45。

【操作方法】取双侧太冲穴，交替使用。用泻法，每次留针30分钟，间歇捻针3次。

【来源】中国针灸，（7）：432，1997。

一针单穴　蠡沟

【定位】在内踝尖上5寸，胫骨内侧面中央取穴。见图96。

【操作方法】病人仰卧位，取双侧蠡沟穴，用1.5寸毫针沿胫骨内侧面向下斜刺，强刺激，留针 30 分钟，中间行针 3 次。

【来源】笔者用此法治"强中"，针 3 次获效。

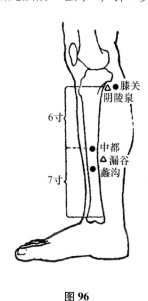

图 96

———————————— ⸝⸝⸝ ○ 单穴古方辑录 ○ ⸝⸝⸝ ————————————

蠡沟 《灵枢·经脉》云："气逆则睾肿卒疝。实则挺长，虚则暴痒。取之所别也（蠡沟穴）。"

不射精症

————————————— ⸝⸝⸝ ○ ⸝⸝⸝ —————————————

不射精症是指性交活动时有正常的兴奋，阴茎能勃起，但性交过程中达不到性欲高潮，没有精液射出者。常伴有遗精或阴茎挺而不收。中医认为其与肝肾两脏的关系最为密切，而导致不射精的直接原因则是精关不开，精窍失灵。现代医学对该病的确切原因尚不清楚，认为导致不射精的机制主要有二：一是射精中枢受到大脑抑制达不到兴奋的阈值而不能引起射精反射；二是输精管阻塞，影响精子的运行和排出。

一针单穴 涌泉

【定位】蜷足时，在足心前1/3的凹陷中取穴。见图28。

【操作方法】病人取仰卧位，双腿平伸。涌泉穴皮肤常规消毒，用28号1.5寸毫针直刺，进针1.0寸，行强刺激泻法，针感向外生殖器放射为宜。捻针2~3分钟后留针，每10分钟捻针1次，共留针30分钟。起针后嘱病人平卧不动，全身放松，调匀呼吸。每日1次，7次为1个疗程。

【来源】中国针灸，(4)：10，1992。

慢性前列腺炎

————— ○ —————

慢性前列腺炎是泌尿生殖系统较常见的疾病，主要表现为小腹反复坠胀作痛，多有尿频、排尿不尽感及尿道灼热、疼痛，多向阴茎头及会阴部放散，耻骨上及腰骶部不适，腰酸痛，四肢乏力，有时尿乳白色黏液，有时伴有头晕、失眠多梦等。前列腺液检查有慢性炎症。属中医学"淋证"范畴，认为房劳过度，损伤及肾，使肾阴或肾阳亏虚；或因湿热下注，精关不固所致。

一针单穴 会阴

【定位】在会阴部，男性当阴囊根部与肛门连线的中点。见图95。

【操作方法一】采用穴位注射疗法。取5%当归注射液4毫升，2%盐酸普鲁卡因注射液2毫升吸入针管。病人取屈膝屈髋之左侧卧位，医者左手示指戴指套插入肛门做引导，右手持7号长针头，在前后阴之间会阴穴处进针，入穴1.0～1.5寸许，提插捻转针体以助得气，此处注入药液3毫升。然后再进针1.0～1.5寸许（勿刺入直肠）至针下沉滞有阻力，表明已穿透前列腺被膜，刺入腺体，此处注药3毫升。每周治疗1～2次，5次为1个疗程。

【来源】中国针灸，(6)：5，1992。

【操作方法二】采用氦氖激光针灸仪，光纤直径为50～125微米，末端输出功率为1.8毫瓦。消毒病人会阴穴周围，用特制的空心针，将光针插入针芯，左示指插入肛门内为引导，从会阴穴刺入前列腺内，每日照射1次，每次20分钟，4次为1个疗程，不愈者，休息1周再行下1个疗程。

【来源】山东中医杂志，(4)：13，1987。

一针单穴 前列腺炎特定穴（暂定名）

【定位】位于任脉之会阴穴至肛门的中点处。

【操作方法】病人取仰卧位，充分暴露会阴部，选定前列腺炎特定穴，严格消毒。用28号3～4寸毫针，直刺1.5～2寸深，待得气后小幅度提插2～3次后，间或捻转，用泻法，留针约20分钟出针。每日1次，10次为1个疗程。

【来源】浙江中医杂志，(6)：280，1988。

（1）肾俞 《胜玉歌》云："肾败腰疼小便频，督脉两旁肾俞除。"《扁鹊心书》云："肾俞二穴，凡一切大病于此灸二、三百壮，盖肾为一身之根蒂，先天之真元，本牢则不死。"

（2）膀胱俞 《备急千金要方》云："虚劳尿精，灸第十九椎两旁各二十壮。"

尿潴留

―――――○―――――

尿潴留又称尿闭，是指膀胱内大量尿液不能随意排出的一种常见症状。以排尿困难，少腹胀满，甚至小便闭塞不通为主症。中医称为"癃闭"，多由肾气不足，膀胱气化无权；湿热下注，气机阻滞，外伤膀胱，气化受损所致。现代医学将尿潴留分为阻塞性和非阻塞性两类。前者常因尿道梗阻、包茎、前列腺肥大、膀胱颈部狭窄、膀胱肿瘤或结石等引起；后者多因大脑及脊髓受伤，或因产后以及下腹部、会阴部、肛门等处手术后引起。

单穴按压 关元

【定位】在下腹部，前正中线上，脐下 3 寸。见图 13。

【操作方法】病人取仰卧位，双下肢伸直，医者站在病人右侧，先定准穴位，运气后用右拇指末节掌面按压关元穴。开始宜轻，渐渐加重，可略加旋转。持续 40 秒 ~ 8 分钟。1 次无效，休息 10 分钟后，重复进行 1 ~ 2 次。4 次无效可放弃此法。

【来源】福建中医药，（5）：34，1988。

一针单穴　中极

【定位】在下腹部，前正中线上，脐下 4 寸。见图 13。

【操作方法】用 3 寸毫针向下斜刺，用刮针催气法，使针感传至外阴部，留针 20 分钟。或用中指（或示指）在中极穴呈60°角向下方稍加压力，持续 30 秒~1 分钟即可排尿，待尿排尽后结束治疗。

【来源】系笔者临床常用之法。

一针单穴　石门

【定位】在下腹部，前正中线上，脐下 2 寸。见图 13。

【操作方法】用 3 寸毫针向下斜刺，进针 2 寸深，用泻法。当即嘱病人意守石门穴，用力排尿，医者用双手从病人少腹由上向下逐渐加压，小便即可排出。如法反复多次，待尿排净后拔针，每日 1~2 次。

【来源】中国针灸，（5）：6，1984。

单穴艾灸　神阙

【定位】在腹中央，脐中。见图 13。

【操作方法】食盐 20 克炒热待冷，葱白 2 根洗净捣泥，做成厚度约 0.3 厘米的饼，将艾绒制成蚕豆大小圆锥形艾炷。先将盐填平神阙穴，上置葱饼，然后将艾炷置上点燃，使火力由小到大，待皮肤有灼痛感时再换一炷，直到温热入腹内时，为中病。

【来源】中国针灸，（4）：4，1986。

一针单穴　秩边

【定位】在臀部，平第四骶后孔，骶正中嵴旁开 3 寸。见图 21。

【操作方法】取双侧秩边穴，针刺时使针感放射至外生殖器，留针 30 分钟，隔日 1 次，10 次为 1 个疗程。

【来源】上海针灸杂志，（3）：15，1984。

一针单穴　睛明

【定位】当目内眦角稍内上方凹陷处。见图 31。

【操作方法】睛明穴为足太阳膀胱经经气流注的起始部位，是手太阳、足太阳、足阳明、阴跷、阳跷五脉之会。其皮下血管丰富，针刺手法宜轻，不能捻转提插，尤应掌握针刺深度，否则易引起意外。

【来源】上海针灸杂志，（3）：28，1983。

一针单穴　头针生殖区

【定位】从额角处向上引平行于前后正中线的 2 厘米长直线。见图 97。

【操作方法】用 28 号 1.5 寸毫针沿皮下斜刺向后项部，与正中线平行，进针深度为 1 寸左右。施以泻法，然后接通 G6805型治疗仪，采用疏密波，电量以病人能耐受为度。每次 20 分钟，每日 1 次。

【来源】上海针灸杂志，（3）：44，1984。

一针单穴　三阴交

【定位】在小腿内侧，内踝尖上 3 寸，胫骨后缘。见图 14。

一针灵

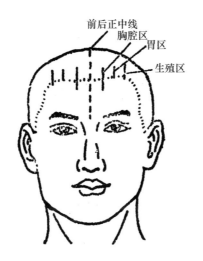

前后正中线
胸腔区
胃区
生殖区

图 97

【操作方法一】针入 2.5 厘米，左右适当捻转进入，病人常有胀痛酸麻感，当达到一定深度时进行适当捣针，捣针后留针 10 分钟起针，起针后艾灸 3 分钟。

【来源】中医杂志，（6）；1957。

【操作方法二】用 1.5 寸毫针刺入双侧三阴交，垂直进针，得气后接 G6805 型治疗仪中等强度治疗 5～10 分钟，每日或隔日 1 次。同时鼓励病人采用腹式呼吸。

【来源】中国针灸，（1）：5，1994。

单穴按压 压痛点

【定位】在耳穴的泌尿区。

【操作方法】在耳穴的泌尿区找到最明显的压痛点，以火柴棍的火药端进行按压，并捻转火柴，强刺激。两耳交替进行，行 5 分钟。

【来源】北京中医杂志，（5）：58，1986。

一针单穴 曲骨

【定位】仰卧，于腹中线，耻骨联合上缘凹陷处取穴。见图13。

【操作方法一】施治时采用呼吸补泻法，病人呼气时进针，吸气时出针，进针后留针15～20分钟，每分钟行弧度刮针3～5分钟，使针感传至阴部，出针后在腹部两侧轻轻按揉。

【来源】中国针灸，（3）：31，1992。

【操作方法二】病人取仰卧位，屈膝，以28号3寸毫针，呈35°角向阴部方向斜刺，进针角度务必准确，行针时要有明显的针感。进针后留针20分钟，每5分钟刮针1～2分钟，务使针感传至阴部。

【来源】中国针灸，（10）：601，1997。

一针单穴 大横

【定位】仰卧，脐中旁开4寸处取穴。见图23。

【操作方法】取双侧大横穴。病人仰卧位，穴位常规消毒后，取用28号3.5寸毫针，快速刺入皮下后，将针稍斜向脐中方向刺入穴位约3寸，得气后施提插捻转补法，使针感扩散至下腹部为佳。留针30分钟，间歇行针2～3次，每日1次，10次为1个疗程。

【来源】中国针灸，（5）：42，1994。

一针单穴 至阴

【定位】在足小趾外侧，距趾甲根角0.1寸许取穴。见图65。

【操作方法】令病人仰卧位，平放下肢，暴露足部，取双侧至阴穴，常规消毒后，以 26 号 1 寸毫针，快速刺入皮下，捻转提插，强刺激，使针感从足小趾外侧沿膀胱经向上感传。一般针刺 5 ~ 10 分钟即可排尿。

【来源】中国针灸，(3)：55，1995。

————— ◦ 单穴古方辑录 ◦ —————

（1）曲泉 《针灸资生经》云："曲泉主癃闭。"

（2）阴陵泉 《杂病穴法歌》云："小便不通阴陵泉。"

（3）阴谷 《针灸甲乙经》云："脊内廉痛，溺难……阴谷主之。"

（4）三焦俞 《备急千金要方》云："治胞转小便不得方，灸三焦俞百壮。"

（5）委阳 《针灸甲乙经》云："不得大小便，腰痛引腹，不得俯仰，委阳主之。"

（6）中极 《备急千金要方》云："治腰痛，小便不利。"

（7）肾俞 《备急千金要方》云："治肾寒方，灸肾俞百壮。"

（8）膀胱俞 《类经图翼》云：膀胱俞"主治小便赤涩"。

（9）关元 《备急灸法》云："转胞不得溺，取关元、曲骨"。

（10）三阴交 《外台秘要》云："三阴交主气逆腹胀，小便不利。"

（11）行间 《针灸资生经》云："行间主癃闭，茎中痛。"

（12）秩边 《针灸资生经》云："秩边主癃闭下重，不得小便。"

血　尿

————— ◦ —————

血尿是多种疾病引起的一种临床症状，现代医学分为无痛性血尿和痛性血尿。中医辨证有虚实之分，实者多属暴起，尿色鲜红，尿道有热涩感觉；虚者多属病久不愈，尿色淡红而无热涩之感。血尿归"血淋"范畴。

单穴艾灸　血愁穴

【定位】于腰部正中线，第二腰椎棘突下，在悬枢穴与命门穴之间取穴。

【操作方法】病人端坐，用清艾条悬灸，每次 30 分钟，每日 1 次。

【来源】中国针灸，（1）：60，1997。

一针单穴　隐白

【定位】在蹈趾内侧，去趾甲角根 0.1 寸许取穴。

【操作方法】病人仰卧位，取双侧隐白穴，交替使用艾条施灸。用雀啄灸，每次 30 分钟，每日 1 次，7 次为 1 个疗程。

【来源】笔者用此法治血尿 2 例，均治疗 1 个疗程获效。

————▶▶◦ 单穴古方辑录 ◦◀◀————

（1）隐白　《针灸大成》云："下血，针隐白。"

（2）次髎　《针灸大全》云："赤淋取次髎。"

（3）三阴交　《针灸大全》云：三阴交治"小便淋血止，阴气痛"。

（4）小肠俞　《采艾编翼》云："热即发而溺血，取小肠俞。"

（5）下脘　《灸法秘传》云："小便赤涩，灸下脘。"

肾绞痛

肾绞痛多由小结石向下移动引起肾盂、输尿管痉挛所致。结石由尿内的结晶与胶体物质混合而成，多发于一侧，以男性为多见。其形成因素常与感染、尿液沉积及新陈代谢紊乱等有关。泌尿系结石包括肾、输尿管、膀胱、尿道结石。发作时以剧烈绞痛为主要表现，疼痛以腰痛、下腹痛为主，并由腰向下腹、外阴部放散，痛苦难言，且伴有尿频、尿痛、淋沥不断、血尿等，中医学称为"砂淋""石淋"。认为湿热蕴积于下焦，尿液受其煎熬，日积月累，尿中杂质结为砂石瘀阻膀胱，排泄失畅，气机窒塞不通。

一针单穴 太溪

【定位】位于足内侧，内踝尖与跟腱后缘连线的中点凹陷处。见图33。

【操作方法】取双侧太溪穴，中强刺激，以病人有麻胀感并向足等部位放射为度，留针30~90分钟，留针期间可间断刺激，加强针感。

【来源】中国针灸，(5)：21，1986。

一针单穴 足三里

【定位】在小腿前外侧的上部，犊鼻穴下3寸，胫骨前嵴外一横指处。见图12。

【操作方法】肾绞痛发作时，嘱病人仰卧位，深吸气，取双侧足三里穴，局部消毒后用毫针刺入 2 ~ 3 寸，采用强刺激，得气后留针 5 ~ 10 分钟。留针期间，每 2 ~ 3 分钟捻转或提插 1 次。

【来源】中国针灸，(6)：24，1990。

一针单穴 精灵

【定位】位于手背第四、五掌骨骨间隙后缘，腕背横纹与掌骨小头连接之中点凹陷处。见图 98。

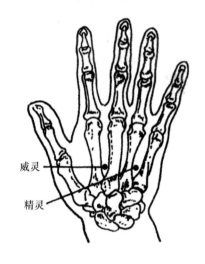

威灵
精灵

图 98

【操作方法】针刺绞痛侧穴 3 ~ 5 分钟，得气时酸麻感觉传至指尖。行中强刺激，痛不减者留针 10 分钟，并间歇加强刺激。

【来源】中医杂志，(10)：53，1988。

一针单穴 太冲

【定位】在足第一、二跖骨结合部之前凹陷中取穴。见图 45。

【操作方法】取两侧太冲穴做常规消毒，用 1.5 寸 28 号不锈钢毫针刺入，施捻转提插手法，留针 20 分钟。

【来源】中国针灸，（3）：10，1992。

一针单穴 志室

【定位】平第二腰椎棘突下，督脉旁开 3 寸处取穴。见图 21。

【操作方法】常规消毒皮肤后，选用 1.5 寸毫针，垂直刺入患侧志室穴，深 0.6 ~ 1.2 寸，运用提插和捻转法行针 3 ~ 5 分钟，使局部出现酸、麻、胀、重等感觉。然后留针 5 ~ 15 分钟，中间每隔 3 ~ 5 分钟行针 1 次。

【来源】中国针灸，（12）：44，1996。

一针单穴 踝针双下 1 点

【定位】在内踝最高点上三横指靠跟腱内缘取穴。见图 99。

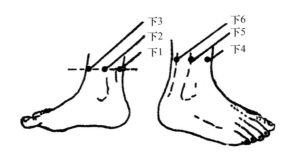

图 99

【操作方法】用踝针疗法。病人取俯卧位，选用双下 1 点。定好进针点，常规消毒后，取 28 号 1.5 寸毫针，三指持针柄，针体与皮肤表面呈 30°角，使针尖刺入皮肤，过皮后将针放平，贴近皮肤表面沿皮下组织循直线表浅进针，病人没有酸、麻、胀、痛感觉，否则表示刺入过深，应将针退至皮下，重新刺入，进针深度1.2～1.5寸，留针20分钟。

【来源】中国针灸，（增刊）：336，1994。

一针单穴　阿是穴

【定位】在腰腹部相应部位明显压痛点取穴。

【操作方法】确定压痛点，以注射用水做痛点皮内注射方法治疗，每次注射0.5～1毫升，以局部皮肤呈橘皮样改变、皮丘直径1.5～2厘米为宜，少数压痛点不明显者，可在与疼痛部位相对应的体表取穴注射。

【来源】中西医结合杂志，（11）：696，1986。

———— 单穴古方辑录 ————

（1）志室　《针灸甲乙经》云："腰痛背急，胁中满，小腹坚急，志室主之。"

（2）阴陵泉　《通玄指要赋》云："阴陵开通于水道。"

（3）关元　《备急千金要方》："石淋脐下，三十六种病，不得小便，灸关元三十壮。"

（4）三阴交　《采艾编翼》云：三阴交治"茎痛不得溺，内有如砂石作痛者"。

（5）中极　《备急千金要方》云："治腹痛，小便不利，苦胞转方，灸玉泉（中极）七壮。"

尿失禁

尿失禁是一种常见的症状，病人不能控制排尿，致使尿液淋沥不尽或不自主的外溢。临症见有小便失禁和睡中遗尿两种，前者多见于老人，后者多见于未成年人。中医称为"遗尿"，多因肾气不固，膀胱失约所致。现代医学认为本病的发病原理有器质性与习惯性两类。器质性中又有多种因素，如泌尿生殖系统畸形、隐性脊柱裂、大脑发育不全等先天性疾病；泌尿系统感染、寄生虫病、脊柱或颅脑受伤、发育不良等原因，均可能导致大脑的功能紊乱或脊髓的反射弧失常或因局部性刺激，而发生本病。或因自幼尿床，不加纠正，日久成为习惯而致病。

一针单穴 头针足运感区

【定位】见图44。

【操作方法】以2寸毫针刺入帽状腱膜后，快速捻转，200次/分左右，持续捻转2~3分钟，留针20分钟，期间可再行针1次。

【来源】笔者用此法治疗尿失禁多例，获速效。

一针单穴 水沟

【定位】在面部，当人中沟上1/3与下2/3的交点处。见图26。

【操作方法】常规消毒后，入针3分，针尖向上，强刺激，得气后留针10分钟，隔日1次。

【来源】上海针灸杂志，（2）：44，1984。

一针单穴 秩边

【定位】在臀部，平第四骶后孔、骶正中嵴旁开 3 寸。见图 21。

【操作方法】针双侧秩边穴，使针感放射至前阴部，留针 30 分钟，隔日 1 次，10 次为 1 个疗程。

【来源】上海针灸杂志，（3）：15，1984。

一针单穴 足小趾下

【定位】双足小趾底部第一横纹中点。见图 100。

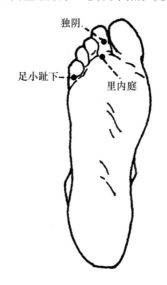

独阴

足小趾下

里内庭

图 100

【操作方法一】针刺时针尖刺到骨面时，捻转角度增大，直至病人感到剧痛及下腹胀热，留针 30 分钟，隔 10 分钟行针 1

次。每日或隔日1次，10次为1个疗程。

【来源】江西中医药，（1）：45，1983。

【操作方法二】用75％酒精常规消毒，用镊子或手指夹住揿针针圈，将针头对正穴位，稍捻转一下再揿入，然后以小块胶布固定。

【来源】中国针灸，（1）：40，1985。

一针单穴 百会

【定位】在头部，两耳尖连线中点，后正中线上。见图26。

【操作方法】常规消毒，将2～3毫升乙酰谷酰胺注射液或呋喃硫胺注射液，用5号细长注射针头由穴位部沿头皮刺入，向后矢状缝进针约3厘米，然后边推药物，边退出注射针。拔针后在注射部位压迫20分钟，防止出血，6小时后局部热敷，帮助药液吸收。

【来源】中国针灸，（4）：47，1986。

一针单穴 腰阳关

【定位】在腰部，当后正中线上，第四腰椎棘突下凹陷中。见图1。

【操作方法】穴位常规消毒，用2～2.5寸毫针垂直刺入。针入2寸，以感到局部或双下肢酸麻为度。体虚者可加艾灸。

【来源】新疆中医药，（1）：41，1986。

一针单穴 遗尿穴

【定位】位于双侧手部小指指骨第二指缝正中点。

【操作方法】病人端坐，两手平放于膝盖上或桌面上。局部常规消毒后，医者用左手握住病人指尖，使小指充分伸展，右手持耳针刺入穴位 0.2~0.4 厘米深。中速捻转 0.5~1 分钟，留针 10 分钟左右，中间行针 1 次，拔针时再捻转 1 次。每日 1 次，5 日为 1 个疗程，疗程间隔 2~3 日。

【来源】中国针灸，(3)：32，1994。

一针单穴 大横

【定位】仰卧，在脐中旁开 4 寸处取穴。见图 23。

【操作方法】取双侧大横穴。病人仰卧位，穴位常规消毒后，取用 28 号 3.5 寸毫针，快速刺入皮下后，将针稍斜向脐中方向刺入穴位约 3 寸，得气后施提插捻转补法，使针感扩散至下腹部为佳，留针 30 分钟，间歇行针 2~3 次。每日 1 次，10 次为 1 个疗程。

【来源】中国针灸，(5)：42，1994。

一针单穴 三阴交

【定位】于内踝高点上 3 寸，胫骨内后缘取穴。见图 14。

【操作方法一】用穴位注射疗法。三阴交穴位皮肤常规消毒后，用 2 毫升或 5 毫升注射器抽取阿托品 0.5~1 毫克（药量可根据病人年龄及体重而定）分别注射于两侧三阴交穴内。隔日注射 1 次，7 次为 1 个疗程。

【来源】中国针灸，(3)：32，1994。

【操作方法二】采用穴位注射疗法。三阴交穴常规消毒，用 5~6 号针头直刺入 2.5~3 寸，待有胀、麻、沉等针感时，抽注射器无回血后，将山莨菪碱 10~20 毫克、生理盐水 2 毫升缓慢注入。每日 1 次，5 次为 1 个疗程。

一针单穴 阴三角

【定位】1 点为阴茎部正面根部上 0.5 厘米，2 点为阴茎部背面根部右侧 0.5 厘米，3 点为阴茎部背面根部左侧 0.5 厘米，三点呈等腰三角形，即阴三角穴。女性 1 点可选耻骨联合正中线上 1 厘米，2、3 点为旁开 2 厘米，三点呈等腰三角形。

【操作方法】病人取仰卧位，针阴三角穴，直刺进针深度约 0.5 厘米，以产生沉胀麻木针感为度，留针 10 ~ 15 分钟。

【来源】中国针灸，(4)：19，1987。

单穴艾灸 关元

【定位】在脐下 3 寸，腹中线上，仰卧取穴。见图 13。

【操作方法】病人仰卧，于关元穴施艾炷灸。艾炷如绿豆大小，每次灸 10 壮，艾炷烧至病人不能忍受时即除去。

【来源】广东中医，(5)：30，1963。

———— ◦单穴古方辑录◦ ————

(1) 三阴交　《针灸聚英》云：三阴交主"小便遗失"。

(2) 肾俞　《玉龙歌》云："肾败腰虚小便频，夜间起止苦劳神，命门若得金针助，肾俞艾灸起遭迍。"《针灸大成》云：肾俞"主治肾虚"。

(3) 膀胱俞　《类经图翼》云：膀胱俞"主治遗尿"。《针灸大成》云："主小便赤黄，遗溺。"

(4) 少府　《神灸经纶》云："遗尿偏坠，取少府。"

(5) 中极　《针灸聚英》云：中极"主冷气积聚……阳气虚惫，小便频数，失精绝子"。

(6) 三焦俞　《备急千金要方》云："小便不利，羸瘦少气，灸三焦俞随年壮。"

脱　　肛

脱肛亦称直肠脱垂，是指直肠下端的黏膜层或肠壁向外脱出于肛门外的病症，老人、妇女和儿童易发。中医认为是由于体质虚弱，中气不足，气虚下陷所致。现代医学认为是直肠黏膜下层组织和肛门括约肌松弛，或大便用力过度而致。临床表现为大便时肠壁自肛门口脱出，轻症仅觉肛门坠胀，脱出后能自行回复。重症则每次脱出后必须用手托回，甚至咳嗽、喷嚏、行走、劳动时都可脱出。

一针单穴　提肛穴（又名环门）

【定位】位于肛门的两侧，距肛门中央 0.5 寸，侧卧位取穴。

【操作方法】用电针，选用断续波或疏密波，频率 20 次/分。刺激强度以病人能耐受为度，通电后肛周软组织有向上提的强烈收缩和麻胀感。隔日治疗 1 次，每次 15～30 分钟，10 次为 1 个疗程，疗程间隔 5 天。针刺提肛穴时，针尖向同侧腹股沟方向直刺，进针 1.5～2 寸深。

【来源】上海中医药杂志，(5)：32，1965。

单穴艾灸　百会

【定位】在头顶，两耳尖直上连线中点。见图 26。

【操作方法一】用鲜姜 1 片，厚如 5 分硬币，贴在百会穴上，上置艾炷灸 3～5 壮。

【操作方法二】令病人正坐，医者左手轻轻分开病人头发以暴露穴位，右手持艾卷在其穴位上行温和灸5分钟，后改用雀啄灸法，继续施灸15分钟。每日或隔日1次，轻度脱肛3~5次即愈。

【来源】笔者用此法屡见功效。

一针单穴　长强

【定位】于尾骨尖端与肛门连线中点取穴。见图1。

【操作方法】病人取跪伏位，长强穴及周围用1∶1000新洁尔灭消毒。以5毫升注射器接6号针头吸入维生素B₁1000毫克（小儿酌减），在长强穴处向尾骨方向迅速刺入2~3厘米，当病人肛门处有酸、麻、重、胀等得气感，抽无回血时，快速将药液注入。退针后以左手中指点压按摩穴位，使刺激加强，药液扩散充分。2分钟后用无菌敷料覆盖。隔日1次，2次为1个疗程。

【来源】中国针灸，（1）：16，1994。

一针单穴　四神聪

【定位】于百会穴前、后、左、右各1寸处取穴。见图56。

【操作方法】先取四神聪，用毫针斜刺入约0.5寸，行平补平泻法，然后在进针部位用艾卷施温和灸，施术30分钟。

【来源】针灸学报，（3）：42，1992。

———— ◎ᴥᴥ 单穴古方辑录 ◎ᴥᴥ ————

（1）百会　《百症赋》云："脱肛趋百会。"《席弘赋》云："小儿脱肛患多时，先灸百会次鸠尾。"

（2）长强　《备急千金要方》云："病寒冷脱肛，历年不愈，灸龟尾七壮。"《外台秘要》云："备急疗小儿脱肛方，灸尾翳三壮愈。"

（3）顶上旋毛　《针灸资生经》云："小儿脱肛，灸顶上旋毛中三壮，即入。"

（4）脐中　《千金翼方》云："脱肛，灸脐中随年壮。"《东医宝鉴》云："小儿脱肛，灸脐中三壮。"

痔

痔，通称痔疮，是肛门最常见的一种疾病。是由于肛门直肠静脉曲张而形成的单个或数个静脉结节。其发病原因与久坐、过度负重、嗜食辛辣或长期便秘以及妊娠等有关。主要表现为肛门部胀痛或刺痛，异物感或下坠感，便后有肿块脱出肛门，或大便带血或便后带血。中医学认为多由湿热下注，或饮食不节，饮酒过量，久坐久立，负重久行，房劳过度，或因久痢，长期便秘，妊娠及腹部肿块等，致使气血失调，经络阻滞，瘀血浊气下注肛门所致。

一针单穴　二白

【定位】位于间使与郄门间；一在两筋内，一在筋外桡侧。见图101。

【操作方法】以三退一进的泻法为主（身体虚弱者，用平补平泻法），进针1寸深，得气后留针20分钟，每分钟捻转1次，每日1次，2周为1个疗程。

【来源】中国针灸，（1）：11，1985。

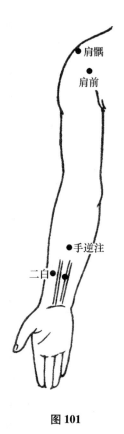

肩髃

肩前

手逆注

二白

图101

一针单穴　承山

【定位】位于小腿后面正中，委中与昆仑之间，当伸直小腿或足跟上提时腓肠肌肌腹下出现尖角凹陷处。见图19。

【操作方法一】用泻法强刺激，得气后留针20分钟，每隔2~3分钟行针1次。

【操作方法二】病人取俯卧位，医者一手托病人足跟，嘱其用力着医者掌心，医者另一手拇指标记穴位，然后用26号2寸毫针，于穴位皮肤常规消毒后，快速进针约1.5寸，做强刺激

第二章　外科病症

279

捻转，每分钟约 200 次。

【来源】中国针灸，（2）：23～24，1986。

一针单穴 **大肠俞**

【定位】在腰部，当第四腰椎棘突下，旁开 1.5 寸。见图 3。

【操作方法一】嘱病人坐在靠背椅上，双手扶住椅架，暴露出背部皮肤，医者站在病人背后，用左手扶在病人左肩上，右手从病人背部第一胸椎棘突下大杼穴沿脊柱向下直摸，数到第十六椎其棘突下旁开 1 寸 5 分处便是大肠俞穴。用棉签蘸上紫药水在此穴位上做上标记。用碘酒、酒精常规消毒后，用三棱针挑破表皮，向内深刺，可挑出白色纤维样物，病人仅感微痛，不易出血。挑后以酒精棉球消毒，贴上胶布。1 次挑一侧穴位。3～5 日后再挑另一侧穴位。

【来源】上海中医药杂志，（5）：20，1987。

【操作方法二】病人俯卧，两侧大肠俞穴位皮肤常规消毒，取小号三棱针 1 枚，垂直快速刺入大肠俞，深度视病人形体胖瘦而定，一般深 0.5～1.0 厘米。进针后将针左右摇摆拨动 5～6 次，使同侧下肢有明显酸胀放射感时起针，迅速用闪火法扣一大号玻璃火罐于针眼处，留罐 20 分钟。起罐后，擦净污血，用 75% 酒精棉球压迫针眼，胶布固定。每隔 3 日治疗 1 次，3 次为 1 个疗程。

【来源】中国针灸，（2）：5，1992。

一针单穴 **龈交**

【定位】在上唇内，唇系带与齿龈的相交处。见图 88。

【操作方法】医者左手或右手拇指、示指，翻起病人口唇，唇内正中与牙龈交界处的系带上有形状不同、大小不等的小滤泡及小白疙瘩。用酒精棉球消毒后，用小止血钳将小滤泡或小白疙瘩夹牢，用小针刀或小手术刀将其除掉，出血少许即完成整个割治手术。

【来源】中国针灸，(6)：19，1986。

一针单穴 长强穴上端

【定位】长强穴上端，臀纵纹尽头中央。

【操作方法】病人俯卧于床上，选好挑刺点，常规消毒后，左手将其局部皮肤捏紧，右手持三棱针对准挑刺点快速进针，挑破络脉后拔上火罐，10～15分钟去罐，将拔出的瘀血擦净即可。每日1次，5次为1个疗程。

【来源】陕西中医，(2)：84，1990。

一针单穴 足三里

【定位】犊鼻穴下3寸，距胫骨前嵴一横指处。见图12。

【操作方法】用6号针头和5毫升针管吸取盐酸消旋山莨菪碱注射液10毫升，消毒穴位处皮肤，直刺穴位皮下1寸，抽吸无回血后缓缓推药。每日1次，直至痔炎症肿胀消退，疼痛停止方停治疗。

【来源】吉林中医药，(3)：31，1991。

一针单穴 阿是穴

【定位】外痔压痛点处。

【操作方法】先让病人取侧卧位，用75%酒精棉球在肛门周围外进行常规消毒，在取压痛点后进行针刺，深度0.3～0.5寸，每日1次，1次1针，强刺激，留针10～20分钟。

【来源】中国针灸，(增刊)：328，1994。

【定位】于尾骨端直上 2 寸处取穴。见图 7。

【操作方法】病人取俯卧位，用 2.5 ~ 3.0 寸毫针，针芒沿脊椎向下，进针 2 寸。

【来源】陕西中医，(8)：381，1986。

————————————— >>>>。单穴古方辑录。<<<< —————————————

(1) 长强 《玉龙歌》云："九般痔漏最伤人，必刺承山效若神，更有长强一穴是，呻吟大痛穴为真。"《胜玉歌》云："痔疾肠风长强歌。"

(2) 承山 《灵光赋》云："承山转筋并六痔。"《肘后歌》云："五痔原因热血作，承山须下病无踪。"

(3) 命门 《汉药神效方》云："吐血下血，色黑者不可止，灸其命门有速效。"

(4) 会阴 《备急千金要方》云："会阴主痔。"

(5) 尾闾 《针灸资生经》云："痔若未深，尾闾骨下近谷道（肛门）灸一穴，七壮，大称其验。"

肛 裂

————————— >>>>> ○ <<<<< —————————

肛裂是肛肠科常见病之一。肛管皮肤全层裂开并形成慢性感染性溃疡，称为肛裂。以周期性疼痛为主要特点，伴有便时出血，肛门周围瘙痒、便秘等。好发于肛门的正前方和正后方，两侧极少见。中医学称之为"裂痔""钩肠痔"。

一针单穴 阿是穴

【定位】病变局部。

【操作方法】用局部注射药物治疗。药物组成：红花200克、当归100克、细辛100克、川芎100克、莪术200克、普鲁卡因2克。将上述5味中药用蒸馏水洗净，加蒸馏水350毫升，浸泡30分钟进行蒸馏，并加入普鲁卡因过滤后灌装密封灭菌即可。治疗方法：肛门局部常规消毒，在肛裂基底部距肛缘约0.5厘米进针，深约3厘米。示指做引导，边退针边注药，当针头退至皮下时再行扇形注射。注药剂量4~6毫升。

【来源】中国肛肠病杂志，(2)：25，1988。

一针单穴 长强

【定位】于尾骨尖端与肛门连线之中点取穴。见图1。

【操作方法一】采用穴位注射复方长效止痛液治疗，药液配制：1%亚甲蓝2毫升，0.75%布比卡因2毫升，当归注射液2毫升，2%利多卡因3毫升，注射用水6毫升。吸入上述药物于20毫升注射器中安上5号注射针头备用。先在创面基底部及两侧缘皮下注射复方长效止痛液2~3毫升，重换5号针头，取长强穴垂直刺入约4厘米，抽无回血，边推药边退针注药6~8毫升，针退至皮下后向肛门两侧皮下呈扇形各注药2毫升，拔出针头，酒精棉球压迫针眼。

【来源】中国肛肠病杂志，(3)：12，1997。

【操作方法二】嘱病人侧卧位，在长强穴处常规消毒，然后取盐酸川芎嗪注射液6毫升，加1%盐酸普鲁卡因注射液2毫升进行穴位封闭。术后重新消毒，盖以无菌敷料包扎固定。

【来源】陕西中医，(7)：321，1990。

【操作方法三】取长强穴常规消毒，用大号三角针穿有1号羊肠线，双线缝埋入穴位，平皮肤剪断两个线端，埋入深度 2.5～3.5 厘米，两线端的皮肤距离约 2.5 厘米。只做 1 次治疗。

【来源】中国肛肠病杂志，（3）：29，1984。

第三章

皮肤科病症

○

带状疱疹

〰〰〰〰 ○ 〰〰〰〰

　　带状疱疹是一种病毒性皮肤病，本病症为皮肤起红斑、水疱、皮疹累累如珠形，沿周围神经分布区排列呈带状，多数水疱簇集成群，伴有神经痛，好发于胸胁，亦见于头面及其他部位。本病骤然发病，多见于春秋季节，不受年龄限制，1次罹患后，一般可获免疫。中医学称为"缠腰火丹""缠腰龙""蜘蛛疮"。

一针单穴 阿是穴

　　【定位】患处局部。

　　【操作方法一】在疱疹周围正常皮肤处用75%酒精进行常规消毒，干燥后，用梅花针沿疱疹团边缘正常皮肤行密集叩刺，叩刺横面2～3厘米，叩刺速度70～80次/分，中等度刺激，致局部微渗血，每日1次，直至痊愈。叩刺时应注意：第一，针头方向与皮肤垂直，以增加刺激面积，减轻疼痛；第二，对于首次治疗者，叩刺手法要轻，以防病人产生畏惧心理；第三，禁止叩刺疱疹，以防感染。

　　【来源】山东中医杂志，(2)：24，1989。

　　【操作方法二】用回旋灸法治疗。施灸时选用苏州针灸用品有限公司的"念盈药条"，燃着一端在病变部位均匀缓慢地向左右上下回旋移动。每日1次。

　　【来源】陕西中医，(5)：214，1988。

　　【操作方法三】暴露病区，选好体位，用闪火法，先在皮损

第三章　皮肤科病症

287

两端拔罐，然后沿带状分布将火罐依次拔在疱疹集簇处，火罐要求拔紧，松弛不紧者，重新吸拔。留罐 15 分钟，留罐期间出现水疱，不必介意。每日 1 次，直至痊愈为止。

【来源】中国针灸，(2)：46，1986。

【操作方法四】用围刺法治疗。围绕红肿处及簇集水疱群的周围皮肤，用三棱针或毫针点刺，每隔 1 ~ 2 厘米点刺一下，见出血即可。也可用两手轻轻挤压点刺处见有出血，使其恶血出尽，以消肿痛。隔日治疗 1 次。

【来源】辽宁中医杂志，(9)：38，1987。

【操作方法五】常规消毒疱疹周围，然后用三棱针沿疱疹周围划线一圈，以皮肤轻微出血为度，然后用毛笔或棉签蘸雄黄药酒涂于疱疹上，每日 3 ~ 5 次（雄黄药酒制法：取雄黄少许，研成细末，装入瓶内，同时酒水各半调和）。

【来源】陕西中医，(10)：461，1986。

【操作方法六】有两种治疗方法。一是艾炷直接灸，于皮疹的两端及分叉处施行，灸量以病人对灼热感能耐受为度，此法适用于成年人和皮疹宜放置艾炷的部位。二是艾条熨热灸，沿皮疹之大小，回旋熨热灸，灸量以皮疹周围正常皮肤灸起红晕为度，时间为 20 ~ 30 分钟，此法适用于小孩或皮疹位置不宜放置艾炷的部位。

【来源】广西中医，(2)：13，1986。

单穴艾灸 蜘蛛穴

【定位】正坐位，医者站在背面，取细线一根测量出病人的头围大小，将剩余的线除去，然后用测量的线由前向后经颈绕一圈，再将二线端对齐，沿胸椎正中线向背后下稍拉紧，合拢的线端所达之处，即是穴位。

【操作方法】取蜘蛛穴，用艾叶施灸，日灸1次。

【来源】新中医，(11)：27，1987。

一针单穴　曲池

【定位】屈肘，在肘横纹桡侧端与肱骨外上髁连线中点取穴。见图32。

【操作方法】取曲池穴，直刺0.5~0.8寸深，或配合施灸。每日针灸1次。

【来源】中华皮肤科杂志，1959。

一针单穴　蛇眼穴

【定位】位于大骨空穴两旁，即大拇指指背中关节两骨突处。

【操作方法】常规消毒后，用三棱针（或粗针）刺入该穴约3分深，使针尖沿骨缝刺入关节腔内，略行捻转，立即出针，然后挤压，使有黄色黏液冒出，每穴约2滴。第一次针患侧，第二次针对侧，每日1次。

【来源】江苏中医杂志，1975。

疣

疣是病毒感染所致的皮肤病，多见于青少年，以手背、颜面、足背等处为多见，以寻常疣和扁平疣为多见，寻常疣俗称"瘊子"。中医学认为是血虚风燥，精气不荣所致。

【**定位**】疣中心点。

【**操作方法一**】局部常规消毒，取 0.5 ~ 1 寸毫针，选母疣（多发疣中最先发或体积最大者）于其平面中心垂直进针。医者左手捏紧疣基底部，使其色变苍白以减轻针刺疼痛，快速进针至疣底部，重力快速捻转 30 次，同时提插完成泻法。然后提针至疣与皮肤表面交界处，使针尖在疣内绕一周扩大针孔，迅速出针放血 1 ~ 2 滴，然后压迫止血，4 天后复针 1 次，以后每 15 天复针 1 次，共 4 次。观察 3 个月以上，确定疗效。

【**来源**】中国针灸，(4)：13，1986。

【**操作方法二**】常规消毒患处，采用 0.5 ~ 1 寸不锈钢毫针（一般可用耳针），医者左手捏紧疣基底部，使之苍白，以减轻针刺的疼痛，针尖从疣的顶部垂直刺入基底部直至有酸麻痛感，深度 5 分左右。留针 10 分钟左右后，可将针逆转 1 周，15 分钟快速出针，拔针后渗出少量血为宜，如无血时可再用双拇指挤压疣的基底部使之出血，然后外贴橡皮膏即可。

【**来源**】上海针灸杂志，(3)：14，1988。

【**操作方法三**】选取"母疣"（即最先长出之大而粗糙者）。以母疣为主要刺点，再按其经络分布线路取邻近 1 个腧穴为配穴。各部常规消毒后，以 5 分毫针直刺"母疣"根底，待有针感后，另取 1.5 ~ 2 寸毫针刺配穴，当其"得气"，加 626 型电疗机，正极接主刺点，负极接配穴，电流量以病人能耐受为度。留针 20 ~ 30 分钟，每日或隔日 1 次，5 ~ 7 次为 1 个疗程。如疣体大于 1.5 平方厘米以上者，可以 10 次为 1 个疗程。

【**来源**】中国针灸，(1)：27，1985。

【**操作方法四**】用碘酒、酒精棉球消毒，然后，以左手示指及中指捏疣之基底，用 20 号针在疣之表面选三角形 3 点快速进针，并用示指及拇指压迫疣之基底，使其表面出血，再用碘酒棉球消毒患处，盖以消毒敷料，胶布固定。每日1次，连续3天。

【来源】黑龙江中医药，（1）：43，1991。

一针单穴 支正

【定位】阳谷与小海的连线上，腕背横纹上5寸取穴。见图87。

【操作方法】用32号2寸毫针垂直刺入1~1.5寸，行泻法，针感以沿经上下感传或达病所为佳。留针20分钟，其间行针1~2次。每日1次，10次为1个疗程。此法治扁平疣和传染性软疣。

【来源】中国针灸，（1）：33，1995。

一针单穴 大骨空

【定位】于拇指背侧指骨节横纹中点取穴。见图24。

【操作方法】针刺大骨空，留针25分钟，同时加626型治疗机，取锯齿波，频率20次/分。此法治扁平疣。

【来源】云南中医，（5）：31，1983。

一针单穴 太溪

【定位】在足内踝与跟腱后缘连线的中点凹陷中取穴。见图33。

【操作方法】用穴位注射疗法治疗跖疣。取2%盐酸普鲁卡因注射液4毫升，于患侧太溪穴刺入，进针后要刺激该穴得气，使之传到疣的部位。即刺激后的酸、麻、胀感要由太溪穴传导向跖疣的部位，此时方可推药。如未出现传导感就推药，则疗效不明显。

【来源】北京中医学院学报，（2）：27，1991。

———— ⟩⟩⟩⟩⟩·单穴古方辑录·⟨⟨⟨⟨⟨ ————

支正 《灵枢·经脉》篇云："实则节弛肘废，虚则生疣，小者如痂疥。取之所别（手太阳经之络穴支正）也。"

真菌性皮肤病

⟩⟩⟩⟩⟩⟩ ○ ⟨⟨⟨⟨⟨⟨

真菌性皮肤病是皮肤科常见疾病，是由于真菌感染所致。分为头癣（中医学称为"秃疮"）、手癣（属中医学"鹅掌风"范畴）、足癣（中医学中称"臭田螺"，俗称脚气）、甲癣（中医学称"灰指甲""鹅爪风"）、股癣（中医学称为"阴癣"）、体癣（中医学称为"钱癣""圆癣"）等。

一针单穴 玉枕

【定位】在后头部，当后发际正中直上 2.5 寸，旁开 1.3 寸，平枕外隆凸上缘的凹陷处。见图 55。

【操作方法】进针后向下直刺 4 厘米，深度达帽状腱膜，加电针仪，连续波，频率 200 次/分，留针 30～40 分钟，10 次为 1 个疗程。用此法治疗足癣。

【来源】中国针灸，（3）：16，1985。

一针单穴 八风

【定位】正坐或仰卧，于足背五趾各趾间的缝纹端取穴。见图 102。

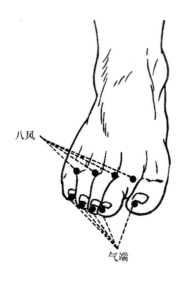

八风

气端

图 102

【操作方法】在患侧八风穴点刺放血，让其血自行流尽。若不出血，在点刺部位加挤压方法，使其出血。每隔 2 ~ 3 天点刺 1 次，每夜间用温开水加食盐少许，浸泡患脚 20 ~ 30 分钟，5 次为 1 个疗程。

【来源】江西中医药，(5)：41，1986。

———————— ◦单穴古方辑录◦ ————————

八风 《备急千金要方》云："凡脚气初得脚弱，使速久之……其足十趾去趾奇一分，两足凡八穴，曹氏名曰八冲，极下气有效。"

湿　疹

湿疹是由多种内外因素引起的皮肤炎症反应性疾病，皮疹形态多样，瘙痒剧烈，易复发。本病为皮肤科的常见病、多发病。皮疹可泛发任何部位，亦可局限某一处。根据本病临床上的不同表现，中医学有不同病名。如皮疹泛发周身者称为"浸淫疮""血风疮"；发于耳部者称为"旋耳疮"；发于阴囊者称为"肾囊风"；婴儿患本病者称为"奶癣"等。

一针单穴　耳背部小静脉

【定位】耳郭背部。

【操作方法】找准双侧耳郭背部小静脉，局部常规消毒，用三棱针斜刺，使血液流出，干棉球擦拭，待血流止后，再压迫1～2分钟。隔3日治疗1次，6次为1个疗程。用此法治疗婴儿湿疹。

【来源】山西医药杂志，(3)：132，1988。

一针单穴　箕门

【定位】于血海穴上6寸，缝匠肌内侧取穴。见图103。

【操作方法】选箕门穴，常规消毒后，用5毫升注射器抽取当归注射液2毫升快速进针刺入，提插得气后，回抽无血即将药液注入，此后艾灸15分钟左右。急性发作者，每日穴注1次，7日为1个疗程；慢性病者，每日穴注1～2次，双侧穴交替注射，20日为1个疗程，共治3个疗程。用此法治疗阴囊湿疹。

【来源】陕西中医，(11)：518，1990。

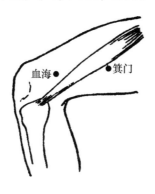

图 103

━━━━━━⟫⟫⟫⟫ ∘单穴古方辑录∘ ⟪⟪⟪⟪━━━━━━

（1）血海　《医宗金鉴》云："血海治男子肾脏风，两腿疮痒湿痛。"《类经图翼》云：血海主治"两腿疮痒湿，湿不可当"。

（2）曲池　《马丹阳十二穴歌》云：曲池治"遍身风癣癞，针着即时瘥"。

荨麻疹

荨麻疹是一种常见的变态反应性疾病，多由于某些食物、药物，或寒冷刺激而致病。主要表现为：突然发病，疹块突起，大小不等，全身任何部位都可出现片块状、高出皮肤、粉红色或白色的包块，界限清楚，轻者以瘙痒为主，重者伴有恶心、呕吐、发热、腹泻，甚至呼吸困难。俗称"风疙瘩"。中医学称为"瘤""瘾疹"，认为与风、血有关。

一针单穴 后溪

【定位】在掌尺侧，微握拳，当小指本节后的远侧掌横纹头赤白肉际。见图59。

【操作方法】握拳取之，直刺深1寸，可后溪透劳宫，合谷可深刺2~3寸。

【来源】上海针灸杂志，(3)：35，1985。

单穴拔罐 神阙

【定位】在腹中部，脐中央，见图13。

【操作方法】用镊子夹酒精棉球并点燃后在玻璃罐内绕一圈抽出，迅速将罐罩在神阙穴上，待吸力不紧后取下，连续拔3次，每日1次，3日为1个疗程。

【来源】中医杂志，(12)：43，1986。

一针单穴 曲池

【定位】在肘横纹外侧端，屈肘取之，见图32。

【操作方法一】以氦氖激光针对准该穴，输出电流7毫安，照射距离30厘米，光斑1~2毫米，每次照射时间10分钟，5天为1个疗程。

【来源】浙江中医杂志，(4)：166，1985。

【操作方法二】取双侧曲池穴，常规消毒后，将内装复方丹参注射液的注射器配6号针头垂直刺入。待病人有酸麻胀痛感时，迅速推注。每穴2~3毫升，隔日1次，10次为1个疗程。

【来源】中国针灸，(增刊)：124，1994。

【定位】于手环指、小指掌骨小头高点之间取穴。见图104。

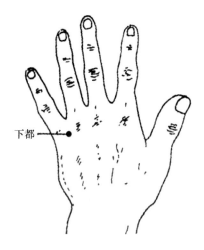

下都 →

图104

【操作方法】嘱病人自然握拳，掌心向下，用毫针顺掌骨间隙刺入0.5~1.0寸，左右捻转，以得气为度。一般先刺单侧，15分钟后效差者加刺对侧。留针30~60分钟，中间每15分钟运针1次。用此法治荨麻疹所致皮肤瘙痒。

【来源】上海中医药杂志，（5）：24，1990。

一针单穴 阿是穴

【定位】发疹病变部位。

【操作方法】在发疹部位常规消毒，用梅花针在荨麻疹上反复叩刺，以轻微渗血为度。每日2次，10次为1个疗程。

【来源】江苏中医，（1）：29，1991。

一针单穴 大椎

【定位】在后项部，第七颈椎棘突下凹陷中，见图1。

【操作方法】用三棱针迅速刺入，不留针，加拔火罐约30分钟，7日后再治疗1次，平均2~3次即愈。

【来源】笔者用此法治疗荨麻疹病人，获得满意疗效。

————◦单穴古方辑录◦————

（1）曲池 《备急千金要方》云："治瘿恶气，诸瘾疹，灸随年壮。"

（2）天井 《玉龙歌》云："如今瘾疹疾多般，好手医人治亦难，天井二穴多着艾，纵生瘰疬灸皆安。"《类经图翼》云："泻一切瘰疬疮肿瘾疹。"

皮肤瘙痒症

皮肤瘙痒症是指皮肤无原发性损害，只有瘙痒及因瘙痒而引起的继发性损害的一种皮肤病。本病好发于老年及成年人，性别无明显差异。多见于冬季。中医学称之为"风瘙痒""痒风"。

一针单穴 曲骨

【定位】于腹部中线，耻骨联合上缘凹陷处取穴。见图13。

【操作方法】嘱病人排尿后仰卧位，常规消毒，取1%盐酸普鲁卡因注射液2毫升，用6½号针头于曲骨穴直刺，获针感后，回抽无内容物后，缓注药液，迅速拔针，包扎。隔日1次，10次为1个疗程。用此法治疗阴部瘙痒。

【来源】中华皮肤科杂志，（3）：203，1984。

一针单穴 百虫窝

【定位】于大腿内侧，股骨内上髁上方，腘窝横纹上 3 寸处取穴。见图 105。

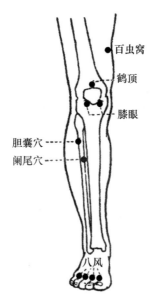

图 105

【操作方法】嘱病人取仰卧位，针刺百虫窝穴，用捻转提插法，留针 20 分钟。每日 1 次。

【来源】中医杂志，（8）：48，1988。

一针单穴 下都

【定位】于手环指、小指掌骨小头高点之间取穴。见图104。

【操作方法】握拳，刺入掌骨间 0.5～1 寸，行捻转手法。

先刺单侧，效差者加刺对侧。留针 30 ~ 60 分钟。用此法治疗皮肤瘙痒症。

痤　疮

痤疮俗称粉刺，是一种毛囊皮脂腺的慢性炎症，主要发生在青年男女，现代医学认为本病与内分泌、细菌感染有关。中医学认为乃肺胃内热，上熏颜面，血热郁滞而成。

一针单穴　**耳背部血管**

【定位】耳背部近耳轮处。

【操作方法】选病者双侧耳背近耳轮处明显的血管一根，揉搓数分钟后使其充血。常规消毒，左手拇、示指将耳背按平，中指顶于下，右手持消毒好的三棱针刺破选好的静脉血管，使血流出 5 ~ 10 滴，然后盖上消毒敷料，1 次不愈者，间隔 1 周后，再选另一血管复治。

【来源】天津中医，(5)：29，1987。

一针单穴　**耳穴的内分泌穴**

【定位】位于耳屏间切迹内凹陷中央，见图 30。

【操作方法】取消毒揿针 1 枚，用针尾在穴位上压深痕做标志，常规消毒后，将揿针紧按在穴位的凹痕上，再用橡皮膏固定，用手指按压 10 秒，埋针 15 日为 1 个疗程。埋针期间每日按压 3 ~ 5 次。两耳可交替使用，同时忌食辛辣腥腻食物。

【来源】四川中医，(4)：53，1986。

【定位】用手掌在脊柱两侧摩擦数次，在第一胸椎至第十二胸椎旁开0.5～3寸范围内，找到类似丘疹，即稍突起于皮肤，针帽大小，呈灰白色、棕褐、暗红或浅红色，压之不褪色的反应点。

【操作方法】先选定反应点，然后医者持三棱针，挑破表皮、使疹点翻起，挑断皮下部分纤维组织，挤出少量血液。

【来源】新中医，(5)：30，1985。

一针单穴　大椎

【定位】在后项下，第七颈椎棘突下凹陷中，见图1。

【操作方法一】将大椎穴常规消毒后，以三棱针快速点刺，深浅适度，使血液自然流出2～3滴，然后在其上拔玻璃火罐1个，使血液在火罐负压作用下流出1～4毫升后将罐起下。每日1次，10次为1个疗程。

【来源】中国针灸，(5)：46，1994。

【操作方法二】在大椎穴及周围皮肤反应点处常规消毒，医者用拇、示指捏紧皮肤，用三棱针刺入皮内，挑出少许白色纤维，再拔火罐，有少量出血即可，针孔消毒，包扎。7天挑刺1次，6次为1个疗程。

斑　秃

斑秃以毛发突然发生局限性斑状脱落为主要表现，脱落处呈圆形或椭圆形，大小不等，头皮光滑，皮肤正常，不痛不痒，界限清楚。因本病突然发生，无明显诱因，如神差鬼使，故又有"鬼剃头"之名。在中医学中，还有"鬼舔头""油风""落发"等名称。现代医学认为本病发病与精神因素、自身免疫失调等相关。

单穴艾灸 阿是穴

【定位】病变局部。

【操作方法】将斑秃周围毛发剃掉，局部消毒，用梅花针叩刺，使之微渗出血，用老生姜擦至皮损部位产生灼热感，然后用艾条灸，温度以能忍受为度，灸 2~3 分钟，每日 1 次，连续治疗。

【来源】笔者用此法治斑秃数例，均获满意疗效。

一针单穴 头三针

【定位】由防老（百会穴后 1 寸处）和健脑（在风池下 5 分处）组成。

【操作方法】针刺防老时针尖斜向前方，穿皮刺，针柄的头部与病人头皮平，进针 1 分；针刺健脑时针尖斜向下方，进针 2 分。

【来源】中国针灸，(4)：13，1988。

冻　疮

冻疮指机体因受严寒侵袭引起的损伤，表现为：局部皮肤苍白，发绀，水肿，刺痒灼痛；或肿痛、出现水疱；或局部皮肤发黑、坏死，感觉麻木；甚则溃破、脱落等。治宜活血通络，散寒止痛。

一针单穴 阿是穴

【定位】冻疮局部。

【操作方法一】患处皮肤常规消毒，在红肿部位中心进针。视红肿面积大小刺1~4针。针尖刺入皮肤后斜向肢体远端，达红肿边缘即可。可应用补法，不留针，出针后挤出血液少许。可轻轻按摩局部再挤压或针刺使其出血。隔日针刺1次。用此法治疗冻伤。

【来源】中国针灸，（6）：54，1986。

【操作方法二】将点燃的艾条，直接接触患处，每秒快速点灸2~3次为宜，治疗时患处有灼热或轻度灼痛感，但不留瘢痕。

【来源】中国针灸，（6）：46，1985。

一针单穴 耳背静脉

【定位】耳背部近耳轮处。

【操作方法】选病人耳背近耳轮处明显的静脉血管1根，揉搓数分钟后，使其充血，常规消毒，左手拇指与示指将耳背拉平，中指顶于下，右手持消毒后的三棱针，直刺静脉显露处，深度以出血为准，让其自然流血10~20滴，用棉球压迫止血。

【来源】陕西中医，（7）：551，1986。

鸡　眼

　　鸡眼是足部长期受挤压或摩擦而发生的圆锥形角质增生物。是一种常见病，多在趾缘和脚底前等处生长，略高于皮肤面的硬结，硬结中心为一圆形的角化组织，形似鸡眼，其尖端向内生长，行走或按压时疼痛。

一针单穴　阿是穴

　　【定位】鸡眼处取穴。

　　【操作方法一】局部消毒，用 0.5～1.5 寸毫针刺入鸡眼中心基底部，留针 20～30 分钟。取针后挤压针孔使其微出血，再用胶布贴敷，以防感染。3 日 1 次，一般 3 次后，病人感觉疼痛消失。经 20 日左右自行脱落而愈。

　　【来源】四川中医，(2)：16，1985。

　　【操作方法二】病人俯卧位，足背伸直，足掌向上，鸡眼局部及周围常规消毒后，视鸡眼大小取 0.25% 或 0.5% 盐酸普鲁卡因注射液 10～20 毫升，注射于鸡眼周围，做局部浸润麻醉，注射方法自正常皮肤处深入，以达到相当于鸡眼根部即可，边进针边注入药液，鸡眼对侧亦做同样注射。麻醉片刻，取艾炷置鸡眼上施灸（艾炷比鸡眼面积小），待燃至鸡眼表面时去掉，再换 1 壮，每次灸 4～5 壮，以鸡眼呈焦枯状态为度。

　　【来源】中华外科杂志，(12)：946，1956。

　　【操作方法三】先用温水浸泡患处 30～45 分钟，使皮肤软化，然后用 75% 酒精棉球消毒皮肤，再用刀片削去老皮，但不要削痛、出血。在上述处置之后，根据鸡眼大小选不同大小艾炷，将艾炷直接放在鸡眼上，点燃艾炷尖端，自行燃烧，待局部有灼痛时，用镊子夹掉，再放 1 壮，连续灸 5 ~ 7 壮，每日 1 次。

【来源】内蒙古中医药，(4)：41，1990。

【操作方法四】嘱病人仰卧位，医者右手持 5 分毫针 1 根，左手将病人鸡眼捏紧，用酒精灯将 5 分毫针烧红，立即刺入鸡眼中央硬索处 0.5 ~ 1 厘米深度后即可拔针。针刺后无需包扎，待 20 ~ 30 天后鸡眼可自行脱落，一般只刺 1 次。

【来源】天津中医，(2)：89，1990。

【操作方法五】鸡眼中心部位取穴，局部常规消毒后，用最小号注射针头由鸡眼中心部位垂直刺入，注入 2% 盐酸普鲁卡因注射液 1 ~ 2 毫升，局麻。用电治疗针先在病灶中心的表面烧一个 2 毫米大小浅凹，沿针眼方向向里推进，有针感即可。

【来源】实用外科杂志，(9)：499，1985。

一针单穴　阿是穴

【定位】鸡眼周围取穴。

【操作方法】常规消毒后，在鸡眼周围取 2 ~ 4 点，三棱针以 45° 角斜刺入鸡眼至基底部，微出血即可。为避免痛苦，可采用局麻。

【来源】中华护理杂志，(3)：130，1983。

黄水疮

黄水疮多见于头部，以疮疡结痂、流黄水为特征，瘙痒，而且可传染。

一针单穴 后溪

【定位】在手掌尺侧，微握拳，当小指本节后的远侧掌横纹头赤白肉际，见图59。

【操作方法】用三棱针放血1~2滴，隔日1次。

【来源】上海针灸杂志，（1）：33，1988。

皮下囊虫病

皮下囊虫病是人感染囊虫虫卵后，囊虫的幼虫寄生于肌肉或皮下的疾病。在皮下可摸到一坚硬的结节，如黄豆粒大小，可活动，有压痛。

一针单穴 阿是穴

【定位】囊虫结节部。

【操作方法】以囊虫结节为中心刺点，左手拇示二指固定囊虫结节，右手持26号针，直刺入囊虫结节中心，顺向大幅度捻转10余周出针即可，或刺入后用针尖向囊虫结节中心捣刺数针，再大幅度捻转后出针。一般治疗 3~7 次可愈。

【来源】新中医，（2）：39，1984。

疖

——〰〰〰 ○ 〰〰〰——

疖是金黄色葡萄球菌自毛囊或汗腺侵入所引起的单个毛囊及其所属皮脂腺的急性化脓性感染，炎症常扩展到其周围的皮下组织。本病可发生于任何有毛囊的皮肤区，但以头面部、颈部、胸背和臀部等易受摩擦部位多见。初起为一个疼痛性红色丘疹，继而扩大形成半球形结节，数日后其中央软化形成黄白色脓栓，最后溃破流出脓液而逐渐愈合，留有瘢痕，或炎性肿块逐渐吸收而痊愈。本病属于中医学中"疖""疔疮""疮"等范畴。

一针单穴 督脉反应点

【定位】右手示、中、环 3 指并拢如切脉状，沿第二胸椎向第六胸椎方向慢慢移动，至有搏动应指处即为反应点。

【操作方法】以 28 号 1 寸长毫针，在反应点直刺 5 分左右，用泻法，得气后即可出针，出针后挤压反应点周围，使针孔出血。

【来源】江苏中医杂志，（6）：29，1986。

一针单穴 阿是穴

【定位】疖疮部位。

【操作方法一】疖肿初期，用火针从疖肿顶头直刺一针，深达根部；对范围较大者，再于疖肿左右或顶端两旁向中央斜刺两针。疾入疾出，出针后令其适量出血，使热毒外泄，脓成未溃者，用火针从疖体或顶端快速刺入脓腔，立即出针，然后拔罐，拔出脓液，用消毒纱布包敷。

【来源】陕西中医，(2)：74，1986。

【操作方法二】局部常规消毒，用梅花针环绕疖周轻轻做3~5回的来回叩刺，然后施以艾灸。先有灼痛感、灼热感，继而感到舒适，停灸。

【来源】湖北中医杂志，(4)：50，1985。

【操作方法三】以疖肿中心部为穴，用艾条置疖肿上方温和灸，距离以病人感微烫为度（小儿灸时，医者以另一手示指置疖肿旁试温）。以疖肿最高点为中心，缓慢均匀移动艾条，灸至疖肿及其周围皮肤明显红晕、皮温微烫为止，时间约30分钟，每日1次。

【来源】上海针灸杂志，(2)：19，1988。

【操作方法四】用酒精棉球消毒患处，用梅花针轻轻叩击疖肿周围皮肤，以局部出现少量血液为度。已成脓者，须先以酒精棉球擦去脓液，再在患部周围轻轻叩打，以消毒敷料覆盖。每日针刺1次，每次2分钟。切忌挤压疖肿。

【来源】四川中医，(8)：57，1986。

一针单穴 肩井

【定位】在肩上，当大椎与肩峰连线的中点取穴。见图27。

【操作方法】针刺肩井穴，深度为0.5~0.8寸，提插捻转20秒后，留针30分钟，中间每隔10分钟捻转1次，起针时各捻转提插20秒。用泻法，强刺激。

【来源】中国针灸，(1)：5，1995。

一针单穴 足三里

【定位】犊鼻穴下3寸，胫骨前嵴外一横指处。见图12。

【操作方法】用自血穴注疗法。抽取病人肘静脉血4~6毫升，立即刺入双侧经常规消毒后的足三里穴，得气后，即每穴注入自血2~3毫升，针感传至足下更佳。每周1次。

【来源】中国针灸，（增刊）：321，1994。

丹　毒

丹毒是由溶血性链球菌从皮肤或黏膜的细微破损处侵犯皮内网状淋巴管所引起的弥漫性炎症，局部皮色鲜红，与周围健康组织界限清楚，一般不化脓，但有复发倾向。根据其发病时局部红、肿、热、痛、色如赤丹、界限分明的特点，属于中医学中"流火""抱头火丹""赤游丹"等症的范畴。

一针单穴 四缝

【定位】仰掌伸指，于示、中、环、小四指掌面近侧指骨关节横纹中点取穴。见图8。

【操作方法】局部常规消毒后，用消毒三棱针速刺四缝，挤出黏液。病在左侧刺左手，病在右侧刺右手，病在中刺两手。病轻时只刺中指1穴即可。隔日1次。

【来源】陕西中医，（11）：528，1986。

一针单穴 阿是穴

【定位】病变局部。

【操作方法】 局部消毒，行豹文刺，加拔罐出血。

【来源】 中国针灸，（增刊）：286，1994。

黄褐斑

〰〰〰〰 ○ 〰〰〰〰

　　黄褐斑是一种以面部发生黄褐斑片为特征的皮肤病。由于妊娠妇女及肝病病人常有黄褐斑，故又有妊娠斑、肝斑之称。因为黄褐斑的形状似蝴蝶，又名蝴蝶斑。本病好发于青壮年，女性多于男性。一般妊娠期黄褐斑可视为生理现象，半年至1年内不能自然消退者，可视为疾病。本病属于中医学中"黎黑斑""面黑䵟""面皰""䵟黯"等病的范畴。

一针单穴　足三里

　　【定位】 犊鼻穴下3寸，胫骨前嵴外一横指处。见图12。

　　【操作方法】 病人取坐位，用2毫升注射器，5号半针头，抽肘正中静脉血2毫升，常规消毒，将针头垂直刺入足三里，注入静脉血2毫升。半个月1次，4次为1个疗程，疗程间隔10日。

　　【来源】 中国针灸，（增刊）：326，1994。

第四章 妇儿科病症

痛　经

凡是经期或行经前后，发生下腹疼痛或痛引腰骶，以致影响工作及日常生活者称痛经。痛经分原发性与继发性两种：前者指生殖器官无器质性病变，亦称功能性痛经；后者指因生殖器官器质性病变所引起的痛经，如子宫内膜异位症、盆腔炎、子宫黏膜下肌瘤等。本病严重者伴有腰痛、恶心、呕吐，甚则昏厥。中医学亦称之为"痛经"，或"经行腹痛"，认为多与气滞血瘀、寒湿凝滞、气血虚弱等有关。

一针单穴　承山

【定位】在小腿后面正中，委中与昆仑之间，当伸直小腿或足跟上提时腓肠肌肌腹下出现尖角凹陷处。见图 19。

【操作方法】病人俯卧，以 6 寸毫针针刺双侧承山，徐徐捻转进针，以有强烈针感为度，有效率为 100%。

【来源】河北中医，(6)：42，1985。

单穴艾灸　至阴

【定位】在足小趾外侧，趾甲角旁 0.1 寸。见图 65。

【操作方法】艾灸双侧至阴穴 15～20 分钟，月经前 3 日开始至经后为 1 个疗程。

【来源】河南中医，(3)：39，1983。

【定位】在下腹部，前正中线上，当脐中下 3 寸，见图 13。

【操作方法一】常规消毒后，用 28 号 2 寸长毫针垂直刺入 1.5 寸深，得气后用提插、捻转手法，强刺激 1 分钟。以关元穴为中心，上下左右各 1 寸处，各刺 1 针，深 1.5 寸，取 1.2 厘米长的艾段，套在针柄上点燃，每日 1 次，每次在每根针上连用 2~3 个艾段，3 次为 1 个疗程，痊愈后为巩固疗效，分别在下两个月经周期治疗 1~2 次。

【来源】上海针灸杂志，(1)：13，1987。

【操作方法二】用隔姜灸治疗。将鲜姜切成厚度 0.2~0.3 厘米、面积大于艾炷底面的姜片，用针将姜片中央穿刺数个小孔，点燃蚕豆大小艾炷，置于姜片上，连灸 10 壮，灸后化脓。

【来源】中国针灸，(增刊)：283，1994。

単穴贴敷 神阙

【定位】于脐窝中点取穴。见图 13。

【操作方法】用"痛经外敷散"外敷神阙穴治疗。取当归、吴茱萸、乳香、没药、肉桂、细辛各 50 克，樟脑 3 克研末，先将当归、吴茱萸、肉桂、细辛共水煎两次，煎液浓缩成稠状，混入溶于适量 95% 乙醇的乳没液，烧干后研细末，加樟脑备用。经前 3 日，取药 3 克，用黄酒数滴拌成糊状，外敷脐部，用护伤膏固定，药干则更换 1 次，经行 3 日后取下，每月 1 次，连用至治愈或微痛为止。

【来源】上海中医药杂志，(3)：21，1984。

一针单穴 十七椎下

【定位】在第五腰椎棘突下方取穴。见图 7。

【操作方法】令病人取俯卧位，在第十七椎下常规消毒，直刺1寸许，待得气后，快速捻转，予强刺激，使针感向少腹传导，持续行针半分钟至1分钟，疼痛减轻或消失后，留针10分钟，待面色转红后起针。

【来源】浙江中医杂志，（8）：379，1988。

一针单穴 水沟

【定位】于人中沟的上1/3与中1/3交点处取穴。见图26。

【操作方法】取水沟穴，向上斜刺0.5寸，留针30分钟，每隔三五分钟行针1次。

【来源】中国针灸，（5）：31，1996。

一针单穴 期门

【定位】在锁骨中线上，当第六肋间隙取穴。见图64。

【操作方法】取双侧期门穴，斜刺0.5~0.8寸。

【来源】中国针灸，（7）：418，1997。

一针单穴 三阴交

【定位】内踝高点上3寸，胫骨内侧面后缘取穴。见图14。

【操作方法】病人仰卧位，局部常规消毒后，用28号1.5寸毫针快速刺入皮下，进针深度为0.8~1寸，针尖略偏向足心方向，行快速提插捻转手法，使局部有胀麻感，以向上传导为最佳，行针2分钟后留针30分钟，留针期间每分钟行针1次以加强针感。

【来源】中国针灸，（5）：17，1994。

【定位】在阴陵泉下 3 寸，当阴陵泉穴与三阴交的连线上取穴。见图 14。

【操作方法】令病人仰卧位，用 28 号 1.5 寸毫针刺入皮下，行平补平泻手法，使局部有酸胀感，留针 30 分钟，中间行针 2 次。

【来源】笔者用此法治痛经取得满意效果。

【定位】于第五腰椎棘突下，督脉旁 1.5 寸处取穴。见图 3。

【操作方法】一般在月经来潮前 3 日开始针刺治疗。令病人取俯卧位，医者持 26 号毫针，刺入双侧关元俞，直刺 1~2 寸。得气后，医者双手各持 1 针，同时施补泻手法。行针 5~10 秒后，留针 15 分钟，其间行针 2~3 次。气滞血瘀型用平补平泻法；寒凝胞宫用烧山火法；气血虚弱者用补法。对于腹痛剧烈、冷汗淋漓并伴呕吐者，配合使用 G6805 型治疗仪，疏密波中等刺激，通电 15 分钟。每日治疗 1 次，3 次为 1 个疗程。以 2 个疗程为限。

【来源】中国针灸，（2）：31，1994。

【定位】在内踝最高点上三横指，靠胫骨后缘。见图 99。

【操作方法】将针体与皮肤呈 30°角刺入，进针后将针放平，针尖朝向向心端，进针 1.4 寸，留针 30~60 分钟。每日 1 次，7 次为 1 个疗程。月经前后各治 1 个疗程，经期不针刺。

【来源】中国针灸，（2）：31，1994。

一针灵

（1）内庭　《神灸经纶》云："行经头晕少腹痛，灸内庭。"

（2）中极　《医学入门》云："中极主妇人下元冷虚损，月事不调。"

（3）关元　《太平圣惠方》云："但是积冷虚乏病，皆宜灸之。"

闭　　经

凡年过 18 岁月经尚未来潮者称为原发性闭经，凡以往已有过正常月经，现月经连续 3 个月以上不来潮者称为继发性闭经。妊娠期、哺乳期、绝经期后各时期，月经不来潮称为生理性闭经。病理性闭经发病原因较为复杂，常与内分泌、神经、精神因素有关。本病属中医学"经闭""闭经""经闭不通""月事不来""女子不月""血枯"等范畴。

一针单穴　长强

【定位】在尾骨端下，当尾骨端与肛门连线的中点处。见图 1。

【操作方法】取俯卧位，在尾骨下端与肛门之间中点凹陷中取穴；针 1 寸深，强刺激手法，留针 20 分钟，每隔 5 分钟行针1 次。

【来源】中国针灸，（3）：56，1986。

（1）中极　《针灸甲乙经》云："经闭不通，中极主之。"

第四章　妇儿科病症

（2）合谷　《杂病穴法歌》云："妇人通经泻合谷。"

带　下

———— ○ ————

妇女阴道分泌物较正常增多，连绵不断，或白或黄或赤，称为带下。多由任脉不固，水湿下注；或饮食劳倦，损伤脾胃；湿郁化热，湿热下注所致。现代医学中生殖器官感染，肿瘤或身体虚弱等因素可引起本病。

一针单穴　腰阳关

【定位】在腰部，当后正中线上，第四腰椎棘突下凹陷中，见图1。

【操作方法】顺经而刺，用1～3寸28号至30号毫针，沿皮下刺入，要求针体尽可能紧贴在真皮下，不要求有酸麻胀痛等感觉。用胶布固定，留针8小时以上，隔日1次。

【来源】上海针灸杂志，（1）：35，1988。

一针单穴　曲骨

【定位】在下腹部，当前正中线上，耻骨联合上缘中点，见图13。

【操作方法】深刺2.5～3寸，直刺或稍斜向会阴部，针感至阴道为佳。每10分钟捻针1次，平补平泻手法，3日1次。

【来源】上海针灸杂志，（1）：47，1988。

一针单穴 腕踝针之下 2 点

【定位】在内踝最高点上三横指，靠胫骨后缘。见图 99。

【操作方法】针体与皮肤呈 30°角进针，过皮后将针放平，顺直线沿皮下表浅进针，进针 1.4 寸，留针 20 ~ 30 分钟，每日 1 次。

【来源】中医杂志，(2)：49，1982。

一针单穴 环跳

【定位】侧卧屈股，在股骨大转子最高点与骶骨裂孔连线的外 1/3 与内 2/3 交界处取穴。见图 62。

【操作方法】用 4 寸长 28 号毫针，直刺 3 寸左右，上下提插，大幅度捻转强刺激，至有触电感放射至足跟后，留针 30 分钟，每间隔 5 分钟按上述手法行针 1 次。每日 1 次，7 次为 1 个疗程。

【来源】针灸学报，(2)：41，1992。

───────── ◦ 单穴古方辑录 ◦ ─────────

（1）关元 《类经图翼》云："主治诸虚百损，白浊五淋，妇人带下。"

（2）曲骨 《针灸资生经》云："曲骨疗带下赤白。"

（3）阴交 《针灸资生经》云："阴交治疗带下。"

（4）带脉 《针灸大成》云："主月事不调，赤白带下。"《针灸资生经》云："带脉治带下赤白。"

（5）白环俞 《类经图翼》云："主治梦遗白浊，肾虚腰痛，先泻后补，赤带泻之，月经不调亦补之。"

（6）中极 《针灸资生经》云："中极治带下、月事不调。"

功能失调性子宫出血

—————— ○ ——————

本病又称为功能失调性月经紊乱，简称功血，指内分泌调节系统的功能失常所导致的月经紊乱和出血异常。本病是妇科常见病，分为无排卵型功血和有排卵型功血两类，前者约占功血的80%，最常见于青春期和更年期，后者大多数发生于生育年龄的妇女。本病属中医学"崩漏"范畴，亦见于月经先期、月经过多、月经先后无定期等病中。

单穴点灸 大敦

【定位】在足蹞趾外侧，去趾甲角约0.1寸处取穴。见图45。

【操作方法】令病人正坐，两足放平，灯心草二三根合并一起，蘸香油或豆油少许，燃着对准穴位点灸之。一次不破再点灸一次，以皮肤破为度。隔7日再行下次治疗。

【来源】中国针灸，（5）：52，1993。

一针单穴 中极

【定位】在腹中线上，脐下4寸处取穴。见图13。

【操作方法】采用针刺加艾条灸法。针刺前嘱病人排空大小便，取仰卧位，以27号2.5~4寸毫针直刺中极穴，视病人胖瘦垂直进针2~3.5寸，轻轻捻转至有酸胀感，留针20分钟并用清艾条施温和灸至局部潮红为度。每日1次，10次为1个疗程，疗程间休息3日。

【来源】中国针灸，（1）：16，1997。

单穴艾灸　隐白

【定位】在足蹬趾内侧，去趾甲角0.1寸处取穴。见图25。

【操作方法】用艾灸隐白穴治疗脾气虚型功能失调性子宫出血。病人仰卧，取双侧隐白，用麦粒壮直接灸，每次5～7壮，每日1次。每壮待焰熄火存时，医者用右手拇指桡侧端将火按灭，续灸下一壮。灸后局部不做任何处理。

【来源】陕西中医，（4）：176，1988。

———◦单穴古方辑录◦———

（1）中极　《针灸大成》云：中极治"血崩漏下"。

（2）三阴交　《备急千金要方》云："女人漏下赤白及血，灸足太阴五十壮，穴在内踝上三寸，足太阴经，名三阴交。"

外阴瘙痒

外阴瘙痒是指由多种原因引起的一种症状。瘙痒多发生在阴蒂、小阴唇区，严重者可波及整个外阴部及肛门周围。瘙痒程度不一，严重者坐卧不安，以致影响工作、生活和睡眠。引起外阴瘙痒的原因复杂，主要有慢性局部刺激、原发于外阴的疾病及全身因素。中医学称之为"阴痒""阴门瘙痒"。

一针单穴　阿是穴

【定位】病变局部。

【操作方法】采用二氧化碳激光，波长 10.6 微米，功率为 20 瓦，散焦扩速连续照射，光斑直径 10 厘米，照射距离 1 厘米，直接照射外阴病变及瘙痒部位，自觉温热感，每次照射 15 分钟，每日或隔日 1 次，10 次为 1 个疗程。

【来源】新医学，（2）：459，1982。

一针单穴 曲骨

【定位】在下腹部，当前正中线上，耻骨联合上缘的中点处，见图 13。

【操作方法】病人排尿后，用 1% 盐酸普鲁卡因注射液 2 毫升，以 6½号针头直刺曲骨穴，小幅度提插，使针感向下散至阴部皮损区时注药。针眼做消毒包扎，隔日 1 次，5～10 次为 1 个疗程。最多治疗 20 次。

【来源】新医学，（1）：20，1983。

━━━━━ ⋙⋙单穴古方辑录⋘⋘ ━━━━━

（1）中极 《针灸甲乙经》云："女子阴中痒……中极主之。"

（2）八髎 《针灸甲乙经》云："女子下苍汁不禁，赤沥，阴中痒痛……下髎主之。"《类经图翼》云："上髎主治妇人绝嗣，阴中痒痛，阴挺出，赤白带下。"

子宫脱垂

子宫脱垂即子宫从正常位置沿阴道下降，子宫颈外口达坐骨棘水平以下，甚者子宫同阴道前后壁一起脱出阴道口外。本病与分娩过多，产程护理不当，及产后过早从事过重的劳动有直接关系。初起时自觉症状不明显，轻度子宫脱垂时在用力、咳嗽、久蹲久立时感到阴部不适。重时子宫脱出阴道外，甚至阴道壁一起脱出，休息后亦难回复，甚者无法还纳，给病人带来极大痛苦。中医学称之为"阴挺"。

一针单穴 腰奇

【定位】在后正中线上，尾骶骨直上2寸处。见图7。

【操作方法】穴位常规消毒，选用3.5～4寸毫针，针尖向上，进针2.5～3寸。

【来源】陕西中医，（8）：381，1986。

―――――•◦。单穴古方辑录。◦•――――

（1）照海 《针灸甲乙经》云："妇人阴挺出，四肢淫泺，身闷，照海主之。"

（2）太冲 《针灸甲乙经》云："女子疝及少腹，太冲主之。"

妊娠剧吐

少数孕妇在妊娠6周左右出现严重频繁呕吐，不能进食、进水，从而发生体液平衡失调及新陈代谢障碍，以致营养受到严重影响者，称为妊娠剧吐。轻度恶心、头晕、体倦及晨间起床后空腹状态发生呕吐等，是妊娠早期常见症状，一般不影响营养和工作，不需特殊治疗，一般在妊娠12周左右自然消失。中医学称为"妊娠恶阻"，又称"子病""病食"等。

一针单穴 足三里

【定位】在犊鼻穴下3寸，距胫骨前嵴外侧一横指，当胫骨前肌上。见图12。

【操作方法】病人端坐或平卧，足三里穴常规消毒后，用注射器接7号针头，抽取维生素 B_6 注射液2毫升，于足三里穴直刺进针1.5～3厘米，以病人诉有酸、麻、胀、重得气感为度，再推注药物，然后退针。每日1次，两侧交替进行。

【来源】中西医结合杂志，(7)：405，1990。

一针单穴 公孙

【定位】于第一跖骨基底前下缘，赤白肉际处取穴，距太白1寸。见图25。

【操作方法】取公孙穴，施平补平泻法，留针45分钟，日针1次。

【来源】中国针灸，(增刊)：241，1994。

一针单穴 内关

【定位】于腕横纹上2寸，当掌长肌腱与桡侧腕屈肌腱之间取穴。见图9。

【操作方法】用穴位注射疗法。用注射器抽取维生素 B_6 注射液2毫升，于内关穴进针，刺入得气回抽无血方可推入药液。每日1次。

【来源】笔者用此法治疗"妊娠剧吐"多验。

───────── 单穴古方辑录 ─────────

（1）公孙 《针灸甲乙经》云："不嗜食，多寒热汗出，病至则善呕，呕已乃衰，即取公孙及井俞。"

（2）中脘 《玉龙歌》云："脾家之疾有多般，致成翻胃吐食难……金针必须夺中脘。"

（3）内关 《针灸大成》云：内关治"食不下"。

乳汁分泌过少

————○————

本病系指产后乳汁分泌量少，不能满足婴儿需要而言。临床表现为产后 48 小时后乳房仍无膨胀感，乳汁很少流出。中医学称之为"乳少"，或"无乳"，认为有虚实之分，实证多由情志失调，气机不畅，经脉壅滞而致乳汁不行；虚证多由身体虚弱，或临产失血过多致气血不足，不能生化乳汁。

一针单穴 内关

【定位】于腕横纹上 2 寸，当掌长肌腱与桡侧腕屈肌腱之间取穴。见图 9。

【操作方法】取双侧内关穴，常规消毒后，取 1.5～2 寸毫针，快速刺入穴位，得气后留针 30 分钟，日针 1 次。

【来源】针灸学报，(4)：50，1992。

一针单穴 涌泉

【定位】蜷足时，在足心前 1/3 的凹陷中取穴。见图 28。

【操作方法】病人取卧位，针双侧涌泉穴，进针要迅速，得气后强刺激（鸡啄法）3 分钟，留针 10 分钟。乳汁不通者，针刺后立即用双手挤乳，乳汁即可涌出，并让婴儿吸吮。

【来源】中医杂志，(2)：43，1987。

（1）少泽 《类经图翼》云：少泽"疗妇人无乳"。
（2）膻中 《针灸大成》云：膻中治"妇人无乳"。

乳溢症

乳溢症是指男性或女性在非哺乳期、非妊娠后期，乳房出现分泌现象。现代医学认为同内分泌紊乱有关。

一针单穴 公孙

【定位】在足内侧缘，当第一趾骨底的前下方。见图25。

【操作方法】取双侧公孙穴，直刺1寸。每日1次，每次留针20分钟，隔10分钟捻转1次，用平补平泻法。治疗5次复查1次。最多治疗20次。

【来源】上海针灸杂志，（2）：11，1984。

胎盘滞留

胎盘滞留又称胞衣不下，多由初产气力疲惫；或因产时血液流入胞中，胞衣胀大；或因元气亏虚所致。

【定位】 在足小趾末节外侧，距趾甲角旁0.1寸。见图65。

【操作方法】 双侧至阴穴，针0.1~0.2寸，刺激量逐渐增强，留针5~10分钟。

【来源】 上海针灸杂志，（1）：46，1988。

———— ⁕⁕⁕⁕ ◦单穴古方辑录◦ ⁕⁕⁕⁕ ————

（1）昆仑 《针灸甲乙经》云："女子孕难，若胞不出，昆仑主之。"

（2）肩井 《备急千金要方》云："治难产方，针两肩井入1寸泻之，须臾即分娩。"

（3）三阴交 《胜玉歌》云："阴交针入下胎衣。"

胎位不正

————— ◦ ⁕⁕⁕⁕⁕ —————

妊娠七八个月后，经产前检查发现枕后位、臀位、横位等胎位异常，称胎位不正。孕妇虽无异常感觉，但会发生胎儿出生困难，造成难产。

一针单穴 至阴

【定位】 在足小趾末节外侧，距趾甲角0.1寸。见图65。

【操作方法一】 用5分毫针，斜向上刺，进针1~2分，手法用平补平泻。并且用艾条对准至阴穴，距1寸远，达到温热感为度，不可灼伤皮肤，每次10~15分钟，睡前灸。每日1次，7日为1个疗程。

【来源】中国针灸，（6）：56，1987。

【操作方法二】用 795 - B 型双管激光治疗机，功率为 2~8 毫瓦，波长 632.8 纳米（6328 埃）。令孕妇排空小便取坐位，解松腰带，脱去鞋袜，标好穴位，用原光束直接照射至阴穴，距离 40~50 厘米，左右两侧同时照射 10~12 分钟。每日 1次，每 3 次复查胎位 1 次，如未能转正可继续照射，以 6 次为限。

【来源】中国针灸，（增刊）：106，1994。

【操作方法三】针至阴穴后，接电麻仪，强刺激 30 分钟。

【来源】中国针灸，（5）：45，1989。

───────── ⑴⑴⑴ 单穴古方辑录 ◦⑴⑴ ─────────

至阴 《类经图翼》云："子鞠不能下，至阴三棱针出血，横者即转直。"

高热惊厥

⑴⑴⑴ ○ ⑴⑴⑴

高热惊厥是小儿时期常见急症，由各种引起发热的原因所致。惊厥是指因中枢神经系统功能暂时紊乱而出现的突发性、短暂的意识丧失，并伴局部或全身肌肉痉挛的证候而言。本病多见于 3 周岁以下的小儿。中医学对小儿"急风"的描述与本病相似，可参照治疗。

一针单穴 丰隆

【定位】在小腿前外侧，当外踝尖上 8 寸，条口外，距胫骨前缘二横指。见图 12。

【操作方法】取双侧丰隆穴，刺入揿针后留针 12 小时至 7 日，其间可间断行针。

【来源】上海针灸杂志，(4)：12，1988。

一针单穴 百会

【定位】在头部，当前发际正中直上 5 寸，或两耳尖连线的中点处。见图 26。

【操作方法】用 1 寸不锈钢毫针沿头皮刺入针体的 2/3 深，留针 6 小时，隔日针 1 次，5 次为 1 个疗程。

【来源】中国针灸，(2)：15，1987。

一针单穴 后溪

【定位】在手掌尺侧，微握拳，当小指本节后的远侧掌横纹头赤白肉际处。见图 59。

【操作方法】从后溪透向劳宫，均用强刺激，得气后即出针。对顽固性、持续性的惊厥可留针。

【来源】中医杂志，(23)：76，1982。

一针单穴 委中

【定位】当腘窝横纹中央，于股二头肌腱与半腱肌腱的中间取穴。见图 43。

【操作方法】局部常规消毒后，用三棱针点刺双侧委中穴，出血少量，刺后抽搐立止。

【来源】中国针灸，(12)：32，1996。

一针单穴 神阙

【定位】当脐窝中央取穴。见图13。

【操作方法】神阙穴局部严格消毒，直刺0.5寸，用泻法。

【来源】针灸学报，（5）：38，1992。

一针单穴 水沟

【定位】在人中沟的上1/3与中1/3交点处取穴。见图26。

【操作方法】持1寸毫针刺入水沟，针尖向上斜刺入约0.5寸，用强刺激。

【来源】笔者用此法抢救患儿，多针入即刻止抽。

──────── ⅢⅢ◦单穴古方辑录◦ⅢⅢ ────────

（1）水沟 《神农经》云："治小儿急慢惊风，可灸三壮，炷如小麦。"《杂病穴法歌》云："小儿惊风少商穴，人中、涌泉泻莫深。"

（2）大椎 《神农经》云："治小儿急慢惊风。"

（3）十宣 《备急千金要方》云："凡小儿风病大动，手足掣疭者，尽灸手足十指端。"

（4）印堂 《玉龙歌》云："取印堂针后加灸治慢惊风。"

（5）委中 《类经图翼》云："委中者，血郄也，凡热病汗不出，小便难，衄血不止，脊强反折，瘛疭癫疾，足热厥逆不得屈伸，取其经穴可愈。"

（6）前顶 《卫生宝鉴》云："小儿急惊风，前顶一穴，若不愈，须灸眉头两处，及鼻下人中一穴，各三壮，炷如小麦大。"

急性支气管炎

急性支气管炎多继发于上呼吸道感染，临床症状有频繁咳嗽、发热，重者有不同程度的呼吸困难，年长儿咳黏痰或脓性痰。属中医学"外感咳嗽"范畴。

一针单穴 鱼际

【定位】在第一掌指关节后，掌骨中点，赤白肉际处取穴。见图5。

【操作方法】令家长抱患儿与医生对坐，并协助固定患儿肢体。医者以左手握患儿一手，手心向上暴露其鱼际穴，选用28号25毫米的毫针，右手持针，常规消毒后迅速刺入鱼际穴3～8毫米，经提插、捻转得气后行高频率颤针手法30秒，快速出针后挤压针孔周围令出血少许，最后用稍干的酒精棉球擦拭干净。每日治疗1次，每次1穴，双侧交替。7次治疗未愈者，改用其他方法治疗。

【来源】中国针灸，（1）：38，1997。

一针单穴 肺俞

【定位】在第三胸椎棘突下旁开1.5寸处取穴。见图3。

【操作方法】用穴位注射疗法。庆大霉素1万单位，每穴注射0.5万单位；或用青霉素10万单位（先做过敏试验）每穴注射5万单位。常规消毒后，选5号针头，垂直进针，缓慢推入药液。每日1次，3～4日为1个疗程。

【来源】中国针灸，（增刊）：118，1994。

────── ⫸⫸⫸∘单穴古方辑录∘⫷⫷⫷ ──────

（1）肺俞 《胜玉歌》云："若是痰涎并咳嗽，治却须当灸肺俞。"《玉龙歌》云："咳嗽须针肺俞穴。"

（2）鱼际 《针灸资生经》云："鱼际……治咳嗽。"

小儿哮喘

哮喘是小儿时期常见的一种呼吸道疾病，以阵发性哮鸣气促、呼气延长为特征。可见于现代医学的支气管哮喘和哮喘性支气管炎。中医学认为哮喘发病与患儿素体不足，痰湿内盛，腠理不固加之外感或与某物接触后，触动伏痰，以致痰阻气道，失于宣肃，肺气上逆有关。

一针单穴 四缝

【定位】于示、中、环、小四指掌面近侧指骨关节横纹中点取穴。见图8。

【操作方法】常规消毒后，用6～8号注射针头或三棱针，直刺四缝穴，深度以刺到骨为度（0.1～0.3厘米），针拔出后即有白色或淡黄色黏稠液体溢出，挤出血无妨，然后用干棉球擦干净，每3日或1周挑1次。

【来源】天津中医，（5）：44，1989。

单穴艾灸 大椎

【定位】于第七颈椎棘突下凹陷中取穴。见图1。

【操作方法】取大椎穴，用艾条施温和灸，每次30分钟，每日治疗1次。

【来源】中国针灸，（7）：38，1996。

──────── ⅲⅲⅲ。单穴古方辑录。ⅢⅢⅢ ────────

（1）璇玑 《黄帝明堂灸经》云："小儿喉中鸣，咽乳不利，灸璇玑三壮，炷如小麦大。"

（2）手小指尖 《类经图翼》云："小儿盐哮，手小指尖上用小艾炷灸七壮。"

畏　食

畏食是指小儿除外其他急慢性疾病的较长时期的食欲不振或减退，甚至拒食的一种病证。其起病缓慢，病程较长，一般在1个月以上，多见于1~6岁儿童。长期畏食患儿可发生营养不良，体重减轻，抗病力下降，甚至影响生长发育。本病属于中医学"恶食""食滞""伤食"范畴。

一针单穴 承浆

【定位】于颏唇沟的正中凹陷中取穴。见图6。

【操作方法】用点刺法，用1寸毫针，快速刺入患儿承浆穴0.3~0.5寸，疾刺不留针，每日1次，5次为1个疗程。

【来源】中国针灸，（3）：21，1991。

【定位】于示、中、环、小四指掌面近侧指骨关节横纹中央取穴。见图8。

【操作方法】将患儿手掌放平，常规消毒后，用26号5分针刺四缝穴，挤放出白色黏液。隔日1次，5次为1个疗程。

【来源】陕西中医，（10）：470，1989。

婴幼儿腹泻

婴幼儿腹泻是指以腹泻为主症的胃肠道功能紊乱综合征。小儿消化系统发育不成熟，加上喂养不当、受凉或过热，以及肠道内、外感染等因素即可引起发病，以夏秋季多见。临床上根据腹泻的轻重将其分为轻型腹泻和重型腹泻两类。前者仅有腹泻症状，后者腹泻日达10次以上，并伴有发热、呕吐及水和电解质紊乱症状。

一针单穴 长强

【定位】在尾骨端下，当尾骨端与肛门连线的中点处，见图1。

【操作方法一】取俯卧位或直接俯卧于家长的双腿上，于患儿尾骨端下缘，沿着尾骨与直肠之间缓慢进针，刺入5～8分，用小幅度的快速捻转手法，捻转2分钟左右，不提插即可出针，每日针刺1次。

【来源】上海针灸杂志，（1）：14，1987。

【操作方法二】于长强穴注射山莨菪碱治疗。注射剂按每千

克体重 0.2~0.5 毫克山莨菪碱，加生理盐水 0.5 毫升配成，为
1 次量。用 4 号针头的注射器吸入按上法配成的注射剂并注入长
强穴，进针深度为 0.3~0.5 厘米，每日 1 次。

【来源】中国针灸，(5)：28，1992。

【操作方法三】用穴位注射维生素 B_{12} 治疗。患儿呈俯卧位，
取长强穴，直刺 0.5~1 厘米，每次注入维生素 B_{12} 注射液 1 毫
升，务必快速推注，每日 1 次。

【来源】湖北中医杂志，(4)：32，1990。

【操作方法四】令患儿俯卧，常规消毒后，用 5 号皮试针头
1 毫升注射器，沿尾骨刺入（针尖稍向上方），1 次注入硫酸卡
那霉素 50 毫克。每日 1 次，5 次为 1 个疗程。

【来源】中国针灸，(1)：16，1985。

一针单穴 神阙

【定位】在腹中部，脐中央，见图 13。

【操作方法一】患儿平卧，神阙下缘常规消毒后，进针 6~8 分，
手法用平补平泻，捻转 5~7 次，不留针。

【来源】浙江中医杂志，(4)：156，1985。

【操作方法二】用小儿乐药袋温熨神阙穴治疗。小儿乐药袋
用生铁粉、党参、丁香、藿香、苍术、木香、砂仁等药粉配制。
使用时，将小儿乐药袋用针扎孔，使其通气然后将其放在神阙
穴上，5~10 分钟后小儿乐药袋即可释放热量，温度可达 40 ℃，
能维持 24 小时。亦可在患儿肚兜上缝 1 个 9 厘米 × 9 厘米的棉
布袋，装入小儿乐药粉，对准神阙穴，24 小时更换 1 次，5 次
为 1 个疗程。

【来源】山东中医杂志，(1)：18，1990。

【操作方法三】用贴敷法治疗。将炒车前子 30 克、炒鸡内

金 30 克，共研细末，装瓶备用。使用时，取药粉适量加蛋清调膏状敷于脐中，纱布覆盖，胶布固定。每日换 1 次，5 次为 1 个疗程。

【来源】针灸学报，(6)：27，1992。

【操作方法四】用敷脐加灸方法治疗。将五灵脂 15 克、生青盐 9 克、鸡内金 3 克、干葱头 6 克、木通 6 克、麝香 0.05 克共研细末，用时取细末 3 克置患儿脐中。实热型用 2 分厚生面饼覆盖施隔面饼灸，虚寒型用 2 分厚鲜生姜片覆盖施隔姜灸，每次 1 ～ 2 壮。灸后用纱布、胶布，趁热将面饼或生姜固定，每日 1 次，3 次为 1 个疗程。

【来源】针灸学报，(6)：27，1992。

【操作方法五】患儿由成人抱住露出神阙穴，用小号玻璃火罐，在罐口涂些温水，起润滑作用，以减少患儿的不适感。用闪火法使火罐吸在神阙穴上，约 15 分钟，看到火罐内皮肤出现瘀点即可起罐。每日或隔日 1 次。

【来源】中国针灸，(增刊)：248，1994。

一针单穴 肾俞

【定位】在背部，当第二腰椎棘突下，旁开 1.5 寸，见图 3。

【操作方法一】以肾俞穴为起点，用三棱针由内向外横划一线，约 1 寸长为度。然后用手轻轻挤捏，微见血即可，轻者 1 次，重者 2 ～ 3 次即效。

【来源】新中医，(4)：27，1985。

【操作方法二】令患儿俯卧，暴露两侧肾俞穴。施雀啄灸，灸时医者左手中、示指分开紧贴肾俞穴周围，防止灼伤皮肤。灸至局部皮肤潮红为度，每日 1 次。

【来源】中国针灸，(5)：28，1992。

单穴按压　鸠尾

【定位】在上腹部，前正中线上，当胸剑结合部下 1 寸，见图 13。

【操作方法】医者用手指在患儿鸠尾穴上轻压按揉 200～300 次，按毕即拔火罐 20～30 分钟，以充血为度，每日 1 次。

【来源】四川中医，(3)：55，1986。

一针单穴　石门

【定位】在脐下 2 寸，腹中线上。见图 13。

【操作方法】取石门穴，先按揉穴位 1 分钟，28 号 1.5 寸毫针迅速刺入皮下，缓缓捻入 1 寸左右。针下有沉滞感后，施紧提慢按之泻法 1 分钟，出针。

【来源】中国针灸，(5)：28，1992。

一针单穴　中脘

【定位】在脐上 4 寸，腹中线上，于胸骨体下缘与脐中连线的中点处取穴。见图 13。

【操作方法】用《灵枢·官针》中的"半刺"法。取中脘常规消毒后，持 32 号 0.5 寸毫针迅速刺入中脘穴 0.1～0.2 厘米，立即出针。每日 1 次。

【来源】中国针灸，(5)：28，1992。

一针单穴　止泻穴

【定位】在足外踝向足底做一垂直线，此线与足跟底皮肤相交处即是穴位。

【操作方法一】采用穴位注射小剂量复方维生素 B 或生理盐

水治疗。注射时进针深度为 0.5～1 厘米，垂直刺入穴位，刺到骨膜后略退针头，并将药物注入。每日 1 次，交替注射一侧或双侧同时注射，5 次为 1 个疗程。

【来源】中西医结合杂志，(5)：299，1986。

【操作方法二】用艾条灸双侧止泻穴，每日 1 次，重者可 1 日 2 次，直至腹泻控制为止。

【来源】上海中医药杂志，(6)：8，1987。

单穴艾灸 申脉

【定位】于外踝正下方凹陷中取穴。见图 65。

【操作方法】用艾条悬灸申脉穴 10～20 分钟，以局部发热发红为佳。每日 1～2 次。为避免患儿不配合，可在患儿睡眠时灸治。

【来源】针灸学报，(6)：38，1992。

单穴按压 龟尾

【定位】位于臀部尾骨尖端。见图 106。

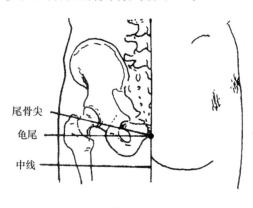

尾骨尖
龟尾
中线

图 106

【操作方法】医者手指稍蘸香油，在患儿龟尾穴上轻压揉按200~300次，按毕即拔火罐，以充血为度。每日1次。

【来源】四川中医，(3)：55，1986。

一针单穴 足三里

【定位】在小腿前外侧面的上部，犊鼻穴下3寸，距胫骨前嵴外侧一横指处，见图12。

【操作方法】取双侧足三里穴，用30号1寸毫针，直刺约0.5寸深，施以大幅度提插捻转手法，强刺激，不留针。

【来源】安徽中医学院学报，(3)：36，1988。

一针单穴 四缝

【定位】在示、中、环、小四指掌侧近端指骨关节横纹中点处。见图8。

【操作方法】常规消毒后，用三棱针或毫针点刺，挤出少量黄色黏液或血液，术后用消毒干棉球按压穴位片刻。可配合捏脊增强疗效。

【来源】陕西中医，(5)：19，1984。

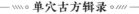

◦ 单穴古方辑录 ◦

(1) 长强 《备急千金要方》云："小儿痉，呕吐泄注，惊恐，失精，瞻视不明，……长强主之。"《针灸甲乙经》云：长强"主洞泄淋癃大小便难，腰尻重，难起居"。

(2) 足三里 《马丹阳十二穴歌》云：足三里"能通心腹胀，善治胃中寒，肠鸣并泄泻……"。

(3) 中脘 《针灸甲乙经》云："腹中雷鸣相逐，食不化，逆气，灸上脘下1寸，名太仓7壮。"《玉龙歌》云："若还脾败中脘补。"

(4) 神阙 《针灸资生经》云："泄泻宜先灸脐中。"《针灸大成》云：神阙主"肠鸣而泄"。

婴幼儿营养不良

————————— ◇ —————————

婴幼儿营养不良是由于摄食不足，或食物不能充分吸收利用，以致能量缺乏，不能维持正常代谢，迫使机体消耗自身的组织，出现体重不增或减轻，生长发育停滞，脂肪逐渐消失，肌肉萎缩。临床上以食欲减退、体重减轻、面黄肌瘦、皮毛憔悴，甚或遍身骨露、羸瘦如柴等为主要表现，属于中医学"疳证"范畴。

一针单穴 足三里

【定位】在胫骨前肌上，当犊鼻穴下 3 寸，距胫骨前嵴外侧一横指处。见图 12。

【操作方法】患儿平卧床上，固定双下肢，按常规消毒后，取 5 号针头抽取维生素 B_{12} 注射液 2 毫升，快速刺入双侧足三里，稍捻转，回抽无血时，缓慢注入药液。每穴 1 毫升，隔日 1 次，3 次为 1 个疗程。

【来源】湖北中医杂志，(3)：19，1988。

一针单穴 四缝

【定位】在示、中、环、小四指掌面近端指骨关节横纹中央。见图 8。

【操作方法】患儿由家长抱坐，患儿两掌心朝上，施医者用左手捻住患儿手指，使四缝穴暴露在外，男性先针左侧，女性先针右侧。用0.5寸或1寸毫针对准穴位快速点刺，然后挤出少许黄白色液体或淡血水或白色颗粒状物，然后再用消毒药棉拭净局部。3次为1个疗程，隔2天针1次。

【来源】湖南中医杂志，（2）：27，1991。

一针单穴 疳积点

【定位】在手第二、三、四指第一指节腹面的正中。

【操作方法】先以止血带绑扎患儿前臂止血，助手和医者之左手夹持住患儿要挑的手指，医者右手持无菌之大号缝衣针，在疳积点迅速挑破表皮，并继续往下挑，直至皮下，挤压挑口周围，皮下脂肪小团便会向挑口冒爆而出，然后边挑边刮，把冒出的脂肪小团刮净，每点取脂约绿豆大。挑毕，用消毒棉棍压迫挑口，放开止血带，观察3~5分钟，若无出血，即以消毒药水外涂挑口，消毒小纱块外敷，胶布固定，5天后拆除。从第2指起，每次挑对称的疳积点左右各1点，1次未愈者，休息10日再行下一指疳积点挑脂。

【来源】中国针灸，（1）：24，1996。

———— ﹀﹀﹀﹀**单穴古方辑录**﹀﹀﹀﹀ ————

（1）足三里 《席弘赋》云："手足上下针三里，食癖气块凭此取。"

（2）章门 《针灸大成》云："针块中，灸章门，再以蟾蜍丸药，兼用之，形体渐盛，疳疾俱消。"

遗尿症

〰〰〰〰 ○ 〰〰〰〰

遗尿症是指小儿在 3 岁以后白天不能控制排尿或不能从睡眠中醒来而自觉排尿的一种病症。绝大多数小儿遗尿是功能性的，与大脑皮质及皮质下中枢的功能失调有关。引起功能性遗尿的常见原因是精神因素，如突然受惊、过度疲劳、骤换新环境、不正确的教养习惯等。少数患儿可因器质性病变所致，如脊柱裂、尿道梗阻、膀胱容量少及蛲虫病等。中医学称为"遗尿""遗溺""尿床"等。

一针单穴 关元

【定位】脐下 3 寸，腹中线上。见图 13。

【操作方法】取关元穴，局部常规消毒后，垂直进针，深 0.3～0.8 厘米，患儿感酸胀时，即可缓慢注药。10 岁以下儿童用阿托品 0.25 毫克，10 岁以上者用 0.5 毫克，每日 1 次。

【来源】湖南医药杂志，(2)：48，1982。

一针单穴 顶中线

【定位】从百会穴至前顶穴。见图 107。

【操作方法】选顶中线，从百会穴向前顶穴沿皮斜刺 1～1.5 寸，留针 4～8 小时。每日或隔日 1 次，10～15 次为 1 个疗程。

【来源】江苏中医，(3)：38，1988。

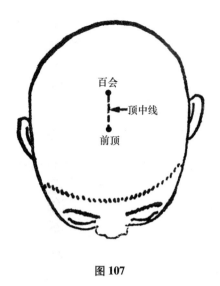

图 107

一针单穴 夜尿点

【定位】将病人双侧手小指伸直，手小指掌侧第一、二关节间即为"夜尿点"。

【操作方法】令病人将双手心向上，手小指伸直平放。取5分或1寸毫针2支，皮肤常规消毒后分别将针刺入两侧夜尿点2~3分深，施平补平泻手法。15分钟行针1次，留针45分钟。1日针1次。

【来源】山西中医，（4）：38，1990。

一针单穴 四神聪

【定位】在百会穴前、后、左、右各旁开1寸处取穴。见图56。

【操作方法】取四神聪穴，针尖对准百会穴，斜刺入0.5~0.8寸，用平补平泻法，有麻木或胀感即可。留针20分钟，期间行针 1~2 次。日针 1 次，7 次为 1 个疗程。

【来源】针灸学报，(3)：42，1992。

一针单穴　百会

【定位】在后发际中点上 7 寸处，或于头部中线与两耳尖连线的交点处取穴。见图 26。

【操作方法】取百会穴，用 1.5 寸不锈钢毫针，常规消毒后沿头皮向后斜刺 1 寸，然后快速捻转，连续捻针 10 分钟，休息 3 分钟。如此重复 3 次后起针，针后用药艾 1 炷灸之。每日 1 次，1 周为 1 个疗程。

【来源】中国针灸，(11)：656，1997。

―――・単穴古方辑录・――――

(1) 关元　《类经图翼》云：关元主治"遗溺"。《备急千金要方》云：关元"主小便数"。

(2) 气海　《类经图翼》云：气海主治"小便不禁"。

小儿神经性尿频

小儿神经性尿频是由精神、心理因素为主引起的一种泌尿系统功能性疾病。本病以小便数为特点，每日少则 20 次以上，多则 30~50 次，甚则 10 分钟尿 1 次，而睡眠时小便次数正常。尿常规（包括比重）无异常，并除外器质性疾病者。

一针单穴 夜尿点

【定位】在掌面小指第二关节横纹中点处。

【操作方法】取双侧夜尿点，皮肤常规消毒，用28号1寸毫针直刺入皮下即可。留针15分钟，其间运针1~2次，每日1次，5次为1个疗程。

【来源】中国针灸，（5）：23，1992。

夜　　啼

小儿白天如常，入夜则啼哭，或每夜定时啼哭者称夜啼。常以脾寒、心热、惊骇等为发病原因。本病多见于半岁以下的乳婴儿。

一针单穴 印堂

【定位】在额部，当两眉头之中间，见图41。

【操作方法】用30号1寸毫针平刺，平补平泻，不留针，出针时用棉球压住以防出血。

【来源】新中医，（2）：40，1984。

一针单穴 中冲

【定位】位于手中指尖端中点。

【操作方法】用1寸毫针点刺出血，放血数滴。每日1次，一般2~3次痊愈。

【来源】针灸学报，（2）：64，1990。

一针单穴 四缝

【定位】在示、中、环、小四指掌面近端指骨关节横纹中点取穴。见图8。

【操作方法】令患儿家属抱住患儿，医者左手持患儿手指，常规消毒后，用三棱针快速点刺0.1~0.2寸，挤出黄白色黏液或出血少许。

【来源】中国针灸，（10）：600，1997。

儿童脑功能轻微失调

脑功能轻微失调或轻微脑功能障碍综合征，又称儿童多动症、多动综合征等。本病患儿智力正常或基本正常，但临床表现出与智力水平不相称的活动过度、注意力涣散、情绪不稳定和任性冲动，以及有不同程度的学习困难等。本病与脑组织轻微器质性损害，或遗传因素等有关。以学龄前儿童为多。中医学中"失聪""风证""烦躁"等与此病相关。

一针单穴 四神聪

【定位】在百会穴前、后、左、右各旁开1寸处取穴。见图56。

【操作方法】取四神聪穴，针尖刺向百会，斜入约0.5寸，行平补平泻法，以出现胀、麻为度。留针30分钟，中间行针2次，日针1次，7次为1个疗程。

【来源】笔者之经验，见针灸学报，（3）：42，1992。

小儿鞘膜积液

小儿鞘膜积液属"水疝"范畴，症见阴囊水肿，状如水晶，或痛或痒。多与任脉和厥阴经关系密切。

一针单穴 蠡沟

【定位】在小腿内侧，当足踝尖上 5 寸，胫骨内侧面的中央，见图 96。

【操作方法】针尖顺经脉方向与皮肤呈 15°角刺入，平补平泻，刺入 5～8 分深，隔日针 1 次。

【来源】中医杂志，(9)：21，1986。

单穴按压 三阴交

【定位】在内踝高点上 3 寸，胫骨内侧面后缘取穴。见图 14。

【操作方法】患儿取仰卧位，也可在哺乳或睡觉时进行，其家长用手略固定双腿，医者以双手中指端，轻轻点在双侧三阴交穴上，两手做反向平揉，由轻到重，以患儿无痛苦为度，每次平揉各 100 下，在平揉法操作完毕时，仍以中指端在原穴位上，向深部下压，达到穴位皮肤水平之下，以有落实感为度，压下即上提中指，不离开皮肤为一放，压放 100 下，用力要均匀、协调、节律一致。

【来源】辽宁中医杂志，(5)：39，1991。

疝　气

疝气一般是指少腹痛引睾丸，或睾丸肿痛的一种疾病，俗称"小肠串气"。现代医学称腹股沟斜疝。多因阴寒内盛、寒气凝结所致，小儿多因先天不足而成。

一针单穴 大敦

【定位】在足大趾末节外侧，距趾甲角旁0.1寸，见图45。

【操作方法】捻转进针，平补平泻，得气后留针并加艾条灸，直至被嵌塞物还纳为止，在针灸的同时用手法在被嵌塞物上轻轻按摩，以助回纳。

【来源】中国针灸，(4)：34，1982。

———— 单穴古方辑录 ————

(1) 大敦　《玉龙歌》云："七般疝气取大敦。"《医宗金鉴》云：大敦"主治诸疝，阴中肿"。

(2) 太冲　《针灸甲乙经》云："环脐痛，阴骞两丸缩竖痛不得卧，太冲主之。"《马丹阳十二穴歌》云：太冲主治"七疝偏坠肿"。

小儿吐乳症

小儿吐乳症为儿科常见病，主要表现乳食后过时则吐，甚则呕吐频繁，食入即吐。其致病原因不外母乳寒凉，儿饮其乳致脾胃受寒；或哺乳不当，乳食过多，食积不化，损伤胃气，胃失和降，食随气逆而吐。

一针单穴 内庭

【定位】在第二跖趾关节前方，第二、三趾缝间的纹头处取穴。见图35。

【操作方法】平仰卧取穴，轻者取单侧，重者取双侧。徐徐捻转进针，刺入0.2～0.5寸，得气后加速左右捻转，不留针，每日1次。

【来源】针灸学报，（5）：40，1992。

流行性腮腺炎

——————— ◯ ———————

流行性腮腺炎俗称"痄腮"，是由腮腺炎病毒引起的一种急性呼吸道传染病。本病多发于儿童。表现为发病急骤，有恶寒发热，头痛，恶心，咽痛，周身不适，食欲不振等。1～2日后即见耳下一侧或两侧腮腺肿大，边界不清，局部压痛，咀嚼不便。中医学认为本病由风温病毒所引起，属于"时毒""发颐"范畴。

一针单穴 阿是穴

【定位】取颊部肿胀最高处。

【操作方法】常规消毒，用28号1.5寸毫针以45°角针尖斜向口角，快速刺入0.8～1.0寸，捻转泻法半分钟，不留针。出针后以消毒棉球轻压针孔使不出血。然后，亦可在身柱穴（在背部正中线上，第三胸椎棘突下）用三棱针点刺出血 1 滴。然后拔罐 10 分钟，隔日 1 次。

【来源】上海针灸杂志，(1)：43，1988。

一针单穴 痄腮穴

【定位】位于耳垂下 3 分处。

【操作方法】取患侧耳垂下 3 分处捻转进针后用泻法，深度 3~5 分，留针 5 分钟（成人 20 分钟），隔 5 分钟捻转 1 次。日针 1 次，重者 2 次。

【来源】江西中医药，(1)：41，1985。

一针单穴 角孙

【定位】在头部。折耳郭向前，当耳尖区上入发际处。见图 29。

【操作方法一】取患侧角孙穴，常规消毒，用经消毒的三棱针或 6~7 号注射针头，挑刺 1~3 下，轻挤微出血。每日 1 次，一般 1~3 次肿消痛止。

【来源】中国针灸，(2)：50，1996。

【操作方法二】用灯心草 1 根，约 2 寸长，蘸少许豆油点燃，对准穴位，迅速点灸，并迅速离开穴位，可听到清脆的细响声，即灸完毕。

【来源】黑龙江中医药，(2)：10，1986。

【操作方法三】取患侧角孙穴，双侧病人取双侧。将施术角孙穴之毛发剪掉，用龙胆紫做标记，常规消毒后，点燃火柴对准角孙穴一烧即可，一般 1 次痊愈。

【来源】中国针灸，(2)：26，1987。

【操作方法四】用艾条温和灸或艾炷直接灸。温和灸即点燃艾条，距角孙穴1寸左右施灸，灸至局部发红或发热，每次灸20~30分钟，日灸2次。艾炷直接灸取小艾炷约4个麦粒大小，直接放在角孙穴处点燃，待艾炷快燃完时，取下，防止烧伤过重，每次灸7壮左右，使局部略有烧伤，日灸1次。

【来源】针灸学报，(6)：38，1992。

一针单穴 屏尖

【定位】在耳屏对侧面上1/2处。

【操作方法】选准穴后，用75%酒精棉球消毒穴位局部皮肤，然后医者以左手拇、示指夹持屏尖，拇指指甲切屏尖上缘，右手持30号1寸长不锈钢毫针垂直刺入穴位，深度以不刺透屏尖穴内侧皮肤为度，捻转得气后，急速出针。出针后随即用75%酒精棉球消毒针孔。一般单侧腮腺肿胀疼痛，可取患侧穴刺之；如双侧腮腺患病，则取双侧穴刺之。每日针刺1次，5次为1个疗程。一般发病在2日以内者，针刺1次可愈；4日以内者，2次可愈；7日以内者，3~4次可愈；8~10日以内者，5次可愈。

【来源】中国针灸，(1)：7，1988。

一针单穴 率谷

【定位】在头部，当耳尖直上入发际1.5寸，角孙直上方。见图80。

【操作方法】向耳尖部直刺（沿皮刺），进针1.5寸深。平补平泻法，留针10分钟，每日1次，5次为1个疗程。

【来源】河南中医，(1)：35，1986。

一针单穴 耳尖

【定位】位于耳郭上方耳轮的顶端。见图52。

【操作方法一】一般双侧患病取双侧耳尖,一侧患病取一侧耳尖或交替取穴。用消毒后的三棱针迅速点刺耳尖穴,使其出血,用双手挤出数滴血即可,然后用消毒的干棉球敷盖于点刺的穴位上。

【来源】天津中医,(6):19,1987。

【操作方法二】右手取灯心草一根,一端蘸以菜油,油渍长度约0.5厘米,拇指与示指距蘸油的一端约1厘米,点燃后对准穴位迅速点灸,并略带按压,一触即离。灯心草火随即熄灭,与此同时,可发出清脆的"喳"一声爆响,可作为操作成功的标志,如无爆响则应按原法重做。点灸局部起一小水疱,无需处理,数日后结痂自愈。

【来源】中国针灸,(3):56,1987。

单穴点灸 列缺

【定位】桡骨茎突上方,腕横纹上1.5寸处取穴。见图5。

【操作方法】一侧病取患侧,两侧病取双侧列缺。用小艾条一端蘸桐油少许,点燃后对准列缺穴迅速点灸,一触即起。若该穴处发出一声清脆的"喳"响,则为操作成功。点灸后局部起一小水疱,数日后结痂自愈。

【来源】湖南中医杂志,(6):26,1988。

一针单穴 痄腮特效穴(暂定名)

【定位】患侧的下颌角与耳垂划一连线的正中点。

【操作方法】进针时针尖稍向口角方向倾斜15°～30°,以达到肿胀的腮腺中心。快速进针,刺入后捻转2～3分钟即可出针，1次即愈。

【来源】河南中医，(3)：32，1984。

一针单穴 少商

【定位】在拇指桡侧，去指甲角0.1寸处取穴。见图5。

【操作方法】取双侧少商穴，皮肤常规消毒后，用三棱针快速刺入少商穴约0.2厘米，挤出血液2～3毫升，用酒精棉球稍压片刻即可。每日治疗1次，5次为1个疗程。

【来源】中国针灸，(7)：436，1997。

————〉〉〉〉○单穴古方辑录○〈〈〈〈————

(1) 颊车 《针灸甲乙经》云："颊肿口急，颊车痛不可以嚼，颊车主之。"

(2) 合谷 《马丹阳十二穴歌》云："合谷在虎口，两指歧骨间。头痛并面肿，疟病热还寒，齿龋鼻衄血，口噤不开言。"

百日咳

————〉〉〉〉○〈〈〈〈————

百日咳是儿童常见的呼吸道传染病，系感染百日咳杆菌所引起，多发于冬、春两季。初起症状类似感冒，咳嗽逐渐加重，入夜尤甚，呈阵发性、痉挛性。发作时以短咳形式连续咳十余声至数十声，在阵咳后由于吸气很急，声门痉挛，出现高音调的鸡鸣样吼声。在中医学称之为"顿咳""鹭鸶咳""天哮呛""痉咳"等，认为感染时邪风热，肺失清肃，痰浊阻滞气道，肺气不能通降而致本病，日久可引起肺络损伤，而缠绵难愈。

一针单穴 定喘

【定位】在背部当第七颈椎棘突下旁开0.5寸处。见图7。

【操作方法】穴位常规消毒，用安有5½号针头的注射器，经高压消毒后，抽取氯霉素，剂量为每千克体重40~50毫克，医者用左手拇指按准穴位，右手持注射器直刺0.5~1寸，然后用右手固定好针头，回抽无血后，将药液缓慢注入，迅速拔出针头，按压1~2分钟，每次选1侧穴位。每日或隔日1次。

【来源】河北中医，(4)：14，1986。

一针单穴 四缝

【定位】在第二至第五指掌侧，近端指关节的中央。见图8。

【操作方法】常规消毒后，用三棱针（婴幼儿可用5分毫针）点刺，挤出黏液，以酒精棉球轻按针孔。日1次，每次一侧，左右两侧穴位交替选用。7次为1个疗程。

【来源】中医杂志，(2)：51，1983。

一针单穴 少商、商阳

【定位】在拇指和示指末节桡侧，距指甲角0.1寸。见图5、图10。

【操作方法】局部消毒后，用三棱针点刺出血，如粟米状即可。每隔5日针刺1次，一般1~3次。

【来源】中医杂志，(8)：41，1982。

———— 单穴古方辑录 ————

(1) 合谷 《席弘赋》云："冷嗽先宜补合谷。"

(2) 身柱 《神农经》云："治咳嗽可灸十四壮。"

（3）肺俞　《玉龙歌》云："咳嗽须针肺俞穴。"《百症赋》云："咳嗽连声，肺俞须迎天突穴。"《行针指要歌》云："或针嗽，肺俞、风门须用灸。"

蛔虫病

蛔虫病是小儿常见的一种肠道寄生虫病，主要由于小儿卫生习惯不良，饮食不节，感染虫卵，吞入口内，进入肠胃而成。临床上，以食欲异常，脐周疼痛，时作时止，大便下虫或大便检查有虫卵等为特征。中医学文献中所称"蛟蛕""蚘"即是蛔虫。

一针单穴 四缝

【定位】仰掌伸指，于示、中、环、小四指掌面近端指骨关节横纹中点取穴。见图8。

【操作方法一】有两种进针法，第一种进针法是进针后左右旋转10～20次即退针；第二种进针法是同样进行旋转，并留针2秒后始退针。退针后，用手指轻压穴位的周围，即有少量无色透明液体如小水珠状溢出，或只有血水样液体或血液渗出。

【来源】陕西中医，（11）：58，1986。

【操作方法二】医者左手轻轻捏住患儿手指，令其四指平展，常规消毒后，用三棱针点刺0.1～0.2寸，挤出黄白色黏液及血液少许。

【来源】中国针灸，（10）：600，1997。

第五章 五官科病症

睑腺炎

当细菌经睑腺开口沿着排出管道上行而发生化脓性炎症时，则为睑腺炎。有外、内睑腺炎之分：外睑腺炎亦称外麦粒肿，为 Zeis 腺的急性化脓性炎症；内睑腺炎亦称内麦粒肿，为睑板腺的急性化脓性炎症。睑腺炎时局部红肿，形若麦粒，故又称"麦粒肿"。本病以先微痒微肿，继则焮赤作痛，充血水肿，形成硬结，甚则化脓出头为主要临床表现。中医学认为多由蕴积热毒或风热相搏，上攻于目所致。本病俗称"针眼""土疖"。

一针单穴 曲池

【定位】在肘横纹外侧端，屈肘，当尺泽与肱骨外上髁连线中点，见图32。

【操作方法】常规消毒，用三棱针点刺患眼对侧曲池，然后用手轻轻挤压，使其流出小滴血液，每日 1 次，一般治疗 1 ~ 3 次即见效。

【来源】四川中医，(4)：54，1986。

单穴艾灸 后溪

【定位】在手掌尺侧，微握拳，当小指本节后的掌横纹头赤白肉际，见图59。

【操作方法】将艾绒捏成麦粒大的艾炷，在穴位上行直接灸，待艾炷燃为灰烬，再加 1 炷，连续 3 炷为止。一般病在左灸右侧，病在右灸左侧。

【来源】新中医，(1)：31，1985。

一针单穴 耳尖

【定位】耳轮的最高点处，见图52。

【操作方法】取麦粒肿侧耳轮用2%碘酊消毒，75%乙醇脱碘。左手把消毒过的耳尖部皮肤捏起，右手持小号三棱针，针尖向下快速刺入皮内，沿皮下向下刺入约5分深，并捻转3次出针。随之用手挤之，使出血3滴。

【来源】中国针灸，(2)：13，1984。

一针单穴 肝俞

【定位】在背部，当第九胸椎棘突下，旁开1.5寸。见图3。

【操作方法】取患侧肝俞穴。用1寸毫针，斜向下刺入，进针4~6分，得气后，行强刺激泻法，捻转数下后，缓缓出针，渐退渐摇，开大针孔。出针后，用手挤压穴位周围，使针孔流出小滴血液即可，一般视病程长短，出血2~8滴。

【来源】中国针灸，(3)：27，1985。

一针单穴 瞳子髎

【定位】在目外眦外侧，眶骨外侧缘凹陷中取穴。见图80。

【操作方法】取患侧瞳子髎穴，先在穴区局部皮肤常规消毒，再用已消毒过的三棱针或26号1寸毫针速刺破该穴的皮肤，使之出血数滴，然后用干棉球按压针孔。如出血量不足，可于刺后用手挤压。放血宜隔日1次。注意进针时要避开血管，出针后针孔处要再次消毒。

【来源】中国针灸，(1)：32，1994。

一针灵

一针单穴 耳背上部小静脉

【定位】耳背上部。

【操作方法】先将患侧耳背近耳尖明显之小静脉处常规消毒，再以左手拇指与示指固定血管，右手持消毒三棱针对准血管快速点刺，深浅适度，使血液自然流出2~3滴，自行自止，勿挤压。术后用消毒干棉球胶布固定。每日1次，3次为1个疗程。

【来源】中国针灸，(1)：32，1994。

一针单穴 耳背降压沟

【定位】见图50。

【操作方法】取患侧耳背降压沟穴或附近毛细血管明显处，常规消毒后，用三棱针或大号注射针速刺放血1~3滴，再用酒精棉球拭净，按压针孔，每日1次。

【来源】中国针灸，(1)：32，1994。

一针单穴 足中趾尖端

【定位】足中趾尖端部位，距爪甲0.1寸处。

【操作方法】取双侧足中趾尖端，皮肤常规消毒。医者持三棱针点刺双足中趾尖端，放血2~3滴。每日或隔日1次。

【来源】中国针灸，(1)：32，1994。

一针单穴 膏肓俞

【定位】平第四胸椎棘突下，督脉旁开3寸，于肩胛骨脊柱缘，两手抱肘，俯伏取穴。见图21。

【操作方法】令病人取俯伏坐位或俯卧位，取患侧膏肓，行局部常规消毒，医者右手持三棱针，左手拇、示两指固定病人患侧膏肓两旁，快速刺入 2~3 分挑起，然后用手轻轻挤压，使其流出数滴血液后，用酒精棉球外敷，胶布固定 1 天，以防感染。

【来源】中国针灸，(4)：282，1997。

一针单穴 阿是穴

【定位】红肿局部。

【操作方法一】取病变红肿处，用酒精消毒，持 0.5~1 寸毫针，斜向刺进红肿处 2~5 毫米，肿物小者浅刺，大者深刺，不捻转，留针 5~15 分钟。

【来源】中国针灸，(3)：55，1986。

【操作方法二】用隔核桃皮壳灸法。以半圆形核桃壳作为施灸隔物，另将铁丝弯成眼镜框形，再用胶布缠绕以便隔热；在鼻托处固定一艾条铁丝架，向前水平伸出，弯至双眼正中位置。施灸前先将核桃壳放入开水浸泡的菊花液中 10~20 分钟，取出后将核桃壳半圆球面朝外，套在患侧眼镜圈内给病人戴上。患侧灸架上插 1 寸艾条，点燃施灸。日灸 1 次，每次灸 2 段，以患处有温热感为宜。过烫可调节眼镜框与眼的距离，注意防止艾灰落于面部。

【来源】中国针灸，(3)：55，1986。

一针单穴 肩井

【定位】在肩上，当大椎穴与肩峰连线的中点处取穴。见图 27。

【操作方法】一侧发病取患侧的对侧肩井穴，两侧同时发病，取发病较重的对侧肩井穴。用缝皮大弯针按挑治法挑断肩井穴 5 ~ 7 根肌纤维，用无菌干棉球盖压针眼，胶布贴压。1 ~ 2 天胶布自动脱落。

【来源】山东中医杂志，（2）：37，1991。

单穴点灸 反应点

【定位】胸椎两旁及肩胛附近之皮肤异点处即为反应点，其形如粟粒，色红或棕褐色。未找到皮肤反应点，则取膏肓穴。

【操作方法】病人反坐在靠椅上，暴露背部，选好治疗部位后，常规消毒，取灯心草一段，蘸以香油或其他植物油约 1 厘米，点燃后，对准穴位迅速爆灸，此时常可听到"啪"的一声响，叫作一燋。灸处有小块灼伤应保持清洁，防止感染。一般于 5 日左右灸处结痂开始脱落，每穴只灸一燋，间隔 5 日再灸 1 次。

【来源】陕西中医，（4）：174，1989。

一针单穴 大椎

【定位】于第七颈椎棘突下凹陷中取穴。见图 1。

【操作方法】取俯伏坐位，头略低。取大椎穴，用 1 寸毫针直刺。

【来源】浙江中医杂志，（5）：225，1989。

一针单穴 三阴交

【定位】于内踝高点上 3 寸，胫骨内后缘取穴。见图 14。

【操作方法】针刺患侧三阴交穴，进针 1.5 ~ 2 寸，强刺激，不留针。每日 1 次。

【来源】中国针灸，（3）：44，1985。

急性结膜炎

〰〰〰 ○ 〰〰〰

　　急性结膜炎俗称"红眼病"，是眼科常见病之一，是结膜被细菌感染所致，中医学称"暴发火眼""天行赤眼"，是感受风热毒邪所致。发病急骤，易于传染，春秋两季为好发季节，主要表现为：球结膜充血，水肿，眼睛红肿，分泌物多，灼热，畏光等。

一针单穴　耳尖

　　【定位】将耳轮向耳屏对折时，耳轮上面的尖端处，见图52。

　　【操作方法】用酒精局部消毒，用三棱针迅速向耳尖穴刺进1分深，挤出3～5滴血即可。

　　【来源】中国针灸，(4)：32，1987。

一针单穴　腕踝针的上1区

　　【定位】见图60。

　　【操作方法】用2寸32号不锈钢毫针，按30°斜刺入皮下，有酸、麻、胀、痛感觉即可，一般最少留针30分钟，针刺期间不用药物。

　　【来源】新中医，(4)：38，1984。

一针单穴　耳背血管

　　【定位】选耳背近耳轮处的明显血管1支。

【**操作方法**】揉搓 1 ~ 2 分钟，使其充血，常规消毒后，用左手拇、示指将耳背拉平，中指顶于下，右手持三棱针，挑破血管，滴血 2 ~ 3 滴即可。

【**来源**】上海针灸杂志，（2）：47，1988。

一针单穴 交后穴

【**定位**】三阴交穴后 2 厘米处。

【**操作方法**】病人端坐或平卧，双腿伸直，找到三阴交后 2 厘米处，以 1 寸毫针，针尖向下斜刺入穴位，进针 5 ~ 7 分，用透天凉手法，配合吸退三，呼气一进之法。留针 15 ~ 30 分钟，行针 1 ~ 2 次。

【**来源**】针灸学报，（6）：43，1992。

一针单穴 中冲

【**定位**】中指尖端的中央。见图 108。

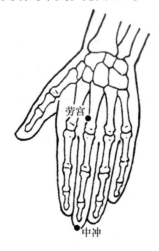

图 108

【操作方法】双眼发病取双侧中冲，单眼发病左右交替取之。先搓揉病人中指使之充血，常规消毒后，用三棱针速刺中冲穴，挤出血液 5 ~ 10 滴，然后用干棉球压迫。1 日治疗 1 次。

【来源】中国针灸，（6）：369，1997。

一针单穴 上明

【定位】在眉弓中点，眶上缘下方取穴。见图 109。

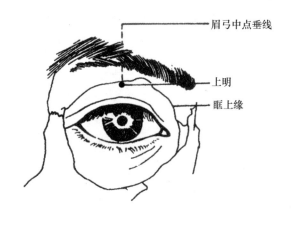

图 109

【操作方法】用左手示指轻压眼球向下，右手持针，沿眶缘缓缓直刺 0.5 ~ 1.5 寸，以有酸胀感为度。不提插，不留针，可稍加捻转以加强刺激。每日针 1 次。

【来源】中国针灸，（1）：20，1996。

单穴点灸 耳背静脉处

【定位】耳背上三角窝处。

【操作方法】取患侧耳背上三角窝处，对光反照，可见一条明显的小血管向耳背处分叉。在耳背上部和分叉处各取一点，以笔做记号，取灯心草一根，蘸上植物油，只蘸0.5厘米左右，点燃后迅速灼在记号处，每点灼一下，可闻及清脆的"啪"声，若无应重灼，但不超过3次。应保持灼处清洁，防止感染。1次无效者，第二天可重灼1次。

【来源】四川中医，(4)：57，1986。

一针单穴 陷谷

【定位】在足背第二、三跖趾关节后凹陷中取穴。见图35。

【操作方法】取陷谷穴，针尖透向涌泉。1～2次，可治愈。

【来源】中医杂志，(12)：29，1987。

一针单穴 背部反应点

【定位】让病人反坐在靠背椅上，在背部皮肤的第四胸椎至第六胸椎左右旁开3寸范围内寻找红色或暗褐色的摸之碍手、略带光泽、压之不褪色的"粟米点"。

【操作方法】左手拇、示指固定"粟米点"及附近皮肤，右手持三棱针先挑破"粟米点"表皮，然后用半挑半钩的手法寻找纤维状物，挑起时弹扯拉拨一下，再把它挑断。如此反复挑扯少者十多条，多者几十条不等，一般不出血或稍出血，然后用酒精棉球覆盖伤口，胶布固定。单侧患病挑对侧，双侧同病挑明显阳性点。3日挑治1次，3次为1个疗程。

【来源】河南中医，(5)：15，1986。

————◎◎◎◎ 单穴古方辑录 ◎◎◎◎————

(1) 风池 《针灸甲乙经》云："目泣出多眵，目内眦赤痛……风池主之。"《针灸资生经》云："风池治目内眦赤痛。"

(2) 太阳 《玉龙歌》云：太阳穴放血治疗"眼目暴赤肿痛眼

窠红"。《针灸大成》云：太阳"治眼红肿"。

（3）合谷 《通玄指要赋》云："眼痛则合谷以推之。"《杂病穴法歌》云："头面耳目口鼻病，曲池，合谷为之主。"《神灸经纶》云：灸合谷治"目痛红肿不明"。

（4）睛明 《玉龙歌》云："两眼红肿痛难熬，怕日羞明心自焦，只刺睛明、鱼尾穴，太阳出血自然消。"

（5）攒竹 《针灸资生经》云："攒竹治目赤痛。"

（6）悬厘 《针灸资生经》云："悬厘治目锐眦赤痛。"

（7）百会 《医学纲目》云：百会出血，治"眼暴赤肿痛"。

（8）液门 《针灸资生经》云："液门治目赤涩，目赤。"

病毒性角膜炎

病毒性角膜炎发病与机体免疫功能缺陷或低下相关，以上呼吸道感染、发热、精神刺激等为发病诱因。角膜刺激症状较轻。角膜病灶有特殊形态，如树枝状、地图状或盘状等。中医学的"聚星障""花翳白陷"与此相类似。

单穴艾灸 上星

【定位】正坐仰靠，于头部中线入前发际 1 寸取穴。见图 26。

【操作方法】先用剃刀剃除病人头部上星穴处的头发，暴露上星穴，在其穴及周围涂擦一层凡士林以防起疱。取厚约 0.5 厘米生姜一片放在上星穴处，姜片上放一团艾绒球，点燃施灸。当病人感到灸处灼热难熬时，患眼会流泪不止，随后疼痛减轻，

一针灵

视物较灸前清楚。每日灸1次，6次为1个疗程。

【来源】中国针灸，（增刊）：235，1994。

中心性浆液性视网膜病变

中心性浆液性视网膜病变是发生在黄斑区的以视网膜神经上皮层浆液性脱离为特征的常见眼底病。该病多发生于青壮年，男性较女性为多，且多为单眼发病，有明显的复发倾向和自愈性。根据本病发病后出现视物模糊、视物变形、视物变小及变色等特点，与中医学眼科所述的"视瞻昏渺""视瞻有色""视直如曲""视正反斜"等证候相类似。

一针单穴 向阳穴

【定位】向阳穴有5穴。向阳1位于颈部下颌角附近，以舌骨为标志，向两侧延伸至胸锁乳突肌内缘，取穴时病人仰卧，肩垫高，头稍后倾，医者以拇指或示指将搏动的颈部血管推向外侧（或固定在内侧），轻压颈部软组织，待眼区有感觉后即可进针。向阳2位于颈部，以甲状软骨切迹为标志，向两侧延伸至胸锁乳突肌内缘相交处，取穴法同向阳1。见图110。向阳3位于颈部，以环状软骨上缘为标志，向两侧延长到胸锁乳突肌内缘相交处，取穴法同向阳1。向阳4位于耳后下方，耳垂下8分，直后1寸，胸锁乳突肌前缘处取穴。向阳5位于颞部，于太阳穴上5分处取穴。

【操作方法】针刺向阳1、2、3穴，以针尖45°角倾斜沿着向后、向内、向上的方向进针1.5寸，出现酸、麻、胀针感。针刺向阳4、5时，向对侧方向进针，深1.5～2寸，针感到达眼区。

【来源】新医学，（7）：347，1973。

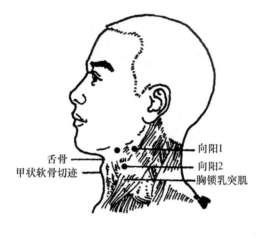

舌骨
甲状软骨切迹
向阳1
向阳2
胸锁乳突肌

图110

一针单穴 星状穴

【定位】位于颈部，于颈前正中线旁开1.5寸，环状软骨下
缘与胸锁关节上缘之间。见图111。

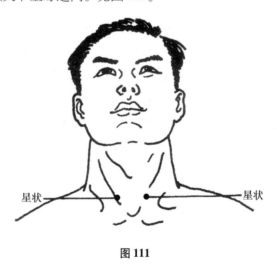

星状
星状

图111

【操作方法】 针刺星状穴，直刺 0.3 ~ 0.4 寸。注意勿深刺，避免伤及颈总动脉。

【来源】 浙江中医杂志，(3)：17，1966。

一针单穴 新明（包括新明1、新明2）

【定位】 新明 1 位于耳郭之后下方，耳垂后皮肤皱襞之中点，或颞骨乳突与下颌角后缘之凹陷前上 5 分处。新明 2 位于额部，眉外端直上 1 寸，外开 5 分。见图 74。

【操作方法】 针刺新明 1，针斜刺约 45°角，可达下颌骨髁状突耳侧面，深度 1 ~ 1.5 寸。针刺新明 2，针尖向额部平刺 5 ~ 8 分。可以配合电针治疗。

【来源】 陕西中医，(针灸增刊)：7。

近视眼

近视眼是眼部屈光不正引起的一种疾病，其主要特征是视远物模糊不清，视近物较为清楚。多因不适当地使用眼睛如视物时间过长，或视物光线太暗，距离太近，姿势不正，以及有家族史等原因所致。

一针单穴 承泣

【定位】 在面部，瞳孔直下，当眼球与眶下缘之间，见图 76。

【操作方法】 用 1.5 寸 30 号毫针从承泣穴进针，以 30°角向睛明方向斜刺，约刺入 1 寸，待眼区周围有酸胀感或流泪时，留针 5 分钟，针刺手法不宜大幅度捻转提插，出针后用棉球压迫局部 1~2 分钟，以免出血。每日 1 次，10 次为 1 个疗程。

【来源】黑龙江中医药，(2)：35，1982。

一针单穴 腕针上 1 点

【定位】在小指侧的尺骨缘与尺侧腕屈肌腱间凹陷处。见图 60。

【操作方法】常规操作，留针 1 小时。每日 1 次，10 次为 1 个疗程。间隔 5 日后可行下 1 个疗程。一般治疗 2~3 个疗程。

【来源】上海针灸杂志，(4)：11，1987。

一针单穴 近视无名穴

【定位】沿耳垂后缘与风池的交点即是。

【操作方法】取同侧穴位，进针走向稍偏上方，针刺约 30° 角，深度为 2 寸，中等度捻转至胀麻为止。留针 15 分钟，每日 1 次。

【来源】陕西中医，(5)：37，1984。

一针单穴 枕上旁线

【定位】位于头枕部，枕上正中线外开 0.5 寸之双侧平行线上。见图 112。

【操作方法】凡双眼近视者针双侧，单眼近视者针对侧枕上旁线。用 28 号 1.5 寸毫针进针 1.0~1.4 寸，接着用"抽气法"运针，即用爆发力，迅速而有力地将针柄抽提 1~3 分，而针体则基本不动。待得气后留针 1~2 小时。每日 1 次，10 次为 1 个疗程。

【来源】浙江中医杂志，(7)：301，1990。

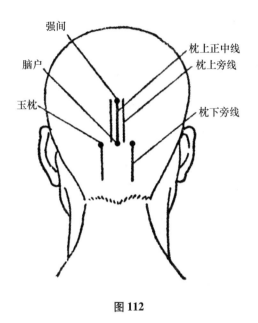

强间

脑户

玉枕

枕上正中线
枕上旁线

枕下旁线

图 112

一针单穴 康视

【定位】位于耳尖上方 1 寸处。

【操作方法】单眼近视取患侧，双眼近视取双侧康视穴。选用 1 ~ 1.5 寸毫针，针尖向眼球方向迅速斜刺，轻微捻转，使病人有轻松的酸胀感，再揉针 1 分钟，停留 5 ~ 10 分钟，用点燃的艾条离穴位垂直距离 1 寸许，离针柄 0.2 寸许，这样既灸穴位又能温针，灸 30 秒 ~ 1 分钟，留针 30 分钟。每日 1 次，10 次为 1 个疗程。

【来源】中国针灸，（增刊）：225，1994。

一针单穴 翳明

【定位】正坐，头略前倾，在风池与翳风连线之中点取穴。

见图49。

【操作方法】针刺翳明穴，直刺0.5～1.0寸。

【来源】中医杂志，(9)：65，1959。

———— ⑅。单穴古方辑录。⑅ ————

（1）睛明　《针灸甲乙经》云："目不明……目无所见，睛明主之。"

（2）承泣　《针灸甲乙经》云："目不明，泪出，目眩瞀，瞳子痒，远视，昏夜无见……刺承泣。"

（3）四白　《针灸甲乙经》云："目痛，口僻，泪目不明，四白主之。"

（4）合谷　《席弘赋》云："睛明治眼未效时，合谷、光明安可缺。"《针灸资生经》云：合谷治"目视不明"。

（5）风池　《针灸甲乙经》云："耳目不明……风池主之。"

（6）攒竹　《百症赋》云：攒竹治"目中漠漠"。

电光性眼炎

电光性眼炎为眼部受电弧放射的紫外线或焊气影响所引起。初起自觉眼中微有异物感，以后症状逐渐加重，结膜充血、流泪、羞明、两眼呈烧灼样疼痛。中医学认为与感受风热有关。

一针单穴 手穴

【定位】在第三、五指掌面，近端指关节横纹中点取穴。

【操作方法】穴位常规消毒，再用消毒三棱针，在穴位上点刺出血几滴。嘱病人禁食辛辣食物、烟酒 1 天。

【来源】中国针灸，（增刊）：230，1994。

———————— ⁞⁞⁞⁞⁞ 单穴古方辑录 ◦⁞⁞⁞⁞ ————————

（1）睛明　《玉龙歌》云："两眼红肿痛难熬，怕日羞明心自焦，只刺睛明鱼尾穴，太阳出血自然消。"

（2）攒竹　《胜玉歌》云："目内红肿苦皱眉，丝竹攒竹亦堪医。"

（3）合谷　《杂病穴法歌》云："赤眼迎香出血奇，临泣、太冲、合谷侣。"《席弘赋》云："睛明治眼未效时，合谷、光明安可缺。"

急性中耳炎

———— ⁞⁞⁞⁞⁞ ◦ ⁞⁞⁞⁞⁞ ————

本病多因鼻腔和咽部的炎症经过咽鼓管传入中耳所致，以耳痛、流黏液性或黏液脓性分泌物、耳鸣及听力减退为主要临床表现。儿童由于咽鼓管比较短而粗，当患鼻咽部的炎症时更容易引发中耳炎。中医学的"聤耳"可参考治疗。

一针单穴　聤耳

【定位】位于耳屏尖与听宫穴间外 1/3 处。

【操作方法】用"半刺法"治疗。先局部常规消毒，取 30 号 5 分毫针，刺入患侧穴位，深度为 1 分，浅刺而疾出针，出针后不闭针孔。每日 1 次，3 次为 1 个疗程。

【来源】江苏中医，（12）：30，1990。

（1）耳门　《类经图翼》云：耳门"主治耳聋，聤耳脓汁，耳生疮"。

（2）听会　《玉龙歌》云："耳聋之症不闻声，痛痒蝉鸣不快情，红肿生疮须用泻，宜从听会用针行。"

（3）翳风　《类经图翼》云："耳红肿痛泻之，耳虚鸣补之。"

梅尼埃病

ⅧⅧⅧ ○ ⅧⅧⅧ

梅尼埃病是因内耳膜迷路积水引起的一种眩晕。其发病原因，一般认为由变态反应、水盐代谢紊乱或内耳血管痉挛等，导致淋巴液分泌过多或正常吸收障碍，而产生内耳膜迷路的水肿。临床表现为突然眩晕，有房屋旋转感，耳鸣有时为单侧性，眼球震颤，常伴有恶心呕吐、面色苍白，甚则出冷汗。发作时间长短不一，一般在数小时或几天恢复正常。本病属于中医学中"眩晕"的范畴。

一针单穴　完骨

【定位】在乳突后下方凹陷中。见图80。

【操作方法】取双侧完骨穴，向同侧眼外眼角直刺0.5～2.5寸，耳内出现放射样针感或酸麻胀痛感为度，采用平补平泻法。留针20分钟，日针1次。

【来源】中国针灸，（6）：4，1992。

一针单穴 足三里

【定位】在犊鼻穴下 3 寸，胫骨前嵴外一横指，胫骨前肌上。见图 12。

【操作方法】用穴位注射疗法。令病人取仰卧位，常规消毒皮肤，用注射器抽取盐酸消旋山莨菪碱注射液 2 毫升，垂直刺入足三里穴，深 1.5 寸左右，回抽无回血，待病人感到酸、麻时，将药液缓慢推入，出针后按压针孔片刻即可。每日 1 次，取一侧穴位，左右两穴交替使用，7 次为 1 个疗程。

【来源】中国针灸，(4)：55，1995。

一针单穴 丰隆

【定位】在条口穴后方一横指处取穴，约当犊鼻与解溪的中点处。见图 12。

【操作方法】嘱病人平卧，取 28 号 1.5 寸毫针用指切进针法进针，施平补平泻手法，得气后在针尾上插 3 厘米艾条施灸，约 3 壮。每日 1 次。

【来源】中国针灸，(6)：338，1997。

单穴艾灸 百会

【定位】在后发际中点上 7 寸处；或于头部中线与两耳连线的交点处取穴。见图 26。

【操作方法】取百会穴，左耳鸣偏左 0.5 厘米，右耳鸣则偏右 0.5 厘米，双耳则取正中，用弯剪剪去约 1 厘米见方面积头发，搽少许凡士林，令病人端坐低矮板凳上，医者置高凳坐于病人身侧，将艾绒涂搓成细花生米大小艾炷，放置百会穴上，用燃着线香点燃，任其缓缓燃烧，病人感觉灼痛时，向医者诉痛，称为 1 报。一般需施灸 50～70 壮。

【来源】新疆中医药，（4）：30，1985。

`一针单穴` 瘈脉

【定位】在乳突中央，当翳风穴与角孙穴沿耳翼连线的下 1/3 折点处取穴。见图 29。

【操作方法】用穴位注射疗法。从瘈脉穴下 0.5 厘米处，向上斜刺进针，将维生素 B_{12} 注射液注入穴位，每穴每次 1 毫升（含 250 微克）。每日 1 次，7 次为 1 个疗程。

【来源】中西医结合杂志，（11）：695，1986。

`一针单穴` 安眠 2

【定位】在翳明与风池连线中点取穴。见图 73。

【操作方法】病人取侧卧位或俯伏坐位，针刺安眠 2 穴，直刺 1～1.5 寸，行平补平泻法，日针 1 次。

【来源】河南中医，（2）：36，1982。

`一针单穴` 肝神

【定位】由 3 穴组成。于右侧上腹部肋弓下缘，由剑突尖下斜沿右肋弓下缘 5 分处一穴、1 寸 5 分处一穴，2 寸 5 分处一穴。见图 113。

【操作方法】病人平卧位，取肝神穴，针入 0.8～1 寸，针下有阻力感时，再稍加指力，如穿透薄革样感，为恰到好处。日针 1 次。针刺方向不可斜向上方，避免刺伤脏器。

【来源】山东医刊，（2）：43，1965。

一针灵

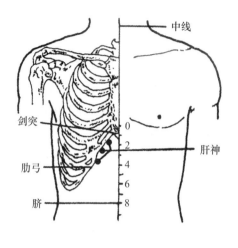

图113

———— ◦◦◦◦◦ ○ 单穴古方辑录 ○ ◦◦◦◦◦ ————

（1）风池 《通玄指要赋》云："头晕目眩，要觅于风池。"

（2）丰隆 《玉龙歌》云："痰多宜向丰隆寻。"

（3）足三里 《席弘赋》云："耳内蝉鸣腰欲折，膝下明存三里穴。"《行针指要歌》云："或针痰，先针中脘、三里间。"

耳鸣、耳聋

◦◦◦◦◦ ○ ◦◦◦◦◦

耳鸣、耳聋都是听觉异常的症状。耳鸣以自觉耳内鸣响，如蜂鸣、蝉噪、放气等为主症；耳聋以听力减退或听觉丧失为主症。临床上以神经性耳鸣、耳聋为多见，针灸有一定效果。对于各种器质性病变所致者，难以取效。

【定位】于手环指、小指掌骨小头高点之间取穴。见图104。

【操作方法】用毫针刺下都穴治疗耳鸣。针顺掌骨间隙刺入穴位 0.5～1 寸，左右捻转 10 余次。一般先刺患侧即效，10 分钟后不效加刺对侧。留针 30～60 分钟，中间每 10 分钟运针 1 次，出针后压迫针孔。

【来源】黑龙江中医药，（3）：37，1989。

【定位】在乳突后下方凹陷中取穴。见图80。

【操作方法】用此法治疗药物中毒性神经性耳聋。取完骨穴，针刺方向为同侧眼球，平补平泻，不留针，每日 1 次。

【来源】新中医，（6）：30，1985。

【定位】在项后，与风府穴相平，当胸锁乳突肌与斜方肌上端之间的凹陷中取穴。见图2。

【操作方法】用此法治疗神经性耳鸣、耳聋。嘱病人取俯伏坐位，风池穴皮肤常规消毒后，医者持针对准健侧风池穴透向对侧风池穴（或从病变一侧进针），押手夹持针尖固定穴位，双手配合快速进针至皮下，待得气后，采取平刺手法，缓慢徐徐进针，将针推至对侧皮下。深度为 2.5～3.5 寸。手法以捻转、刮针相结合，使针感迅速向侧头部及前额部放散为佳。再继续捻针 1 分钟，术毕留针 15～30 分钟，中间行针 1 次。

【来源】中国针灸，（增刊）：234，1994。

一针灵

（1）翳风　《类经图翼》云：翳风"主治耳聋"。《玉龙歌》云："耳聋气闭痛难言，须刺翳风穴始痊。"

（2）听会　《百症赋》云："耳聋气闭，全凭听会、翳风。"又云："耳中蝉噪有声，听会堪攻。"

（3）侠溪　《针灸甲乙经》云："耳鸣聋……侠溪主之。"

（4）听宫　《针灸甲乙经》云："耳聋填填如无闻，嘈嘈若蝉，颊鸣，听宫主之。"

（5）外关　《外台秘要》云："外关主耳焞焞浑浑聋无所闻。"

（6）耳门　《针灸甲乙经》云："耳聋鸣，头颔痛，耳门主之。"《备急千金要方》云："治风耳鸣，两耳门前后各灸一百壮。"

（7）肾俞　《类经图翼》云：肾俞"治色欲过度，虚肿，耳痛耳鸣"。

慢性鼻炎

慢性鼻炎是指鼻腔黏膜及黏膜下组织的慢性炎症。分为单纯性鼻炎和肥厚性鼻炎两种，两者在病因方面颇多类似，后者多由前者转化而来，但前者也可经久不发生转化，或开始即呈肥厚性改变。本病为鼻科常见病、多发病之一，没有季节性，儿童至老年人皆可发病，以青少年多见。临床主要表现为鼻塞、流脓涕及鼻黏膜呈慢性充血、肿胀等，根据其表现属于中医学"鼻窒"范畴。

【定位】在颧弓下缘凹陷处，当下颌骨髁状突的前方，闭口取穴。见图48。

【操作方法】令病人闭口后取下关穴，持28号3寸毫针直刺穴位，快速进入皮肤，应缓慢插入，深度因人而异，一般在1.5～2.0寸之间。达到一定深度后，不进行大幅度提插，可通过捻转来加速得气。得气后，医者感到针下沉紧，病人觉得局部酸胀，且传至耳根部。然后用0.5厘米长的艾条套在针柄上施灸，每次2壮。每次取一侧穴位，两侧穴位交替，每日治疗1次。

【来源】中国针灸，(2)：21，1995。

一针单穴 合谷

【定位】在第一、二掌骨之间，约当第二掌骨桡侧中点取穴。见图10。

【操作方法】取合谷穴，每次取一侧，两侧穴位交替使用。用1寸毫针，直刺0.8寸，日针1次。

【来源】中西医结合杂志，(5)：306，1986。

一针单穴 阿是穴

【定位】病变局部下鼻甲黏膜处。

【操作方法】取5%当归注射液0.5毫升，0.1%红花注射液0.3毫升，混合后行下鼻甲黏膜下注射。若为双侧者，每侧各0.4毫升，3天注射1次，3次为1个疗程。

【来源】中级医刊，(5)：49，1986。

一针单穴 迎香

【定位】鼻翼旁开3分，鼻唇沟平鼻翼外缘中点处取穴。见图93。

【操作方法】由迎香进针，沿皮针刺，针尖指向上迎香穴方向，进入0.5~1.0寸深，得气后做45°捻转30次出针，急闭针孔。日针1次，15次为1个疗程。

【来源】陕西中医，（11）：518，1989。

————— ╲╲╲╲○单穴古方辑录○╱╱╱╱ —————

（1）迎香 《玉龙歌》云："不闻香臭从何治，迎香两穴可堪攻。"《针灸甲乙经》云："鼻鼽不利，窒洞气塞，喝僻多洟，鼽衄有痛，迎香主之。"

（2）合谷 《玉龙歌》云："头面纵有诸般证，一针合谷效如神。"

慢性鼻窦炎

————————————— ○ —————————————

鼻窦炎多系伤风感冒反复发作，鼻黏膜上的细菌侵入鼻窦所引起。慢性鼻窦炎多由急性鼻窦炎屡发不已所致，有鼻塞不闻香臭，时流黄腥脓涕，伴有咳嗽、前额隐痛等。一年四季发病，秋冬两季气候寒冷时发病率明显升高。小儿较成人多见，且症状较重。本病属中医学中"鼻渊"范畴。

一针单穴 迎香

【定位】在鼻翼外缘中点旁开，当鼻唇沟中取穴。见图93。

【操作方法】用28号3寸毫针，刺入1~1.5寸。先从迎香穴进针，进针抵0.2~0.5寸深时，再以35°~40°角斜刺到下鼻甲前上端。每日针刺1次，每次留针40分钟，不需用补泻手法。3~5次为1个疗程，疗程间间隔1周。

【来源】中国针灸，(5)：16，1984。

单穴贴敷 印堂

【定位】于两眉头连线的中点，下直对鼻尖处取穴。见图41。

【操作方法】取斑蝥粉适量，以水、醋或蜂蜜调为糊状；印堂穴皮肤常规消毒，病人取仰坐或仰卧位。胶布一小块，中间剪一黄豆粒大小的孔，先贴于印堂穴处，然后将药直接涂于小孔之内，外以胶布贴盖。24小时后去掉。一次不愈者，1周后重复使用。注意斑蝥为剧毒药品，有强烈的发赤、发疱作用，外贴面积不宜过大，尤其注意不要让药物误入眼内或口中，以免发生意外。

【来源】上海中医药杂志，(2)：17，1990。

———— ◢◢◢ 单穴古方辑录 ◣◣◣ ————

(1) 迎香 《玉龙歌》云："不闻香臭从何治，迎香两穴可堪攻。"《通玄指要赋》云："鼻塞无闻，迎香可引。"《灵光赋》云："鼻塞不闻迎香间。"《医学纲目》云：迎香治"鼻流臭秽"。

(2) 合谷 《杂病穴法歌》云："鼻塞鼻痔及鼻渊，合谷、太冲随手取。"

(3) 上星 《医学纲目》云："鼻流清浊涕，灸上星二七壮。"

过敏性鼻炎

过敏性鼻炎又称变态反应性鼻炎，可分为长年性和季节性两种，以鼻塞、流水样清涕、打喷嚏、鼻痒和嗅觉减退为主要症状。本病与中医学中的"鼻鼽"相似。

一针单穴 印堂

【定位】 在两眉头连线的中点，下直对鼻尖处取穴。见图41。

【操作方法一】 取印堂穴，用30号1.5寸毫针，提捏进针法。每2日针1次，10次为1个疗程。

【来源】 新中医，（2）：28，1985。

【操作方法二】 取斑蝥粉适量，以水、醋或蜂蜜调为糊状；印堂穴皮肤常规消毒，病人取仰坐或仰卧位。胶布一小块，中间剪一黄豆粒大小的孔，先贴于印堂穴处，然后将药直接涂于小孔之内，外以胶布贴盖。24小时后去掉。一次不愈者，1周后重复使用。注意斑蝥为剧毒药品，有强烈的发赤、发疱作用，外贴面积不宜过大，尤其注意不要让药物误入眼内或口中，以免发生意外。

【来源】 上海中医药杂志，（2）：17，1990。

一针单穴 上迎香（鼻通）

【定位】 于鼻骨下凹陷处，鼻唇沟上端尽处取穴。见图114。

【操作方法】 用脉冲电针治疗。把两个极片（加衬垫）分别置于两侧上迎香穴，通上脉冲电流20分钟，以后逐日递增至30分钟。每日1次。

【来源】中国针灸，（2）：5，1989。

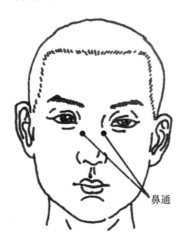

图114

一针单穴 水沟

【定位】于人中沟上1/3与中2/3交点取穴。见图26。

【操作方法】针刺水沟穴向鼻中隔斜刺，平补平泻，留针20分钟，嘱病人按揉鼻翼两侧。

【来源】中国针灸，（5）：31，1996。

鼻出血

鼻出血是临床多种疾病的常见症状，可单纯由鼻部的病变

一针灵

引起，也可能是全身性疾病在鼻部的表现。鼻出血与气候关系密切，除婴幼儿外，几乎任何年龄都可发病，其中青少年的鼻出血多发生在鼻中隔前下方的易出血区；40岁以后鼻腔前部出血明显减少，鼻腔后部出血明显增多。本病在中医学中称为"鼻衄""脑衄"。

一针单穴 迎香

【定位】鼻翼外缘中点旁开，当鼻唇沟中取穴。见图93。

【操作方法】针刺迎香穴，针尖向内上方斜刺3~5分深，留针15分钟，大量出血者，可留针30分钟。一般刺患侧迎香穴，疗效欠佳者，加刺健侧。

【来源】四川中医，（2）：35，1985。

一针单穴 涌泉

【定位】蜷足时，在足心前1/3的凹陷中取穴。见图28。

【操作方法】针刺双侧涌泉穴，并用艾条灸之。每日针灸1次。

【来源】中国针灸，（6）：33，1993。

一针单穴 委中

【定位】在腘横纹中央，当股二头肌腱与半腱肌腱的中间，俯卧屈膝取穴。见图43。

【操作方法】用委中放血疗法。局部常规消毒后，用一次性注射器，平刺入委中穴处皮下腘静脉，抽血2~5毫升。放血后，鼻衄即止。

【来源】中国针灸，（12）：31，1996。

`一针单穴` 列缺

【定位】在前臂桡侧缘，桡骨茎突上方，腕横纹上1.5寸，当肱桡肌与拇长屈肌腱之间，见图5。

【操作方法】速刺一侧列缺穴，向上斜刺1.5寸，得气后，行平补平泻手法，2分钟鼻衄渐止。

【来源】上海针灸杂志，(4)：42，1987。

`一针单穴` 太冲

【定位】在足背部，当第一、二跖骨间隙的后方凹陷处，见图45。

【操作方法】单侧鼻衄取同侧太冲，施以泻法，留针10分钟。

【来源】上海针灸杂志，(1)：5，1988。

`一针单穴` 孔最

【定位】在前臂掌面桡侧，当尺泽与太渊连线上，腕横纹上7寸，见图5。

【操作方法】用拇指在孔最穴周围绕穴按压，找到有明显压痛、酸胀或麻木处，用毫针垂直或向上斜刺1~1.5寸。运用快速提插捻转，中强刺激，以病人前臂有明显的酸胀感，能够耐受为度，每3~5分钟行针1次，留针30分钟。一般取单侧，重症者取双侧。

【来源】上海针灸杂志，(4)：11，1988。

`一针单穴` 上星

【定位】在头部，当发际正中直上1寸，见图26。

【操作方法】病人取正坐仰靠位前发际上 1 寸，发际不明显者，印堂直上 4 寸，用 1.5～2.0 寸毫针垂直刺入，捻转行针 1～2 分钟，局部产生针感，卧针，针尖斜向鼻尖，继续捻转使针感循经向鼻尖传导，其衄自止。

【来源】新疆中医药，（1）：41，1986。

一针单穴 大椎

【定位】在项部，当第七颈椎棘突下凹陷中，见图 1。

【操作方法】用 1.5 寸针直刺大椎穴 5 分时，将针尖斜向前方进针 1 寸，得气后捻转泻法，使针感传至前头项部，留针 15 分钟。

【来源】河南中医，（6）：23，1983。

一针单穴 行间

【定位】在足背侧，当第一、二趾间，趾蹼缘的后方赤白肉际处。见图 45。

【操作方法】用不锈钢针，采用泻法（强刺激），深寸许，留针 3～5 分钟，左鼻出血，针右侧行间，右鼻出血，针左侧行间。

【来源】中国针灸，（6）：5，1984。

———— ╲╲╲◦ 单穴古方辑录 ◦╱╱╱ ————

（1）迎香 《铜人腧穴针灸图经》云："迎香治鼻有息肉，不闻香臭，衄血。"

（2）上星 《世医得效方》云："鼻出血不止，名脑衄，灸上星五十壮。"《杂病穴法歌》云："衄血上星与禾髎。"

（3）合谷 《百症赋》云："天府、合谷，鼻中衄血宜追。"

急性喉炎

急性喉炎是由细菌、病毒感染后所致。秋末冬春季多发，儿童多见，多数病儿发病非常急促，突然呼吸困难，有喉鸣音，面色口唇发紫、烦躁不安，并有喉痛、声音嘶哑、发热等症状。

一针单穴 大椎

【定位】在后正中线上，第七颈椎棘突下凹陷中，见图1。

【操作方法】快速进针2~3毫米，不留针，取不易传热的如橘皮、大豆片等，置于大椎部位，上面放一小酒精棉球，点燃后将火罐扣上，留罐10~15分钟，反复做2次。

【来源】中西医结合杂志，（6）：493，1986。

慢性咽炎

慢性咽炎是咽黏膜的一种慢性炎性病变，多由急性咽炎未已，反复发作，转为慢性；或因长期嗜好烟、酒，刺激性气体、粉尘等慢性刺激所致。主要表现为咽干、咽部不适并有异物感、局部充血、疼痛等。

一针单穴 天突

【定位】在颈部，当前正中线上，胸骨上窝中央，见图6。

【操作方法】用2毫升注射器吸入2毫升了哥王注射液，配上5½针头，嘱病人取仰靠位，头向后仰，取天突穴，呈45°角刺入0.5～0.7寸深，有胀感后，缓缓推入药液。

【来源】四川中医，（9）：55，1985。

一针单穴 人迎

【定位】在颈部、结喉旁，当胸锁乳突肌的前缘，颈总动脉搏动处。见图36。

【操作方法】病人仰卧，用1寸毫针，从人迎穴沿皮向喉结方向刺入，不捻转不提插，接电麻仪，连续波，电流大小以局部皮肤有节律的跳动、病人无不适为度，留针20分钟，每日1次。

【来源】上海针灸杂志，（4）：38，1988。

一针单穴 阿是穴

【定位】颈部敏感点，即先用双手拇指指腹的侧面沿颈椎两侧旁开5分处自上而下均匀用力按压，在按压过程中，病人感到酸麻胀痛之敏感点即为治疗用穴，该敏感点多在4～5颈椎旁开5分处。

【操作方法】用50%当归注射液于颈部敏感点行注射治疗。取病人颈部敏感点，注射50%当归注射液0.5毫升，每日1次，10次为1个疗程。

【来源】辽宁中医杂志，（4）：39。

一针单穴 扁桃体穴

【定位】在下颌角下缘颈总动脉搏动前方取穴。见图115。

【操作方法】嘱病人坐位，头略仰，用5.5号针头抽入当归注射液 2 毫升，在扁桃体穴处快速进针，针感放射到咽喉部，抽无回血，将药液推入双侧穴位各 1 毫升。隔日 1 次，10 次为 1 个疗程。

【来源】中医研究，(1)：45，1989。

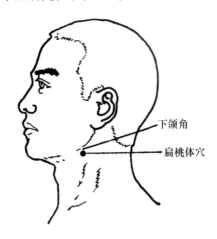

下颌角

扁桃体穴

图 115

一针单穴 照海

【定位】在内踝正下缘之凹陷中取穴。见图 33。

【操作方法】取双侧穴位，直刺 0.5 寸深，得气后施以提插捻转手法，强刺激，留针 30 分钟。每日 1 次。

【来源】陕西中医，(3)：131，1988。

一针单穴 天突

【定位】胸骨上窝正中取穴。见图 6。

【操作方法】病人取仰靠位，头向后仰，取天突穴，呈 45°角刺入 0.5~0.7 寸深，勿提插，避免刺伤血管，有胀感后，留针15分钟。每日1次，7次为1个疗程。

【来源】笔者用此法治疗慢性咽炎多验。

<hr>

·•••·◦ 单穴古方辑录 ◦·•••·

（1）鱼际 《针灸甲乙经》云："喉中焦干渴，鱼际主之。"

（2）照海 《拦江赋》云："嗓口，喉风针照海，三棱出血刻时安。"《针灸甲乙经》云："咽干，照海主之。"

（3）太溪 《备急千金要方》云："太溪主咽内肿，气走咽喉不能言。"

急性扁桃体炎

急性扁桃体炎是腭扁桃体的急性炎症，常伴有一定程度的咽黏膜及其他咽淋巴组织的炎症，但以腭扁桃体的炎症为主。发病率以春秋两季较高。本病属于中医学中"乳蛾""喉蛾风""烂乳蛾"等症范畴，认为由风热时毒侵袭，加之火热夹痰所致。以畏寒、高热、咽部疼痛、扁桃体红肿增大为主要表现，甚者化脓、跳痛等，久治不愈，反复发作，亦可转为慢性扁桃体炎。

单穴按摩 角孙

【定位】位于头部，折耳郭向前，当耳尖直上入发际处。见图29。

【操作方法】病人端坐，医者将大拇指伏着于病人一侧或两侧角孙穴上（一侧扁桃体炎，按摩患侧即可），施行旋转按摩手法，先轻后重，然后行前后弹拨法，最后施自上而下的顺筋手法，按摩时边旋转按摩，边让病人做吞咽动作。当咽痛消失或明显减轻时，再施弹拨和顺筋手法，每日 1 次。

【来源】中级医刊，(12)：34，1988。

一针单穴　内关

【定位】位于前臂内侧，腕横纹上 2 寸，掌长肌腱和桡侧腕屈肌腱之间。见图 9。

【操作方法】针刺内关穴 5～8 分，强刺激，留针 30 分钟，每 5 分钟捻转 1 次。

【来源】四川中医，(1)：封 3，1984。

一针单穴　少商

【定位】在手拇指末节桡侧，距指甲角 0.1 寸。见图 5。

【操作方法】青霉素皮试阴性后，即用青霉素皮试液 0.2 毫升，在两侧少商穴用皮内注射针头，垂直刺入 2～2.5 毫米，以有酸胀感为度，然后各推 0.1 毫升，每日 2 次，一般 4～6 次体温即恢复正常，全身不适与咽痛消失。

【来源】成都中医学院学报，(2)：21，1984。

一针单穴　鱼际

【定位】在手指拇指本节后凹陷处，约当第一掌骨中点桡侧，赤白肉际处，见图 5。

【操作方法】首先按摩双侧扁桃穴（在下颌角内下缘，颈动脉前方处）1 分钟，然后针双侧鱼际穴，用泻法。

【来源】中国针灸，(5)：21，1988。

一针灵

一针单穴 合谷

【定位】位于手背，第一、二掌骨间，当第二掌骨桡侧的中点处。见图10。

【操作方法一】同一般扁桃体手术，术前1小时服苯巴比妥0.09克（过敏者可不用），术前皮下注射阿托品0.5毫克。电针刺激双侧合谷穴。手术前20分钟开始诱导，连续刺激至手术完毕。

【来源】中国针灸，(1)：11，1986。

【操作方法二】用大蒜茎加雄黄适量共捣烂为泥备用。将病人合谷穴局部皮肤常规消毒，敷部分雄黄蒜泥于穴位，用无菌纱布覆盖。单侧扁桃体炎敷同侧合谷穴，双侧病变敷双侧穴位。发疱较大者，可用注射器将液体抽出后仍盖以无菌纱布。

【来源】针灸学报，(6)：39，1992。

一针单穴 阿是穴

【定位】患处局部。

【操作方法一】嘱病人坐位，使头部固定。医者一手用压舌板压住病人舌头，一手持三棱针点刺患处，手法轻快，深浅适度，针刺5～10下。嘱病人吐出血性分泌物，然后用凉开水漱口。

【来源】河北中医，(2)：16，1988。

【操作方法二】取粗三棱针一根绑在竹筷上，放75%酒精中浸泡备用。嘱病人用复方硼砂溶液漱口，医者用压舌板压住病人舌头，用消毒好的三棱针以稳、准、轻、快手法点刺一侧腭舌弓充血明显处三下，男左女右，再点刺悬雍垂正上方充血明显处一下。如果扁桃体呈Ⅱ度、Ⅲ度肿大，或已化脓，可在扁桃体上各点刺一下，令病人吐出口中血液，再用复方硼砂溶液漱口，无论有效与否，只治疗 1 次。点刺时注意不能靠近舌腭弓边缘，因点刺舌腭弓边缘有时会出现声音嘶哑。

【来源】国医论坛，（1）：34，1991。

`一针单穴` 神庭

【定位】于头部中线入前发际0.5 寸处取穴。见图26。

【操作方法】取神庭穴，用抽气法，即手持毫针，与头皮呈15°角，运用指力使针尖快速透入皮肤，往下缓插 1 寸许，然后用爆发力向外速提 3 次，每次至多提出 1 分许，又缓插至 1 寸许，如此反复运针多次。留针24 小时。

【来源】中国针灸，（2）：37，1995。

`一针单穴` 扁桃体穴

【定位】在双侧下颌角前下0.5 寸处。见图115。

【操作方法】病人仰卧位，用1.5 ~ 2.0 寸毫针，快速刺入穴位，针尖指向咽部，使针感达到咽部且有酸胀感，用泻法，留针20 分钟。每日 1 次。

【来源】中国针灸，（8）：480，1997。

`一针单穴` 喉开

【定位】在颅息穴稍上方，平上耳根之发际前缘处。见图116。

【操作方法】在喉开穴处细视局部有筋呈现，用三棱针在压痛点放血治疗。

【来源】浙江中医，（5）：24，1965。

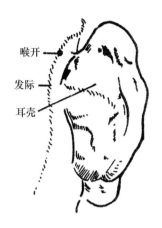

图 116

一针单穴 手三里

【**定位**】侧腕屈肘，在阳溪与曲池的连线上，曲池下 2 寸取穴。见图 32。

【**操作方法**】双侧扁桃体炎针双侧手三里，单侧病变针患侧穴位。用透天凉手法，或平补平泻手法，针感传至咽部效果最好。

【**来源**】中国针灸，（3）：6，1987。

一针单穴 内扁桃穴

【**定位**】软腭咽喉根部与扁桃体连接处。

【**操作方法**】选用 18 号 4 寸圆利针，嘱病人取坐位，对光张口发出"啊"声，此时咽部扁桃体清楚可见，医者左手固定病人头部，右手拇、示、中三指捏住针柄迅速点刺内扁桃穴，进针深度为 1～2 分，少许出血为度。日点刺 1 次。

【**来源**】中国针灸，（增刊）：333，1994。

（1）少商 《玉龙歌》云："乳蛾之症少人医，必用金针疾始除，如若少商出血后，即时安稳免灾危。"《医宗金鉴》云："少商唯针双蛾痹，血出咽开功最奇。"《铜人腧穴针灸图经》云："以三棱针刺之，微出血，泻诸脏热凑。唐刺史成君绰，忽腮颌肿大如升，喉中闭塞，水粒不下三日，甄权针之（少商）立愈。"《胜玉歌》云："颔肿、喉闭少商前。"

（2）合谷 《四总穴歌》云："面口合谷收。"《针灸大成》云：合谷治"单乳蛾"。《针灸聚英》云：合谷治"喉痹"。

复发性口腔溃疡

复发性口腔溃疡是口腔科常见病、多发病之一，在黏膜病中发病率最高，四季均可发病，青年以后多见。本病以口腔无角化黏膜发生浅层溃疡为主，出现剧烈疼痛，有周期性或无规律反复的特点，属于中医学中"口疮""口疡""口破"等病证范畴。

一针单穴 阿是穴

【定位】病变局部。

【操作方法一】取酒精灯一盏，大头针一枚，止血钳一把，平镊一把备用。将酒精灯点燃，用止血钳夹持住大头针针尖后2/3与针柄前1/3交点处。大头针与止血钳的夹角根据溃疡位置而定，以能方便点刺到溃疡处为度。根据溃疡位置，助手用平镊夹持住病人的上唇或下唇，使溃疡处能完全暴露，以利于治疗。医者站在病人对面，将大头针在酒精灯上烧红，然后迅速点刺溃疡面。按照溃疡的大小，每个溃疡面可点刺 1~5 壮（每刺一下为 1 壮）。如遇有畏惧火针疼痛之病人，可先用 2% 盐酸普鲁卡因浸湿小棉球，置于溃疡局部 2 分钟，再行火针治疗。

【来源】中国针灸，（增刊）：332，1994。

【操作方法二】采用山东威海医疗器械厂生产的 JG-4 型激光治疗仪，波长 632.8 纳米，功率为 3 毫瓦。利用其光纤传输纤端直接接触照射于病灶局部，每个病灶照射 5 分钟，每日 1 次。

【来源】中国针灸，（增刊）：144，1994。

一针单穴 三阴交

【定位】内踝高点上 3 寸，胫骨内侧面后缘取穴。见图 14。

【操作方法】采用穴位注射转移因子，提高淋巴细胞转化率，较长期地控制复发，促进溃疡早期修复，并改善全身症状。注射时每支用 2 毫升无菌蒸馏水稀释。选用 5 号注射针头，2 毫升注射器，每次 1 支药物。取双侧三阴交，皮肤消毒后快速进针，提插旋转，以出现酸、麻、胀、木等针感最好。留针 3 分钟，抽无回血，缓慢注射转移因子，每侧 1 毫升。每周 1~2 次，4 次为 1 个疗程。

【来源】中国针灸，（6）：11，1985。

一针单穴 承浆

【定位】于颏唇沟的正中凹陷处取穴。见图 6。

【操作方法】让病人坐在靠椅上，头向后仰。用碘酒、酒精在承浆穴处常规消毒，用 2 毫升注射器吸取 0.5% 盐酸普鲁卡因注射液 2 毫升，将注射针头刺入承浆穴，推进 0.8~1.2 毫升药液。隔日1次，一般6次即愈。

【来源】中国针灸，(6)：11，1985。

———————— ⫸⫸⫸⫸∘单穴古方辑录∘⫷⫷⫷⫷ ————————

(1) 承浆　《针灸集成》云："口中生疮，承浆、劳宫。"

(2) 金津、玉液　《针灸大成》云："口内生疮，金津、玉液、长强。"

牙　痛

———————— ∘ ————————

牙痛是口腔科最为常见的症状，一般多由龋齿所引起，急性牙髓炎、急性根尖周围炎、牙周炎、冠周炎、牙本质过敏等亦可引起。中医学认为牙痛有虚实之分，实证多由胃炎引起，虚证多由肾虚所致。

一针单穴　下关

【定位】在面部耳前方，当颧弓与下颌切迹所形成的凹陷中，见图48。

【操作方法】取2.5～3寸毫针，取患侧下关穴，针入2寸左右，使病人患侧面部麻胀、疼痛消失。

【来源】笔者用此法治疗牙痛多例，获速效，尤以上牙痛为好。

一针单穴　合谷

【定位】在手背，第一、二掌骨间，当第二掌骨桡侧的中点处，见图 10。

【操作方法】取对侧合谷，先捻转弱刺激 2～3 分钟，然后上下提插轻刺 10 分钟左右，再以强刺激大幅度捻转 1 分钟，如病人感到有强烈的酸、麻、胀感向上臂传导为佳。

【来源】中国针灸，(2)：17，1984。

一针单穴　三间穴

【定位】微握拳，在手示指本节后桡侧凹陷中，见图 10。

【操作方法】穴位常规消毒，用 1.0～1.5 寸毫针垂直刺入，运用泻法，使针感沿手掌传向前臂、肩颈直至口区为宜。

【来源】新疆中医药，(1)：41，1986。

一针单穴　液门

【定位】在第四、五指指缝间，掌指关节前凹陷中取穴。见图 71。

【操作方法】自然握拳，取液门穴，用毫针顺掌骨间隙刺入 0.5～1.0 寸。左右捻转数次，以得气为度，局部可有酸胀麻电感，向臂肘或指端放射。一般先刺患侧即效，15 分钟后效差者加刺对侧。留针 20～60 分钟，每 15 分钟行针 1 次。出针后稍压针眼片刻，以防出血。

【来源】陕西中医，(2)：83，1989。

单穴按压　耳穴牙痛奇效点

【定位】在耳穴内分泌、三焦和内鼻等三穴中间取穴。

【操作方法】将王不留行籽固定在 7 毫米见方的橡皮膏上，然后按贴在牙痛奇效点上，并加以压迫，使之产生酸、麻、胀、痛、热的感觉。1 天按压 3～4 次，每次 3～5 分钟。

【来源】浙江中医杂志，（4）：164，1988。

单穴艾灸 女膝

【定位】于足跟中点处取穴。见图34。

【操作方法】嘱病人侧卧位，取女膝穴，用艾条重灸之，每次治疗30分钟，日灸1次。

【来源】中国针灸，（2）：47，1996。

一针单穴 阿是穴

【定位】病变局部。

【操作方法】在颌面部相当于牙痛部位寻找压痛点，直刺约0.5寸，得气后施以捻转手法，中等刺激，留针20~30分钟。

【来源】吉林中医药，（5）：22，1990。

一针单穴 翳风

【定位】在耳垂后下方，下颌角与乳突之间凹陷中取穴。见图29。

【操作方法】取30号2寸毫针，取患侧翳风穴，常规消毒后，直刺入1.5寸，行泻法，得气后疼痛立止。

【来源】针灸学报，（2）：40，1992。

一针单穴 温溜

【定位】侧腕屈肘，在阳溪与曲池的连线上，阳溪上5寸取穴。见图32。

【操作方法】取双侧温溜穴，直刺0.5~0.8寸，进针得气后，留针30分钟。为加强针感，每日可针刺2次。

【来源】中国针灸，（增刊）：250，1994。

一针单穴 太阳

【定位】于眉梢与目外眦连线中点外开1寸的凹陷中取穴。见图49。

【操作方法】直刺太阳穴2分深，然后呈15°角透下关，用泻法，使针感放散到上齿周围。日针1次。

【来源】辽宁中医，（5）：37，1986。

━━━━━ ⫶⫶⫶⫶⫶ ◦单穴古方辑录◦ ⫶⫶⫶⫶⫶ ━━━━━

（1）合谷 《四总穴歌》云："面口合谷收。"《马丹阳十二穴歌》云："头痛并面肿，疟病热还寒，齿龋鼻衄血，口噤不开言。"《针灸甲乙经》云："齿龋痛，合谷主之。"

（2）内庭 《针灸甲乙经》云："下齿痛……内庭主之。"《马丹阳十二穴歌》云："……数欠及牙痛，疟疾不能食，针着便惺惺。"

（3）下关 《针灸甲乙经》云："失欠，下齿龋，下牙痛，肿，下关主之。"《备急千金要方》云：下关"主牙齿龋痛"。

（4）太溪 《通玄指要赋》云："牙齿痛，吕细（太溪）堪治。"

（5）颊车 《针灸甲乙经》云："颊肿口急，颊车痛不可以嚼，颊车主之。"《杂病穴法歌》云："牙风面肿颊车神。"

齿 衄

齿衄是指牙龈出血而言，又称牙衄，多由胃火炽盛或阴虚火旺、迫血妄行所致，现代医学中牙周炎多属此病范畴。

单穴艾灸 隐白

【定位】在足大趾末节内侧，距趾甲角0.1寸，见图25。

【操作方法】用温和灸手法，轮流灸双侧隐白穴1小时。

【来源】上海针灸杂志，（4）：45，1988。

颞下颌关节功能紊乱综合征

本病为功能性疾病，以下颌关节运动障碍（开口过小，开口偏歪，开闭口绞锁）、关节运动时弹响、关节区周围疼痛为主要表现，多见于青壮年。病程长，反复发作。每次发病与劳累、紧张、忧虑、寒冷有关，或与关节紊乱、外伤有关。属中医学中"牙关开合不利"病症范畴。

一针单穴 阿是穴

【定位】一般在髁状突外侧后方压痛点。

【操作方法】选用34号5毫米长的皮内针，埋于阿是穴，每周2次，3次为1个疗程。

【来源】上海针灸杂志，（4）：36，1988。

一针单穴 耳穴颞颌穴

【定位】在患侧对耳屏处耳软骨弯曲部位的外缘突出处，平喘穴与腮腺穴（见图30）之间。

【操作方法】在穴位处消毒后，用30½号耳针，直刺进针，即有明显疼痛，疼痛越明显效果越佳。如无疼痛可在原位提针，针尖略移位，探索到疼痛点为止。一侧痛针刺一侧，两侧痛针刺双侧。

【来源】上海中医杂志，（1）：33，1985。

一针单穴 下关

【定位】在颧弓下缘凹陷处，当下颌骨髁状突的前方，闭口取穴。见图48。

【操作方法】嘱病人正坐，闭口取下关穴，常规消毒后，用28号1.5寸毫针直刺，深度约1寸，出现酸胀针感为佳。日针1次。

【来源】笔者用此法治疗多例病人取得满意效果。

第六章

其他病症

面部偏汗

偏汗指汗出偏于半身，半身不出汗而言。面部偏汗是指病人半侧脸不出汗，中医学有"汗出偏身，使人偏枯"的记载，属中医学中"汗证"范畴。

`一针单穴` 太阳

【定位】在颞部，当眉梢与目外眦之间，向后约一横指的凹陷处。见图49。

【操作方法】取患侧太阳穴。经颧骨下透下关面达颊车穴。用强刺激手法，即大幅度提插捻转以患侧出汗为度。隔日1次，7次为1个疗程，每疗程间隔3~5日。

【来源】中医杂志，（6）：41，1983。

考场综合征

考场综合征是指由于考生精神过度紧张而产生的头昏、头痛，麻木，反应迟钝，思维缓慢，记忆力缺失，手颤，甚则昏倒在地，不省人事等神经功能紊乱的一系列证候。

`一针单穴` 百会

【定位】位于头部，当前发际正中直上5寸，或两耳尖连线的中点处。见图 26。

【操作方法】以 30 号不锈钢毫针，用补或泻的手法常规进针，得气后行复式补泻，其中包括迎随、徐疾、提插、九六、开阖等单式手法。进针深度平刺 1.2 寸，留针 30 分钟，在考场上根据发病情况随时进行针刺，继续留针直到考完为止。预防发作是在考试前一天晚上针刺，第二天早晨起来前起针，留针 8 小时。

【来源】中国针灸，(6)：14，1986。

冷　泪

冷泪指眼睛不红不肿，目内眦常有泪水流出，迎风更甚。

一针单穴 睛明

【定位】在面部，目内眦角稍上方凹陷处。见图 31。

【操作方法】仰卧位，嘱病人合眼，消毒后，医生以左手轻推眼球向外侧固定，右手提针，沿眼眶内缘直刺入皮层，缓慢刺入 0.7～1.0 寸，得气后留针 30 分钟，不捻转，不提插，出针时用棉球按压局部，以防出血。每日针刺 1 次，5 次为 1 个疗程，疗程间休息 3 天。

【来源】中国针灸，(2)：16，1984。

一针单穴 太阳

【定位】在颞部，当眉梢与目外眦之间，向后约一横指的凹陷处。见图 49。

【操作方法】以 28 号毫针直刺患侧太阳穴深约 1 寸，得气后留针 30 分钟。起针后可在太阳穴区拔火罐 15~20 分钟。

【来源】中医杂志，（3）：60，1984。

岔　气

岔气是指因活动不利，突发胸胁内聚集疼痛，甚者不能行走、说话的疾患，属中医学"胁痛""胸痛"范畴。

一针单穴 内关

【定位】在前臂内侧，腕横纹上 2 寸，掌长肌腱和桡侧腕屈肌腱之间。见图 9。

【操作方法】强刺左侧内关，待针感上传后，令其深呼吸，3 次吸气后痛减。留针 15 分钟，中间捻转 3 次。

【来源】新中医，（3）：32，1986。

一针单穴 支沟

【定位】在前臂背侧，当阳池与肘尖的连线上，腕背横纹上 3 寸。尺骨与桡骨之间。见图 20。

【操作方法】取患侧支沟穴，针刺得气后行泻法，然后令病人活动或深呼吸。

【来源】笔者经验。

一针单穴 夹脊

【定位】位于疼痛区相应脊髓节段的脊柱旁开 0.5 寸。见

图7。

【操作方法】取疼痛同侧相应节段的夹脊穴，针入后，令针感沿肋间传至疼痛区，然后令病人深呼吸或活动，疼痛多可立除。

【来源】笔者用此法治疗多例，甚效。

哈欠频作

指由于某些原因哈欠频繁发作，影响正常生活的疾患。

一针单穴 下关

【定位】在面部耳前方，当颧弓与下颌切迹所形成的凹陷中。见图48。

【操作方法】取双侧下关穴，针入 1.5～2.0 寸。

【来源】陕西中医，（10）：36，1984。

下肢发凉

无明显原因，病人以下肢发凉为主症的疾患。

一针单穴 承山

【定位】在小腿后面正中，委中与昆仑之间，当伸直小腿或足跟上提时腓肠肌肌腹下出现的凹陷处，见图19。

【**操作方法**】单纯针刺承山穴，用平补平泻法，以针感上下均达发凉部位为度，留针 20 分钟。

【**来源**】陕西中医，(5)：37，1984。

附录

四总穴歌

【提要】 四总穴歌见于明代徐凤的《针灸大全》、朱权的《乾坤生意》、高武的《针灸聚英》等书中，其出处、作者及产生年代已不可考。歌诀对合谷、列缺、足三里、委中四个穴位的主治做了高度概括，穴位在四肢而能治疗头部和躯干的疾患，且各有不同主治区域，充分体现经络理论对针灸临床的指导作用和针灸治疗远道取穴的特点。

【原文】

肚腹三里留，腰背委中求，头项寻列缺，面口合谷收。

回阳九针歌

【提要】 本歌载于明代高武的《针灸聚英》中。九针是指九个穴位，能起到回阳救逆之功效，用于卒然昏倒，不省人事，肢冷脉微等阳衰欲脱之症。回阳九针有救急之功，临床上可根据病情适当取用。

【原文】

哑门劳宫三阴交，涌泉太溪中脘接，环跳三里合谷并，此是回阳九针穴。

马丹阳天星十二穴治杂病歌

【提要】本歌首见于元代王国瑞所著《扁鹊神应针灸玉龙经》中，题名为"天星十一穴歌诀"，至明代徐凤著《针灸大全》增加太冲穴，题名为"马丹阳天星十二穴并治杂病歌"，明代杨继洲著《针灸大成》题名为"马丹阳天星十二穴治杂病歌"。该歌将十二穴的部位、取穴法、功效、主治证及刺灸法等详细阐述，十二穴位皆在四肢，针灸取穴安全方便，针刺感应强，疗效迅速，治疗范围广，又是远道取穴的典范。

【原文】

三里内庭穴，曲池合谷接，委中配承山，太冲昆仑穴，环跳与阳陵，通里并列缺，合担用法担，合截用法截，三百六十穴，不出十二诀，治病如神灵，浑如汤泼雪，北斗降真机，金锁教开彻，至人可传授，匪人莫浪说。

（1）三里

三里膝眼下，三寸两筋间，能通心腹胀，善治胃中寒，肠鸣并泄泻，腿肿膝胻酸，伤寒羸瘦损，气蛊及诸般，年过三旬后，针灸眼便宽，取穴当审的，八分三壮安。

（2）内庭

内庭次趾外，本属足阳明，能治四肢厥，喜静恶闻声，瘾疹咽喉痛，数欠及牙疼，疟疾不能食，针着便惺惺。

（3）曲池

曲池拱手取，屈肘骨边求，善治肘中痛，偏风手不收，挽弓开不得，筋缓莫梳头，喉闭促欲死，发热更无休，偏身风癣癞，针着即时瘳。

（4）合谷

合谷在虎口，两指岐骨间，头痛并面肿，疟病热还寒，齿龋鼻衄血，口噤不开言，针入五分深，令人即便安。

（5）委中

委中曲䐐里，横纹脉中央，腰痛不能举，沉沉引脊梁，酸痛筋莫展，风痹复无常，膝头难伸屈，针入即安康。

（6）承山

承山名鱼腹，腨肠分肉间，善治腰疼痛，痔疾大便难，脚气并膝肿。展转战疼酸，霍乱及转筋，穴中刺便安。

（7）太冲

太冲足大指，节后二寸中，动脉知生死，能治惊痫风，咽喉并心胀，两足不能行，七疝偏坠肿，眼目似云朦，亦能疗腰痛，针下有神功。

（8）昆仑

昆仑足外踝，跟骨上边寻，转筋腰尻痛，暴喘满冲心，举步行不得，一动即呻吟，若欲求安乐，须于此穴针。

（9）环跳

环跳在髀枢，侧卧屈足取，折腰莫能顾，冷风并湿痹，腿胯连腨痛，转侧重欷歔，若人针灸后，顷刻病消除。

（10）阳陵泉

阳陵居膝下，外臁一寸中，膝肿并麻木，冷痹及偏风，举足不能起，坐卧似衰翁，针入六分止，神功妙不同。

（11）通里

通里腕侧后，去腕一寸中，欲言声不出，懊恼及怔忡，实则四肢重，头腮面颊红，虚则不能食，暴喑面无容，毫针微微刺，方信有神功。

（12）列缺

列缺腕侧上，次指手交叉，善疗偏头患，遍身风痹麻，痰涎颊壅上，口噤不开牙，若能明补泻，应手即如拿。

行针指要歌

【提要】 行针指要歌首见于明代高武的《针灸聚英》，歌中列举风、水、结、劳、虚、气、嗽、痰、吐等九针病证的配穴处方，并提出何者用针，何者用灸，何时当补，何时当泻。

【原文】

或针风，先向风府百会中。或针水，水分侠脐上边取。或针结，针着大肠泄水穴。或针劳，须向膏肓及百劳。或针虚，气海丹田委中奇。或针气，膻中一穴分明记。或针嗽，肺俞风门须用灸。或针痰，先针中脘三里间。或针吐，中脘气海膻中补。番胃吐食一般医，针中有妙少人知。

孙真人十三鬼穴歌

【提要】 孙真人十三鬼穴歌首出于唐代孙思邈所著《备急千金要方》。古人对事物变化莫测者谓之神，阴险为害者谓之鬼，癫狂痫病发作无时，对人体为害不浅，取此十三穴具有显著疗效，所以传颂为十三鬼穴。南朝宋医家徐秋夫亦有治鬼病十三穴，但穴名有异同。相同穴位有九穴，差异穴有四，其中孙思邈有申脉、上星、会阴、曲池；徐秋夫有神庭、乳中、阳陵泉、行间。

【原文】

百邪为疾状癫狂，十三鬼穴须推详。一针鬼宫人中穴，二针鬼信取少商，鬼垒三针为隐白，鬼心四刺大陵岗，申脉五针通鬼路，风府六针鬼枕旁，七针鬼床颊车穴，八针鬼市闹承浆，九刺劳宫钻鬼窟，十刺上星登鬼堂，十一鬼藏会阴取，玉门头上刺娇娘，十二曲池淹鬼腿，十三鬼封舌下藏，出血须令舌不动，更加间使后溪良，男先针左女先右，能令鬼魔立刻降。

玉龙歌

【提要】玉龙歌首见于元代王国瑞撰辑的《扁鹊神应针灸玉龙经》中，题名"一百二十穴玉龙歌"。本歌取120穴位，治疗80余种病证。重视经络理论，强调依据病情寒热虚实分别施以针刺或艾灸或二者并用，对临床有重要指导价值。

【原文】

扁鹊授我玉龙歌，玉龙一试绝沉疴，玉龙之歌真罕得，流传千载无差讹。我今歌此玉龙诀，玉龙一百二十穴，看着行针殊妙绝，但恐时人自差别。补泻分明指下施，金针一刺显明医，伛者立伸偻者起，从此名扬天下知。中风不语最难医，发际顶门穴要知，更向百会明补泻，即时苏醒免灾危。鼻流清涕名鼻渊，先补后泻疾可痊，若是头风并眼痛，上星穴内刺无偏。头风呕吐眼昏花，穴取神庭始不差，孩子慢惊何可治，印堂刺入艾还加。头项强痛难回顾，牙疼并作一般看，先向承浆明补泻，后针风府即时安。偏正头风痛难医，丝竹金针亦可施，沿皮向后透率谷，一针两穴世间稀。偏正头风有二般，有无痰饮细推观，若然痰饮风池刺，倘无痰饮合谷安。口眼㖞斜最可嗟，地仓妙穴连颊车，㖞左泻右依师正，㖞右泻左莫令斜。不闻香臭从何治，迎香二穴可堪攻，先补后泻分明效，一针未出气先通。耳聋气闭痛难言，须刺翳风穴始痊，亦治项上生瘰疬，下针泻动即安然。耳聋之症不闻声，痛痒蝉鸣不快情，红肿生疮须用泻，宜从听会用针行。偶尔失音言语难，哑门一穴两筋间，若知浅针莫深刺，言语音和照旧安。眉间疼痛苦难当，攒竹沿皮刺不妨，若是眼昏皆可治，更针头维即安康。两眼红肿痛难熬，怕日羞明心自焦，只刺睛明鱼尾穴，太阳出血自然消。眼痛忽然血贯睛，羞明更涩最难睁，须得太阳针出血，不用金刀疾自平。心火炎上两眼红，迎香穴内刺为通，若将毒血搐出后，目内清凉始见功。强痛脊背泻人中，挫闪腰酸亦可攻，更有委中之一穴，腰间诸疾任君攻。肾弱腰痛不可当，施为行止甚非常，若知肾俞二穴处，艾火频加体自康。环跳能治腿股风，居髎二穴认真攻，委中毒血更出尽，愈见医科神圣功。膝腿无力身立难，原因风湿致伤残，倘知二市穴能灸，步履悠然渐自安。髋骨能医二腿疼，膝头红肿不能行，必针膝眼膝关穴，功效须臾病不生。寒湿脚气不可熬，先针三里及阴交，再将绝骨穴兼刺，肿痛登时立见消。肿红腿足草鞋风，须把昆仑二穴攻，申脉太溪如再刺，神医妙诀起疲癃，脚背痛起丘墟穴，斜针出血即时轻，解溪再与商丘识，补泻行针要辨明。行步艰难疾转加，太冲二穴效堪夸，更针三里中封穴，去病如同用手拿。膝盖红肿鹤膝风，阳陵二穴亦堪攻，阳陵针透尤收效，红肿全消见异功。腕中无力痛艰难，握物难移体不安，腕骨一针虽见效，莫将补泻等闲看。急疼两臂气攻胸，肩井分明穴可攻，此穴原来真气聚，补多泻少应其中。肩背风气连臂疼，背缝二穴用针明，五枢亦是腰间痛，得穴方知疾顿轻。两肘拘挛筋骨连，艰难动作欠安然，只将曲池针泻动，尺泽兼行见圣传。肩端红肿痛难当，寒湿相争气血旺，若向肩髃明补泻，管君多灸自安康。筋急不开手难伸，尺泽从来要认真，头面纵有诸样症，一针合谷效通神。腹中气块痛难当，穴法宜向内关防，八法有名阴维穴，腹

一针灵

中之疾永安康。腹中疼痛亦难当，大陵外关可消详，若是胁疼并闭结，支沟奇妙效非常。脾家之症最可怜，有寒有热两相煎，间使二穴针泻动，热泻寒补病俱痊。九种心痛及脾疼，上脘穴内用神针，若还脾败中脘补，两针神效免灾侵。痔漏之疾亦可憎，表里急重最难禁，或痛或痒或下血，二白穴在掌中寻。三焦热气壅上焦，口苦舌干岂易调，针刺关冲出毒血，口生津液病俱消。手臂红肿连腕疼，液门穴内用针明，更将一穴名中渚，多泻中间疾自轻。中风之症症非轻，中冲二穴可安宁，先补后泻如无应，再刺人中立便轻。胆寒心虚病如何，少冲二穴最功多，刺入三分不着艾，金针用后自平和。时行疟疾最难禁，穴法由来未审明，若把后溪穴寻得，多加艾火即时轻。牙疼阵阵苦相煎，穴在二间要得传，若患翻胃并吐食，中魁奇穴莫教偏。乳蛾之症少人医，必用金针疾始除，如若少商出血后，即时安稳免灾危。如今瘾疹疾多般，好手医人治亦难，天井二穴多着艾，纵生瘰疬灸皆安。寒痰咳嗽更兼风，列缺二穴最可攻，先把太渊一穴泻，多加艾火即收功。痴呆之症不堪亲，不识尊卑枉骂人，神门独治痴呆病，转手骨开得穴真。连日虚烦面赤妆，心中惊悸亦难当，若将通里穴寻得，一用金针体便康。风眩目烂最堪怜，泪出汪汪不可言，大小骨空皆妙穴，多加艾火疾应痊。妇人吹乳痛难消，吐血风痰稠似胶，少泽穴内明补泻，应时神效气能调。满身发热痛为虚，盗汗淋淋渐损躯，须得百劳椎骨穴，金针一刺疾俱除。忽然咳嗽腰背疼，身柱由来灸便轻，至阳亦治黄疸病，先补后泻效分明。肾败腰虚小便频，夜间起止苦劳神，命门若得金针助，肾俞艾灸起遭迍。九般痔漏最伤人，必刺承山效若神，更有长强一穴是，呻吟大痛穴为真。伤风不解嗽频频，久不医时劳便成，咳嗽须针肺俞穴，痰多宜向丰隆寻。膏肓二穴治病强，此穴原来难度量，斯穴禁针多着艾，二十一壮亦无妨。腠理不密咳嗽频，鼻流清涕气昏沉，须知喷嚏风门穴，咳嗽宜加艾火深。胆寒由是怕惊心，遗精白浊实难禁，夜梦鬼交心俞治，白环俞治一般针。肝家血少目昏花，宜补肝俞力便加，更把三里频泻动，还老益血自无差。脾家之症有多般，致成翻胃吐食难，黄疸亦须寻腕骨，金针必定夺中脘。无汗伤寒泻复溜，汗多宜将合谷收，若然六脉皆微细，金针一补脉还浮。大便闭结不能通，照海分明在足中，更把支沟来泻动，方知妙穴有神功。小腹胀满气攻心，内庭二穴要先针，两足有水临泣泻，无水方能病不侵。七般疝气取大敦，穴法由来指侧间，诸经俱载三毛处，不遇师传隔万山。传尸劳病最难医，涌泉出血免灾危，痰多须向丰隆泻，气喘丹田亦可施。浑身疼痛疾非常，不定穴中细审详，有筋有骨须浅刺，灼艾临时要度量。劳宫穴在掌中寻，满手生疮痛不禁，心胸之病大陵泻，气攻胸腹一般针。哮喘之症最难当，夜间不睡气遑遑，天突妙穴宜寻得，膻中着艾便安康。鸠尾独治五般痫，此穴须当仔细观，若然着艾宜七壮，多则伤人针亦难。气喘急急不可眠，何当日夜苦忧煎，若得璇玑针泻动，更取气海自安然。肾强疝气发甚频，气上攻心似死人，关元兼刺大敦穴，此法亲传始得真。水病之疾最难熬，腹满虚胀不肯消，先灸水分并水道，后针三里及阴交。肾气冲心得几时，须用金针疾自除，若得关元并带脉，四海谁不仰明医。赤白妇人带下难，只因虚败不能安，中极补多宜泻少，灼艾还须着意看。吼喘之症嗽痰多，若用金针疾自和，俞府乳根一样刺，气喘风痰渐渐磨。伤寒过经尤未解，须向期门穴上针，忽然气喘攻胸膈，三里泻多须用心。脾泄之症别无他，天枢二穴刺休差，此是五脏脾虚疾，艾火多添病不加。口臭之疾最可憎，劳心只为苦多情，大陵穴内人中泻，心得清凉气自平。穴法深浅在指中，治病须臾显妙功，劝君要治诸般疾，何不当初记玉龙。

胜玉歌

【提要】本歌为明代医家杨继洲家传针灸经验的总结，载于《针灸大成》中。取名胜玉，以示其价值不让玉龙歌，强调内容重要，临床应用亦颇具疗效。治疗病症以疼痛为主，其他病症也有涉及，提及病症50余种。

【原文】

胜玉歌兮不虚言，此是杨家真秘传，或针或灸依法语，补泻迎随随手捻。头痛眩晕百会好，心疼脾痛上脘先，后溪鸠尾及神门，治疗五痫立便痊。脾疼要针肩井穴，耳闭听会莫迟延。胃冷下脘却为良，眼痛须觅清冷渊。霍乱心疼吐痰涎，巨阙着艾便安然，脾疼背痛中渚泻，头风眼痛上星专。头项强急承浆保，牙腮疼紧大迎全，行间可治膝肿病，尺泽能医筋拘挛。若人行步苦艰难，中封太冲针便痊，脚背痛时商丘刺，瘰疬少海天井边。筋疼闭结支沟穴，颔肿喉闭少商前，脾心痛急寻公孙，委中驱疗脚风缠。泻却人中及颊车，治疗中风口吐沫，五疟寒多热更多，间使大杼真妙穴。经年或变劳怯者，痞满脐旁章门决，噎气吞酸食不投，膻中七壮除膈热。目内红肿苦皱眉，丝竹攒竹亦堪医，若是痰涎并咳嗽，法却须当灸肺俞。更有天突与筋缩，小儿吼闭自然疏，两手酸疼难执物，曲池合谷共肩髃。臂疼背痛针三里，头风头痛灸风池，肠鸣大便时泄泻，脐旁两寸灸天枢。诸般气症从何治，气海针之灸亦宜，小肠气痛归来治，腰痛中空穴最奇，腿股转酸难移步，妙穴说与后人知，环跳风市及阴市，泻却金针病自除。热疮臁内年年发，血海寻来可治之，两膝无端肿如斗，膝眼三里艾当施。两股转筋承山刺，脚气复溜不须疑，踝跟骨痛灸昆仑，更有绝骨共丘墟。灸罢大敦除疝气，阴交针入下胎衣，遗精白浊心俞治，心热口臭大陵驱。腹胀水分多得力，黄疸至阳便能离，肝血盛兮肝俞泻，痔疾肠风长强欺。肾败腰痛小便频，督脉两旁肾俞除，六十六穴施应验，故成歌诀显针奇。

肘后歌

【提要】 肘后歌首载于高武的《针灸聚英》。所谓肘后，言其切近，取之方便，回手即得。本歌选穴30余个，治疗40余种病患。本歌重视应用五输穴、八会穴、募穴等特定穴，强调循经远道取穴，即上病取下，下病取上，中病旁取之。

【原文】

头面之疾针至阴，腿脚有疾风府寻，心胸有病少府泻，脐腹有病曲泉针，肩背诸疾中渚下，腰膝强痛交信凭，胁肋腿痛后溪妙，股膝肿起泻太冲。阴核发来如升大，百会妙穴真可骇，顶心头痛眼不开，涌泉下针定安泰。鹤膝肿痛难移步，尺泽能舒筋骨疼，更有一穴曲池妙，根寻源流可调停，其患若要便安愈，加以风府可用针，更有手臂拘挛急，尺泽刺深去不仁。腰背若患挛急风，曲池一寸五分攻，五痔原因热血作，承山须下病无踪，哮喘发来寝不得，丰隆刺入三寸深。狂言盗汗如见鬼，惺惺间使便下针。骨寒髓冷火来烧，灵道妙穴分明记，疟疾寒热真可畏，须知虚实可用意，间使宜透支沟中，大椎七壮合圣治，连日频频发不休，金门刺深七分是，疟疾三日得一发，先寒后热无他语，寒多热少取复溜，热多寒少用间使。或患伤寒热未收，牙关风壅药难投，项强反张目直视，金针用意列缺求。伤寒四肢厥逆冷，脉气无时仔细寻，神奇妙穴真有二，复溜半寸顺骨行，四肢回还脉气浮，须晓阴阳倒换求。寒则须补绝骨是，热则绝骨泻无忧，脉若浮洪当泻解，沉细之时补便瘳。百合伤寒最难医，妙法神针用意推，口噤眼合药不下，合谷一针效甚奇。狐惑伤寒满口疮，须下黄连犀角汤，虫在脏腑食肌肉，须要神针刺地仓。伤寒腹痛虫寻食，吐蛔乌梅可难攻，十日九日必定死，中脘回还胃气通，伤寒痞气结胸中，两目昏黄汗不通，涌泉妙穴三分许，速使周身汗自通，伤寒痞结胁积痛，宜用期门见深功。当汗不汗合谷泻，自汗发黄复溜凭，飞虎一穴通痞气，祛风引气使安宁。刚柔两痓最乖张，口禁眼合面红妆，热血流入心肺府，须要金针刺少商。中满如何去得根，阴包如刺效如神，不论老幼依法用，须教患者便抬身。打扑伤损破伤风，先于痛处下针攻，后向承山立作效，甄权留下意无穷。腰腿疼痛十年春，应针不了便惺惺，大都引气探根本，服药寻方枉费金。脚膝经年痛不休，内外踝边用意求，穴号昆仑并吕细，应时消散即时瘳，风痹痿厥如何治，大杼曲泉真是妙。两足两胁满难伸，飞虎神灸七分到，腰软如何去得根，神妙委中立见效。

杂病穴法歌

【提要】 杂病穴法歌首载于明代李梴的《医学入门》中。本歌重点阐述寒热虚实诸类杂证的辨证取穴，重视应用肘膝以下特定穴，并论述其针刺深浅和手法的应用。

【原文】

杂病随症选杂穴，仍兼原合与八法，经络原会别论详，脏腑俞募当谨始，根结标本理玄微，四关三部识其处。伤寒一日刺风府，阴阳分经次第取，汗吐下法非有他，合谷、内关、阴交杵。一切风寒暑湿邪，头疼发热外关起，头面耳目口鼻病，曲池、合谷为之主，偏正头疼左右针，列缺、太渊不用补，头风目眩项捩强，申脉、金门、手三里。赤眼迎香出血奇，临泣、太冲、合谷侣，耳聋临泣与金门，合谷针后听人语。鼻塞鼻痔及鼻渊，合谷、太冲随手取，口噤喎斜流涎多，地仓、颊车仍可举。口舌生疮舌下窍，三棱刺血非粗鲁，舌裂出血寻内关，太冲、阴交走上部，舌上生胎合谷当，手三里治舌风舞。牙风面肿颊车神，合谷、临泣泻不数，二陵、二跷与二交，头项手足互相与，两井、两商二、三间，手上诸风得其所，手指连肩相引疼，合谷、太冲能救苦。手三里治肩连脐，脊间心后称中渚，冷嗽只宜补合谷，三阴交泻即时住。霍乱中脘可入深，三里、内庭泻几许，心痛翻胃刺劳宫（热），寒者少泽细手指（补），心痛手战少海求，若要除根阴市睹。太渊、列缺穴相连，能祛气痛刺两乳，胁痛只须阳陵泉，腹痛公孙、内关尔，疟疾素问分各经，危氏刺指舌红紫。痢疾合谷、三里宜，甚者必须兼中膂，心胸痞满阴陵泉，针到承山饮食美，泄泻肚腹诸般疾，三里、内庭功无比。水肿水分与复溜，胀满中脘、三里揣，腰痛环跳、委中神，若连肩痛昆仑武。腰连腿疼腕骨升，三里降下随拜跪，腰连脚痛怎生医，环跳、行间与风市。脚膝诸痛羡行间，三里、申脉、金门侈，脚若转筋眼发花，然谷、承山法自古。两足难移先悬钟，条口后针能步履，两足酸麻补太溪，仆参、内庭盘跟楚。脚连胁腋痛难当，环跳、阳陵泉内杵，冷风湿痹针环跳，阳陵、三里烧针尾。七疝大敦与太冲，五淋血海通男妇，大便虚秘补支沟，泻足三里效可拟。热秘气秘先长强，大敦、阳陵堪调护，小便不通阴陵泉，三里泻下溺如注。内伤食积针三里，璇玑相应块亦消，脾病气血先合谷，后刺三阴针用烧。一切内伤内关穴，痰火积块退烦潮。吐血尺泽功无

一针灵

比，衄血上星与禾髎。喘急列缺、足三里，呕噎阴交不可饶，劳宫能治五般痫，更刺涌泉疾若挑。神门专治心痴呆，人中、间使祛癫妖，尸厥百会一穴美，更针隐白效昭昭。妇人通经泻合谷，三里、至阴催孕妊，死胎阴交不可缓，胞衣照海、内关寻。小儿惊风少商穴，人中、涌泉泻莫深，痈疽初起审其穴，只刺阳经不刺阴。伤寒流注分手足，太冲、内庭可浮沉，熟此筌蹄手要活，得后方可度金针，又有一言真秘诀，上补下泻值千金。

标幽赋

【提要】标幽赋是金代窦汉卿所著，首载于《针经指南》。标幽，即发微之义，标明针灸之深奥，阐述针灸与经络、脏腑、气血等各方面事项。本赋重论经络，并论候气、针法、取穴、穴性、针刺补泻等，针灸取穴治疗是其中重要内容之一。

【原文】

拯救之法，妙用者针，察岁时于天道，定形气于予心，春夏瘦而刺浅，秋冬肥而刺深。不穷经络阴阳，多逢刺禁，既论脏腑虚实，须向经寻。原夫起自中焦，水初下漏，太阴为始，至厥阴而方终，穴出云门，抵期门而最后。正经十二，别络走三百余支，正侧仰伏，气血有六百余候。手足三阳，手走头而头走足，手足三阴，足走腹而胸走手。要识迎随，须明逆顺。况夫阴阳，气血多少为最，厥阴、太阳，少气多血，太阴少阴，少血多气，而又气多血少者，少阳之分，气盛血多者，阳明之位。先详多少之宜，次察应至之气，轻滑慢而未来，沉涩紧而已至。既至也，量寒热而留疾，未至也，据虚实而候气，气之至也，如鱼吞钩饵之沉浮，气未至也，如闲处幽堂之深邃，气速至而速效，气迟至而不治。观夫九针之法，毫针最微，七星上应，众穴主持。本形金也，有蠲邪扶正之道，短长水也，有决凝开滞之机，定刺象木，或斜或正，口藏比火，进阳补羸，循机扪而可塞以象土，实应五行而可知。然是三寸六分，包含妙理，虽细桢于毫发，同贯多歧，可平五脏之寒热，能调六腑之虚实。拘挛闭塞，遣八邪而去矣，寒热痹痛，开四关而已之。凡刺者，使本神朝而后入，既刺也，使本神定而气随，神不朝而勿刺，神已定而可施。定脚处，取气血为主意，下手处，认水木是根基。天地人三才也，涌泉同璇玑百会，上中下三部也，大包与天枢地机。阳跷阳维并督带，主肩背腰腿在表之病，阴跷阴维任冲脉，去心腹胸肋在里之疑（疑者疾也），二陵、二跷、二交，似续而交五大，两间、两商、两井，相依而别两支。大抵取穴之法，必有分寸，先审自意，次观肉分，或伸屈而得之，或平直而安定。在阳部筋骨之侧，陷下为真，在阴分郄腘之间，动脉相应。取五穴用一穴而必端，取三经用一经而可正，头部与肩部详分，督脉与任脉易定。明标与本，论刺深刺浅之经，住痛移疼，取相交相贯之迳。岂不闻脏腑病，而求门海俞募之微，经络滞，而求原别交会之道。更穷四根三结，依标本而刺无不痊，但用八法五门，分主客而针无不效。八脉始终连八会，本是纪纲，十二经络十二原，是为枢要。一日取六十六穴之法，方见幽微，一时取一十二经之原，始知要妙。原夫补泻之法，非呼吸而在手指，速效之功，要交正而识本经。交经缪刺，左有病而右畔取，泻络远针，头有病而脚上针。巨刺与缪刺各异，微针与妙刺相通。观部分而知经络之虚实，视沉浮而辨脏腑之寒温。且夫先令针耀而虑针损，次藏口内而欲针温，目无外视，手如握虎，心无内慕，如待贵人。左手重而多按，欲令气散，右手轻而徐入，不痛之因。空心恐怯，直立侧而多晕，背目沉掐，坐卧平而没昏。推于十干十变，知孔穴之开阖，论其五行五脏，察日时之旺衰。伏如横弩，应若发机。阴交阳别而定血晕，阴跷阳维而下胎衣。痹厥偏枯，迎随俾经络接续，漏崩带下，温补使气血依归。静以久留，停针待之。必准者，取照海治喉中之闭塞，端的处，用大钟治心内之呆痴。大抵疼痛实泻，痒麻虚补。体重节痛而俞居，心下痞满而井主。心胀咽痛，针太冲而必除；脾冷胃疼，泻公孙而立愈；胸满腹痛刺内关，胁疼肋痛针飞虎；筋挛骨痛而补魂门，体热劳嗽而泻魄户；头风头痛，刺申脉与金门；眼痒眼疼，泻光明与地五；泻阴郄止盗汗，治小儿骨蒸；刺偏历利小便，医大人水蛊；中风环跳而宜刺，虚损天枢而可取。由是午前卯后，太阴生而疾温，离左西南，月朔死而速冷。循扪弹努，留吸母而坚长，爪下伸提，疾呼子而嘘短。动退空歇，迎夺右而泻凉，推内进搓，随济左而补暖。慎之大患危疾，色脉不顺而莫针，寒热风阴，饥饱醉劳而切忌。望不补而晦不泻，弦不夺而朔不济，精其心而穷其法，无灸艾而坏其皮，正其理而求其原，勉投针而失其位。避灸处而加四肢，四十有九，禁刺处而除六腧，二十有二。抑又闻高皇抱疾未瘥，李氏刺巨阙而后苏，太子暴死为厥，越人针维会而复醒。肩井曲池，甄权刺臂痛而复射，悬钟环跳，华佗刺躄足而立行，秋夫针腰俞而鬼免沉疴，王纂针交俞而妖精立出。取肝俞与命门，使瞽士视秋毫之末，刺少阳与交别，俾聋夫听夏蚋之声。嗟夫，去圣逾远，此道渐坠，或不得意而散其学，或恣其能而犯禁忌，愚庸智浅，难契于玄言，至道渊深，得之者有几？偶述斯言，不敢示诸明达者焉，庶几乎童蒙之心启。

百症赋

【提要】百症赋首载于明代医家高武的《针灸聚英》中。"百"者言其多，本赋阐述临床常见病候，包括头面五官、颈项、躯干、四肢、全身性疾病约百种，取穴160余个。本赋强调医者必须精通医理，掌握四诊八纲、辨证施治，方可取穴配穴，施以针灸。

【原文】

百症腧穴，再三用心。囟会连于玉枕，头风疗以金针；悬颅颔厌之中，偏头痛止，强间、丰隆之际，头痛难禁。原夫面肿虚浮，须仗水沟、前顶，耳聋气闭，全凭听会、翳风；面上虫行有验，迎香可取，耳中蝉噪有声，听会堪攻；目眩兮支正、飞扬，目黄兮阳纲、胆俞，攀睛攻少泽、肝俞之所，泪出刺临泣、头维之处，目中漠漠，即寻攒竹、三间；目觉䀮䀮，急取养老、天柱。观其雀目肝气，睛明、行间而细推；审他项强伤寒，温溜、期门而主之；廉泉、中冲，舌下肿疼堪取；天府、合谷，鼻中衄血宜追；耳门、丝竹空，住牙疼于顷刻；颊车、地仓穴，正口㖞于片时。喉痛兮液门、鱼际去疗，转筋兮金门、丘墟来医。阳谷、侠溪，颔肿口噤并治，少商、曲泽，血虚口渴同施；通天祛鼻内无闻之苦，复溜祛舌干口燥之悲。哑门、关冲，舌缓不语而要紧；天鼎、间使，失音嗫嚅而休迟；太冲泻唇㖞以速愈，承浆泻牙疼而即移；项强多恶风，束骨相连于天柱；热病汗不出，大都更接于经渠。且如两臂顽麻，少海就傍于三里；半身不遂，阳陵远达于曲池。建里、内关，扫尽胸中之苦闷，听宫、脾俞，祛残心下之悲凄。久知胁肋疼痛，气户、华盖有灵，腹中肠鸣，下脘、陷谷能平；胸胁支满何疗，章门不容细寻；膈疼饮蓄难禁，膻中、巨阙便针；胸闷更加噎塞，中府、意舍所行；胸膈停留瘀血，肾俞、巨髎宜征；胸满项强，神藏、璇玑宜试；背连腰痛，白环、委中曾经。脊强分水道、筋缩，目润分颧髎、大迎；痉病非颅息而不愈，脐风须然谷而易醒。委阳、天池，腋肿针而速散；后溪、环跳，腿疼刺而即轻。梦魇不宁，厉兑相偕于隐白；发狂奔走，上脘同起于神门；惊悸怔忡，取阳交、解溪勿误；反张悲哭，仗天衡、大横须精。癫疾必身柱、本神之令，发热仗少冲、曲池之津；岁热时行，陶道复求肺俞理；风痫常发，神道还须心俞宁。温寒湿热下髎定，厥寒厥热涌泉清；寒栗恶寒，二间疏通阴郄暗；烦心呕吐，幽门闭彻玉堂明。行间、涌泉，主消渴之肾渴；阴陵、水分，丢水肿之脐盈。痨瘵传尸，趋魄户、膏肓之路；中邪霍乱，寻阴谷、三里之程；治疸消黄，谐后溪、劳宫而看；倦言嗜卧，往通里、大钟而明。咳嗽连声，肺俞须迎天突穴；小便赤涩，兑端独泻太阳经。刺长强与承山，善主肠风新下血；针三阴与气海，专司白浊久遗精。且如肓俞、横骨，泻五淋之久积；阴郄、后溪，治盗汗之多出。脾虚谷以不消，脾俞、膀胱俞觅；胃冷食而难化，魂门、胃俞堪责。鼻痔必取龈交，瘿气须求浮白。大敦、照海，患寒疝而善蠲；五里、臂臑，生疬疮而能治。至阴、屋翳，疗痒疾之痛多；肩髃、阳溪，消隐中之热极，抑又论妇人经事改常，自有地机、血海；女子少气漏血，不无交信、合阳；带下产崩，冲门、气冲宜审，月潮违限，天枢、水泉细详。肩井乳痈而极效，商丘痔瘤而最良，脱肛趋百会、尾翳之所，无子搜阴交、石关之乡。中脘主乎积痢，外丘收乎犬伤；寒疟分商阳、太溪验，痃癖分冲门、血海强。夫医乃人之司命，非志立而莫为，针乃理之渊微，须至人之指教，先究其病源，后攻其穴道，随手见功，应针取效，方知玄里之玄，始达妙中之妙，此篇不尽，略举其要。

席弘赋

【提要】席弘赋首载于明代医家徐凤所撰的《针灸大全》中。本赋阐述临床常见 50 余种病症的取穴、补泻手法及辨证应用等。

【原文】

凡欲行针须审穴，要明补泻迎随诀，胸背左右不相同，呼吸阴阳男女别。气刺两乳求太渊，未应之时泻列缺；列缺头痛及偏正，重泻太渊无不应；耳聋气否听会针，迎香穴泻功如神。谁知天突治喉风，虚喘须寻三里中；手连肩脊痛难忍，合谷针时要太冲，曲池两手不如意，合谷下针宜仔细；心疼手颤少海间，若要除根觅阴市。但患伤寒两耳聋，金门、听会疾如风；五般肘痛寻尺泽，太渊针后却收功。手足上下针三里，食癖气块凭此取；鸠尾能治五般痫，若下涌泉人不死；胃中有积刺璇玑，三里功多人不知；阴陵泉治心胸满，针到承山饮食思。大杼若连长强寻，小肠气痛即行针；委中专治腰间痛，脚膝肿时寻至阴。气滞腰疼不能立，横骨、大都宜救急；气海专能治五淋，更针三里随呼吸。期门穴主伤寒患，六日过经尤未汗，但向乳根二肋间，又治妇人生产难。耳内蝉鸣腰欲折，膝下明存三里穴，若能补泻五会间，且莫向人容易说；睛明治眼未效时，合谷、光明安可缺。人中治癫功最高，十三鬼穴不须饶；水肿水分兼气海，皮内随针气自消；冷嗽先宜补合谷，却须针泻三阴交；牙疼腰痛并咽痹，二间、阳溪疾怎逃。更有三间、肾俞妙，善除肩背浮风劳；若针肩井须三里，不刺之时气未调；最是阳陵泉一穴，膝间疼痛用针烧；委中腰痛脚挛急，取得其经血自调；脚痛膝肿针三里，悬钟、二陵三阴交，更向太冲须引气，指头麻木自轻飘；转筋目眩针鱼腹，承山、昆仑立便消。肚痛须是公孙妙，内关相应必然瘳；冷风冷痹疾难愈，环跳、腰俞针与烧；风府、风池寻得到，伤寒百病一时消；阳明二日寻风府，呕吐还须上脘疗。妇人心痛心俞穴，男子疝癖三里高，小便不禁关元好，大便闭涩大敦烧，髋骨腿疼三里泻，复溜气滞便离腰。从来风府最难针，却用工夫度浅深；倘若膀胱气未散，更宜三里穴中寻；若是七疝小腹痛，照海、阴交、曲泉针，又不应时求气海，关元同泻效如神。小肠气撮痛连脐，速泻阴交莫再迟，良久涌泉针取气，此中玄妙少人知。小儿脱肛患多时，先灸百会次鸠尾；久患伤寒肩背痛，但针中渚得其宜。肩上痛连脐不休，手中三里便须求，下针麻重即须泻，得气之时不用留；腰连胯痛大便急，便于三里攻其隘，下针一泻三补之，气上攻噎只管住，噎不住时气海灸，定泻一时立便瘥。补自卯南转针高，泻从卯北莫辞劳，逼针泻气令须吸，若补随呼气自调；左右撚针寻子午，抽针行气自迢迢，用针补泻分明说，更用搜穷本与标；咽喉最急先百会，太冲、照海及阴交，学者潜心宜熟读，席弘治病名最高。

通玄指要赋

【提要】 通玄指要赋又名"流注通玄指要赋"，亦是窦汉卿所著，首载于《针经指南》中。本赋重在阐述临床经验心得，介绍根据经络辨证论治，立法取穴的规律。本赋论述 46 个腧穴，以四肢远端穴位为主，治疗病症 50 余种。

【原文】

必欲治病，莫如用针。巧用神机之妙，工开圣理之深。外取砭针，能蠲邪而扶正，中合水火，善回阳而倒阴。原夫络别支殊，经交错综，或沟池溪谷以歧异，或山海丘陵而隙共。斯流派以难揆，在条纲而有统。理繁而昧，纵补泻以何功，法捷而明，自迎随而得用。且如行步难移，太冲最奇。人中除脊膂之强痛，神门去心性之呆痴。风伤项急，始求于风府。头晕目眩，要觅于风池。耳闭须听会而治也，眼痛则合谷以推之。胸结身黄，取涌泉而即可；脑昏目赤，泻攒竹以偏宜。但见两肘之拘挛，依曲池而平扫；四肢之懈惰，凭照海以消除。牙齿痛吕细堪治，头项强承浆可保。太白宣通于气冲（太白脾家真土也，能生肺金），阴陵开通于水道（阴陵泉真水也，滋济万物）。腹膨而胀，夺内庭兮休迟；筋转而疼，泻承山而在早。大抵脚腕痛，昆仑解愈；股膝疼，阴市能医。痫发癫狂兮，凭后溪而疗理；疟生寒热兮，仗间使以扶持。期门罢胸闷，血臌而可已，劳宫退胃翻，心痛亦何疑。稽夫大敦去七疝之偏坠，王公谓此；三里却五劳之羸瘦，华佗言斯。固知腕骨祛黄，然骨泻肾。行间治膝肿目疾，尺泽去肘疼筋紧。目昏不见，二间宜取；鼻室无闻，迎香可引。肩井除两臂难任，丝竹疗头疼不忍。咳嗽寒痰，列缺堪治；眵矊冷泪，临泣尤准（头临泣穴）。髋骨将腿痛以祛残，肾俞把腰疼而泻尽。以见越人治尸厥于维会，随手而苏；文伯泻死胎于阴交，应针而陨。圣人于是察麻与痛，分实与虚，实则自外而入也，虚则自内而出欤。故济母而裨其不足，夺子而平其有余。观二十七之经络，一一明辨，据四百四之疾症，件件皆除。故得夭枉都无，跻斯民于寿域，机微已判，彰往古之玄书。抑又闻心胸病，求掌后之大陵；肩背患，责肘前之三里。冷痹肾败，取足阳明之土；连脐腹痛，泻足少阴之水。脊间心后痛，针中渚而立痊；胁下肋边疼，刺阳陵而立止。头项痛，拟后溪以安然；腰脚疼，在委中而已矣。夫用针之士，于此理苟能明焉，收祛邪之功，而在乎捻指。

卧岩凌先生得效应穴针法赋

【提要】本赋为明代凌云所撰，凌云号卧岩先生，曾著《流注辨惑》。本赋系以《通玄指要赋》所取穴为基础，又加上相应腧穴，穴位相伍，使其治疗效果得以提高。

【原文】

且如行步难移，太冲最奇，应在丘墟，人中除脊膂之强痛，应在委中；神门去心内之呆痴，应在太冲。风伤项急始求于风府，应在承浆；头晕目眩要觅于风池，应在合谷。耳闭须听会而治也，应在翳风；眼痛则合谷以推之，应在睛明。胸结身黄取涌泉而即可，应在至阳；眼昏目赤泻攒竹而偏宜，应在太阳。但见两肘之拘挛仗曲池而平扫，应在尺泽。牙齿痛吕细堪治，应在二间；头项强承浆可保，应在风府。太白宣通于气冲，应在中极；阴陵开通于水道，应在至阴。腹膨而胀夺内庭而休迟，应在水分；筋转而疼泻承山而在早，应在昆仑。大抵脚腕痛昆仑解愈，应在丘墟；股膝疼阴市能医，应在风市。痫发癫狂兮凭后溪而疗理，应在鸠尾；疟生寒热兮仗间使以扶持，应在百劳。期门罢胸满血臌而可也，应在中脘；劳宫退翻胃心痛亦何疑，应在章门。大敦去七疝之偏坠王公谓此，应在阑门；三里却五劳之羸瘦华佗言斯，应在膏肓。固知腕骨祛黄，应在至阳；然骨泻肾，应在阴交。行间治膝肿目疾，应在睛明；尺泽去肘痛筋急，应在合谷。目昏不见二间宜取，应在太阳。鼻塞无闻迎香可引，应在上星。肩井除两臂之难堪，应在中渚；丝竹疗头痛之不息，应在风池。咳嗽寒痰列缺堪治，应在太渊；眵矊冷泪临泣尤准，应在攒竹。髋骨治腿疼以驱残，应在膝关；肾俞把腰疼而泻尽，应在委中。以见越人治尸厥于维会，随手而苏，应在百会；文伯泻死胎于阴交，应针而堕，应在合谷。抑又闻心胸疼求掌后之大陵，应在中脘；肩背疼责肘前之三里，应在中渚。冷痹肾败取足阳明之土（足三里穴），应在小海；连脐腹痛泻足少阴之水（阴谷穴），应在行间。脊间心后痛针中渚而立瘥，应在中脘；胁下肋边疼刺阳陵而即止，应在支沟。头项强宜后溪而安然，应在承浆；腰背疼在委中而已矣，应在肾俞。夫用针之士于此理而苟能明焉，收祛邪之功而在乎捻指。

十四经要穴主治歌

【提要】十四经要穴主治歌出自《医宗金鉴》，其作者姓名待考。本歌有选择地阐述十四经重点穴位，按头部、胸腹部、背部、手部和足部分部归纳其主治病症，简明扼要介绍其临床作用，使学习者便于掌握和记忆。

【原文】

（1）头部

百会主治卒中风，兼治癫痫儿病惊，大肠下气脱肛病，提补诸阳气上升。神庭主灸羊痫风，目眩头疼及脑空。翳风专治耳聋病，兼刺瘰疬项下生。上星通天主鼻渊，息肉痔塞灸能瘥，兼治头风目诸疾，炷如小麦灼相安。哑门风府只宜刺，中风舌缓不能言，颈项强急及瘈疭，头风百病与伤寒。头维主刺头风痛，目痛如脱泪不明，禁灸随皮三分刺，兼刺攒竹更有功。率谷酒伤吐痰眩，风池主治肺中寒，兼治头疼偏正痛，颊车落颊风自瘥。临泣主治鼻不通，眵䁯冷泪云翳生，惊痫反视卒暴厥，日晡发疟胁下疼。水沟中风口不开，中恶癫痫口眼歪，刺治风水头面肿，灸治儿风急慢灾。承浆主治男七疝，女子瘕聚儿紧唇，偏风不遂刺之效，消渴牙疳灸功深。迎香主刺鼻失臭，兼刺面痒若虫行，先补后泻三分刺，此穴须知禁火攻。口眼㖞斜灸地仓，颊肿唇弛牙噤强，失音不语目不闭，胸动视物目䀮䀮。听会主治耳聋鸣，兼刺迎香功最灵，中风瘈疭㖞斜病，牙车脱臼齿根疼。听宫主治耳聋鸣，睛明攒竹目昏蒙，迎风流泪兼痒痛，雀目攀睛白翳生。

（2）胸腹部

膻中穴主灸肺痈，咳嗽哮喘及气瘿。巨阙九种心痛病，痰饮吐水息贲宁。上脘奔豚与伏梁。中脘主治脾胃伤，兼治脾病疟痰晕，痞满翻胃尽安康。水分胀满脐突硬，水道不利灸之良，神阙百病老虚泻，产胀溲难儿脱肛。气海主治脐下气，关元诸虚泻浊遗。中极下脘虚损病，一切痼冷总皆宜。膺肿乳痈灸乳根，小儿龟胸灸亦同。呕吐吞酸灸日月，大赫专治病遗精。天枢主灸脾胃伤，泄泻痢疾至相当，兼灸脏胀癥瘕病，艾火多加病必康。章门主治痞块病，但灸左边可拔根，若灸肾积脐下气，两边齐灸自然平。期门主治奔豚病，上气咳逆胸背疼，兼治伤寒胁硬痛，热入血室刺有功。带脉主灸一切疝，偏坠木肾尽成功，兼灸妇人浊带病，丹田温暖自然停。

（3）背部

腰俞主治腰脊痛，冷痹强急动作难，腰下至足不仁冷，妇人经病溺赤痊。至阳专灸黄疸病，兼灸痞满喘促声。命门老虚腰痛证，更治脱肛痔肠风。膏肓一穴灸劳伤，百损诸虚无不良，此穴禁针惟宜灸，千金百壮效非常。大杼主刺身发热，兼刺疟疾咳嗽痰。神道惟灸背上病，怯怯短气艾火添。风门主治易感风，风寒痰嗽吐血红，兼治一切鼻中病，艾火多加嗅自通。肺俞内伤嗽吐红，兼灸肺痿与肺痈，小儿龟背亦堪灸，肺气舒通背自平。膈俞主治胸胁痛，兼灸痰疟痃癖攻，更治一切失血证，多加艾灼总收功。肝俞主灸积聚痛，兼灸气短语声轻，更同命门一并灸，能使瞽目复重明。胆俞主灸胁满呕，惊悸睡卧不能安，兼灸酒疸目黄色，面发赤斑灸自痊。脾俞主灸伤脾胃，吐泻疟痢疸瘕症，喘急吐血诸般病，更治婴儿慢脾风。三焦俞治胀满疼，积块坚硬痛不宁，更治赤白休息痢，刺灸此穴自然轻。胃俞主治黄疸病，食毕头目即晕眩，疟疾善饥不能食，艾火多加自可痊。肾俞主灸下元虚，令人有子效多奇，兼灸吐血聋腰痛，女疸妇带不能遗。大肠俞治腰脊疼，大小便难此可通，兼治泄泻痢疾病，先补后泻要分明。膀胱俞治小便难，少腹胀满不能安，更治腰脊强直痛，艾火多添疾自痊。噫嘻主治久疟病，五藏疟灸藏俞平。意舍主治胁满痛，兼疗呕吐立时宁。身柱主治羊痫风，咳嗽痰喘腰背疼。长强唯治诸般痔，百劳穴灸汗津津。

（4）手部

尺泽主治肺诸疾，绞肠痧痛锁喉风，伤寒热病汗不解，兼刺小儿急慢风。列缺主治嗽寒痰，偏正头疼治自痊，男子五淋阴中痛，尿血精出灸便安。经渠主刺疟寒热，胸背拘急胀满坚，喉痹咳逆气数欠，呕吐心痛亦可痊。太渊主刺牙齿病，腕肘无力或痛疼，兼刺咳嗽风痰疾，偏正头疼效若神。鱼际主灸牙齿痛，在左灸右左右同然，更刺伤寒汗不出，兼治疟疾方欲寒。少冲主治心胆虚，怔忡癫狂不可遗。少商唯针双鹅痹，血出喉开功最奇。少海主刺腋下瘰，漏臂痹痛羊痫风。灵道主治心疼痛，瘛疭暴喑不出声。通里主治温热病，无汗懊憹心悸惊，喉痹苦呕暴喑哑，妇人经漏过多崩。神门主治悸怔忡，呆痴中恶恍惚惊，兼治小儿惊痫证，金针补泻疾安宁。少府主治久咳疟，肘腋拘急痛引胸，兼治妇人挺痛痒，男子遗溺偏坠疼。曲泽主治心疼惊，身热烦渴肘掣疼，兼治伤寒呕吐逆，针灸同施立刻宁。

痰火胸痛刺劳宫，小儿口疮针自轻，兼治鹅掌风证候，先补后泻效分明。商阳主刺卒中风，暴仆昏沉痰塞壅，少商中冲关冲少，少泽三棱立回生。三里三间并二间，主治牙疼食物难，兼治偏风眼目疾，针灸三穴莫教偏。合谷主治破伤风，痹痛筋急针止疼，兼治头上诸般病，水肿产难小儿惊。阳溪主治诸热证，瘾疹痂疥亦当针，头痛牙痛咽喉痛，狂妄惊中见鬼神。曲池主治是中风，手挛筋急痛痹风，兼治一切疟疾病，先寒后热自然平。肩井一穴治仆伤，肘臂不举浅刺良。肩髃主治瘫痪疾，手挛肩肿效非常。少泽主治衄不止，兼治妇人乳肿疼。大陵一穴何专主？呕血疟疾有奇功。前谷主治癫痫疾，颈项肩臂痛难堪，更能兼治产无乳，小海喉龈肿痛痊。腕骨主治臂腕痛，五指诸疾治可平。后溪能治诸疟疾，能令癫痫渐渐轻。阳谷主治头面病，手膊诸疾有多般，兼治痔漏阴痿疾，先针后灸自然痊。支正穴治七情郁，肘臂十指尽皆挛，兼治消渴饮不止，补泻分明自可安。液门主治喉龈肿，手臂红肿出血灵，又治耳聋难得睡，刺入三分补自宁。中渚主治肢木麻，战振蜷挛力不加，肘臂连肩红肿痛，手背痈毒治不发。阳池主治消渴病，口干烦闷疟热寒，兼治折伤手腕痛，持物不得举臂难。外关主治脏腑热，肘臂胁肋五指疼，瘰疬结核连胸颈，吐衄不止血妄行。支沟中恶卒心痛，大便不通胁肋疼，能泻三焦相火盛，兼治血脱晕迷生。天井主治瘰疬疹，角孙唯主目翳生，耳门耳聋聤耳病，丝竹空穴治头风。

（5）足部

隐白主治心脾痛，筑宾能医气疝疼。照海穴治夜发痓，兼疗消渴便不通。大都主治温热病，伤寒厥逆呕闷烦，胎产百日内禁灸，千金主灸大便难。太白主治痔漏疾，一切腹痛大便难。痞疸寒疟商丘主，兼治呕吐泻痢痊，公孙主治痰壅膈，肠风下血积块痞，兼治妇人气蛊病，先补后泻自然瘥。三阴交治痞满坚，疝冷疝气脚气缠，兼治不孕及难产，遗精带下淋沥痊。血海主治诸血疾，兼治诸疮病自轻。阴陵泉治胁腹痛（满），刺中下部尽皆松。涌泉主刺足心热，兼刺奔豚疝气疼，血淋气痛疼难忍，金针泻动自安宁。然谷主治喉痹风，咳血足心热遗精，疝气温疟多渴热，兼治初生儿脐风。太溪主治消渴病，兼治房劳不称情，妇人水蛊胸胁满，金针刺后自安宁。阴谷舌纵口流涎，腹胀烦满小便难，疝痛阳痿及痹病，妇人漏下亦能痊。复溜血淋宜乎灸，气滞腰疼贵在针，伤寒无汗急泻此，六脉沉伏即可伸。大敦治疝阴囊肿，兼治脑衄破伤风，小儿急慢惊风病，炷如小麦灸之灵。行间穴治儿惊风，更刺妇人血蛊症，浑身肿胀单腹胀，先补后泻自然平。太冲主治肿胀满，行动艰辛步履难，兼治霍乱吐泻证，手足转筋灸可痊。中封主治遗精病，阴缩五淋溲便难，鼓胀瘿气随年灸，三里合灸步履艰。曲泉癫疝阴股痛，足膝胫冷久失精，兼治女子阴挺痒，少腹冷痛血瘕症。伏兔主刺腿膝冷，兼刺脚气痛痹风，若逢穴处生疮疖，说与医人莫用功。阴市主刺痿不仁，腰膝寒如注水侵，兼刺两足拘挛痹，寒疝少腹痛难禁。足三里治风湿中，诸虚耳聋上牙痛，噎膈鼓胀水肿喘，寒湿脚气及风痹。解溪主治风水气，面腹脚肿喘嗽频，气逆发噎头风眩，悲泣癫狂悸与惊。陷谷主治水气肿，善噫痛疝腹肠鸣，无汗振寒痰疟病，胃脉得弦泻此平。内庭主治痞满坚，反右缪灸腹响宽，兼刺妇人食蛊胀，行经头晕腹疼安。厉兑主治尸厥证，惊狂面肿喉痹风，兼治足寒膝膑肿，相偕隐白梦魇灵。飞扬主治步履艰，金门能疗病癫痫。足腿红肿昆仑主，兼治牙痛亦能安。昼发痓症治若何，金针申脉起沉疴，上牙痛兮下足肿，亦针此穴自和平。环跳主治中风湿，股膝筋挛腰痛疼。委中刺血医前证，开通经络最相应。阳陵泉治痹偏风，兼治霍乱转筋疼。承山主针诸痔漏，亦治寒冷转筋灵。阳辅主治膝酸痛，腰间溶溶如水浸，肤肿筋挛诸痿痹，偏风不遂灸功深。风市主治腿中风，两膝无力脚气冲，兼治浑身麻瘙痒，艾火烧针皆就功。悬钟主治胃热病，腹胀肋痛脚气疼，兼治脚胫湿痹痒，足指疼痛针可停。丘墟主治胸胁痛，牵引腰腿髀枢中，小腹外肾脚腕痛，转筋足胫不能行。颈漏腋下马刀疮，连及胸胁乳痈疡，妇人月经不利病，下临泣穴主治良。侠溪主治胸胁满，伤寒热病汗难出，兼治目赤耳聋痛，颌肿口噤疾堪除。窍阴主治胁间痛，咳不得息热躁烦，痈疽头痛耳聋病，喉痹舌强不能言。

千金十一穴歌

【提要】"千金"有 2 个含义，一是本歌出自《千金翼方》；二是言本歌重要，对临床治疗疾病有重要指导价值。题名"十一穴"，实际仅叙述十穴的主治作用。本歌所选择十穴均为临床常用穴，为重要穴位，所概括的主治病症侧重于远道取穴，体现经络理论对针灸取穴的指导作用。

【原文】

三里、内庭穴，肚腹中妙诀。曲池与合谷，头面病可彻。腰背痛相连，委中、昆仑穴。胸项如有痛，后溪并列缺。环跳与阳陵，膝前兼腋胁。可补即留久，当泻即疏泄。三百六十名，十一千金穴。

灵光赋

【提要】灵光赋首载于明代徐凤所著的《针灸大全》中。

本赋选择40余穴，主治40余病症，论述某穴治某病为针灸临床经验之总结，具有重要的实用价值。

【原文】

黄帝岐伯针灸诀，依他经里分明说。三阴、三阳十二经，更有两经分八脉。灵光典注极幽深，偏正头疼泻列缺。睛明治眼胬肉攀，耳聋气闭听会间。两鼻齆衄针禾髎，鼻室不闻迎香间。治气上壅足三里，天突宛中治喘痰。心疼手颤针少海，少泽应除心下寒。两足拘挛觅阴市，五般腰痛委中安。脾俞不动泻丘墟，复溜治肿如神医。犊鼻治疗风邪疼，住喘脚痛昆仑愈。后跟痛在仆参求，承山筋转并久痔。足掌下去寻涌泉，此法千金莫妄传。此穴多治妇人疾，男蛊女孕而病痊。百会、鸠尾治痢疾，大、小肠俞大小便。气海、血海疗五淋，中脘、下脘治腹坚。伤寒过经期门愈，气刺两乳求太渊。大敦二穴主偏坠，水沟、间使治邪癫。吐血定喘补尺泽，地仓能止口流涎。劳宫医得身劳倦，水肿水分灸即安。五指不伸中渚取，颊车可针牙齿愈。阴跷、阳跷两踝边，脚气四穴先寻取。阴、阳陵泉亦主之，阴跷、阳跷与三里。诸穴一般治脚气，在腰玄机宜正取。膏肓岂止治百病，灸得玄功病须愈。针灸一穴数病除，学者尤宜加仔细。悟得明师流注法，头目有病针四肢。针有补泻明呼吸，穴应五行顺四时。悟得人身中造化，此歌依旧是荃蹄。

拦江赋

【提要】拦江赋首载于明代医学家高武《针灸聚英》中，本赋作者姓氏不详。在拦江赋中首先阐述了担截二法，并论述虚则补其母、实则泻其子的应用。本赋重点论述八脉交会穴的主治作用，对临床应用八穴有指导价值。

【原文】

担截之中数几何？有担有截起沉疴。我今吟此拦江赋，何用三车五辐歌。先将八法为定例，流注之中分次第。心胸之病内关担，脐下公孙用法拦。头部须还寻列缺，痰涎壅塞及咽干。噤口喉风针照海，三棱出血刻时安。伤寒在表并头痛，外关泻动自然安。眼目之证诸疾苦，更须临泣用针担。后溪专治督脉病，癫狂此穴治还轻。申脉能除寒与热，头风偏正及心惊。耳鸣鼻衄胸中满，好把金针此穴寻。但遇痒麻虚即补，如逢疼痛泻而迎。更有伤寒真妙诀，三阴须要刺阳经。无汗更将合谷补，复溜穴泻好用针。倘若汗多流不绝，合谷补收效如神。四日太阴宜细辨，公孙、照海一般行。再用内关施截法，七日期门可用针。但治伤寒皆用泻，要知《素问》坦然明。流注之中分造化，常将木火土金平。水数亏兮宜补肺，水之泛滥土能平。春夏井荥宜刺浅，秋冬经合更宜深。天地四时同此数，三才常用记心胸；天地人部次第入，仍调各部一般匀。夫弱妇强亦有克，妇弱夫强亦有刑；皆在本经担与截，泻南补北亦须明。经络明时知造化，不得师传枉用心；不遇至人应不授，天宝岂可付非人。按定气血病人呼，重搓数十把针扶；战提摇起向上使，气自流行病自无。